K.-H. Bichler

Das urologische Gutachten

Unter Mitarbeit von
S. H. Flüchter, M. Kalchthaler, B.-R. Kern, A. Laufs,
W. Mattauch, T. Risler, N. Rösner, H. Seiter,
W. L. Strohmaier, D. M. Wilbert, E. Witte

Mit 54 Abbildungen und 18 Tabellen

Springer-Verlag
Berlin Heidelberg New York
London Paris Tokyo
Hong Kong Barcelona
Budapest

Professor Dr. med. KARL-HORST BICHLER
Ärztlicher Direktor der Urologischen Abteilung
der Eberhard-Karls-Universität Tübingen
Hoppe-Seyler-Str. 3
D-72076 Tübingen

ISBN 3-540-53224-2 Springer-Verlag Berlin Heidelberg New York

Die Deutsche Bibliothek – CIP-Einheitsaufnahme
Das urologische Gutachten: mit 18 Tabellen / K.-H. Bichler.
Unter Mitarb. von S. H. Flüchter ... – Berlin; Heidelberg;
New York; London; Paris; Tokyo; Hong Kong; Barcelona;
Budapest: Springer, 1994
  ISBN 3-540-53224-2
NE: Bichler, Karl-Horst

Dieses Werk ist urheberrechtlich geschützt. Die dadurch begründeten Rechte, insbesondere die der Übersetzung, des Nachdrucks, des Vortrags, der Entnahme von Abbildungen und Tabellen, der Funksendung, der Mikroverfilmung oder der Vervielfältigung auf anderen Wegen und der Speicherung in Datenverarbeitungsanlagen, bleiben, auch bei nur auszugsweiser Verwertung, vorbehalten. Eine Vervielfältigung dieses Werkes oder von Teilen dieses Werkes ist auch im Einzelfall nur in den Grenzen der gesetzlichen Bestimmungen des Urheberrechtsgesetzes der Bundesrepublik Deutschland vom 9. September 1965 in der jeweils geltenden Fassung zulässig. Sie ist grundsätzlich vergütungspflichtig. Zuwiderhandlungen unterliegen den Strafbestimmungen des Urheberrechtsgesetzes.

© Springer-Verlag Berlin Heidelberg 1994
Printed in Germany

Die Wiedergabe von Gebrauchsnamen, Handelsnamen, Warenbezeichnungen usw. in diesem Werk berechtigt auch ohne besondere Kennzeichnung nicht zu der Annahme, daß solche Namen im Sinne der Warenzeichen- und Markenschutz-Gesetzgebung als frei zu betrachten wären und daher von jedermann benutzt werden dürften.

Produkthaftung: Für Angaben über Dosierungsanweisungen und Applikationsformen kann vom Verlag keine Gewähr übernommen werden. Derartige Angaben müssen vom jeweiligen Anwender im Einzelfall anhand anderer Literaturstellen auf ihre Richtigkeit überprüft werden.

Satz: K+V Fotosatz GmbH, Beerfelden
Einbandgestaltung: Erich Kirchner, Heidelberg
21/3130-5 4 3 2 1 0 – Gedruckt auf säurefreiem Papier

Vorwort

Die Begutachtung von Körperschäden durch Arbeitsunfälle, Kriegs- bzw. Wehrdiensteinflüsse und andere Schadensereignisse gehört zu den wichtigen von der Gesellschaft an die Ärzte, insbesondere Fachärzte, gestellten Aufgaben. Diese Tätigkeit erfordert ein hohes Maß an Fachkenntnis, Objektivität sowie Einsicht in die soziale Gerechtigkeit, aber auch an Wachsamkeit gegenüber unberechtigtem Gewinnstreben. Die sachgerechte Ausführung der Begutachtung von Körperschäden legt strenge Maßstäbe an die Ausbildung, die Leistungsfähigkeit und das Verantwortungsbewußtsein der mit der Begutachtung betrauten Ärzte.

Dem Facharzt für Urologie kommt in diesem ärztlichen Betätigungsfeld die Aufgabe zu, die fach- und sachgerechte Beurteilung von Erkrankungen bzw. Beschädigungen im Bereich der Nieren, der ableitenden Harnwege und dem männlichen Genitale zu übernehmen. Während noch in den vergangenen Jahrzehnten Begutachtungen von Wehrdienstbeschädigungen einen großen Anteil darstellten, tritt mit immer größer werdendem Abstand zum letzten Weltkrieg allmählich eine Wandlung in der Auftraggeberschaft bzw. dem Begutachtungsgut auf. Waren vor Jahren noch im wesentlichen die Folgezustände bzw. Verletzungsfolgen des Wehrdienstes zu begutachten, so sind es heute in zunehmendem Maße Verletzungen, die im Bereich der Arbeitswelt auftreten, Rentenbegutachtungen, Begutachtungen aus dem Versorgungswesen und im Arztrecht. Insbesondere letzteres weist auf gesellschaftliche Entwicklungsprozesse hin, die eine Tabuisierung des ärztlichen Tuns nicht zulassen, sondern Transparenz und Aufklärung auch für das ärztliche Handeln einfordern. Allerdings ist auch der Versuch erkennbar, schicksalhafte Benachteiligungen oder Entwicklungen durch finanzielle Forderungen an den behandelnden Arzt zu kompensieren.

Unser Buch will den zukünftigen Facharzt für Urologie eine Einführung und dem mit der Begutachtung beschäftigten, erfahrenen Kollegen ein Nachschlagwerk der urologischen Begutachtung sein. Bei der Begutachtung kommt es nicht nur darauf an, die Zusammenhänge des Krankheitsbilds zu erfassen und eine Kausalkette herzustellen, sondern auch die Begutachtungsproblematik in den Rahmen der von den Betreuungsorganisationen gestellten Gesetzmäßigkeiten und Fragestellungen zu bringen. Die tragenden Säulen der Begutachtungsbeauftragungen sind die gesetzliche Unfallversicherung, die Rentenversicherung und die Einrichtungen des Versorgungswesens.

Neben der Begutachtung im Sozialversicherungswesen spielen die Träger der gesetzlichen Unfallversicherungen mit ihren über die Jahrzehnte erarbeiteten Grundlagen und Gesetzmäßigkeiten eine große Rolle. Auch die Institutionen der Rentenversicherungen haben sich in ihrer langen Geschichte Regeln gesetzt und Fragestellungen entwickelt, die dem Gutachter geläufig bzw. von dem in Ausbildung befindlichen gelernt und erfahren werden müssen. Zuletzt – aber nicht minder wichtig – sind es die Gerichte (Sozial- und Arbeitsgerichte bzw. die Verfahren im Arztrecht), die mit ihren besonderen Fragestellungen hohe Anforderungen an die gutachterliche Darstellungskunst und plausible Interpretation durch den Gutachter stellen. Vor allem in diesem Bereich tritt immer wieder die Schwierigkeit auf, medizinische Befunde Juristen klar zu machen und umgekehrt juristische Tatbestände, Fragestellungen und Zusammenhänge als begutachtender Mediziner zu verstehen.

Neben der ausführlichen Darstellung der Besonderheit der verschiedenen Auftraggeber nimmt das Buch auch zur Technik der Begutachtung bzw. Abfassung von Fachgutachten Stellung und befaßt sich mit der Kostenabrechnung der Gutachten.

Im speziellen Teil des Buches wird die urologische Begutachtung organbezogen ausführlich vorgestellt. Dabei hat es sich als nützlich erwiesen, auch die Diagnostik bzw. die zur sachgerechten Erkennung der Kausalität notwendigen pathophysiologischen Zusammenhänge der verschiedenen Erkrankungen darzustellen. Insbesondere bei schwierigeren Zusammenhängen erschien den Autoren ein solches Vorgehen zum besseren Verständnis der Begutachtungsmaterie sinnvoll. So wurde versucht, die jeweiligen Themen durch Schaubilder und Tabellen, durch Röntgenbilder und Meßkurven zu veranschaulichen, vor allem aber Gutachtenbeispiele anzuführen.

Dank des vom Verlag geschaffenen großzügigen Rahmens haben die Autoren von dieser Möglichkeit reichlich Gebrauch gemacht und hoffen, dem Benutzer eine umfangreiche, aber um Konzentration bemühte, Darstellung des gutachterlichen Wissens unseres Faches zu bieten. Um im Einzelfall auch eine Vertiefung der Grundlagen bzw. des Hintergrundwissens zu ermöglichen, wurde darauf geachtet, weitergehende Fachliteratur zu berücksichtigen bzw. dem Leser zugänglich zu machen. Wenn auch die Arztrechtthematik hinter der der ärztlichen Begutachtung zurückstehen muß, wurden doch die zu dieser Problematik dringend notwendigen Kenntnisse und Einsichten wie die Aufklärung des Patienten, der Begriff der Sorgfaltspflicht und des Behandlungsfehlers in verständlicher Weise dargestellt. Wir meinen, daß ohne entsprechende Kenntnisse dieses Bereiches keiner unserer Fachkollegen in Praxis oder Klinik seinen täglichen Aufgaben gerecht werden kann bzw. bei der Ausführung von gutachterlichen Aufträgen darauf verzichten kann.

Ein besonderes Anliegen ist es mir, mit diesem Buch zu einem besseren Verständnis zwischen Auftraggeber und Gutachter beizutragen. Ist es doch insbesondere die Lösung der schwierigen juristischen Probleme, die von diesem Konsens profitiert. Das Problem des gegenseitigen Verstehens ist uralt und liegt in der Schwierigkeit der jeweils zu vertretenden Materie begründet. Erfahrungen und Fachkenntnisse aus dem anderen Fach können zwar dem Juristen oder Mediziner das Verstehen erleichtern; wir werden aber damit leben müssen, immer wieder um Konsens zu ringen.

In diesem Sinne hoffe ich mit dem hier vorgelegten Buch einen Beitrag zu leisten, zu einem Mehr an Gerechtigkeit für den Patienten, aber auch zu größerer Sicherheit für unseren Berufstand. Abschließend scheint es mir mit Blick auf die große Zahl von Arztrechtsprozessen wichtig darauf hinzuweisen, daß bei allem Streben um Gerechtigkeit und Schadensausgleich das Arzt-Patienten-Verhältnis ein so hohes Gut ist, das nicht durch übertriebene rechtliche Forderungen bzw. Regreßansprüche in Gefahr kommen sollte.

Tübingen
K.-H. BICHLER

Inhaltsverzeichnis

I. Das urologische Fachgutachten in der Unfallversicherung, dem Versorgungswesen, der Rentenversicherung und dem Arztrecht

Das ärztliche Gutachten
in der gesetzlichen Unfallversicherung
M. KALCHTHALER und K.-H. BICHLER 3

Das ärztliche Gutachten im Versorgungswesen
N. RÖSNER und K.-H. BICHLER 14

Das ärztliche Gutachten in der Rentenversicherung
H. SEITER und K.-H. BICHLER 32

Das ärztliche Gutachten im Arztrecht
K.-H. BICHLER, M. KALCHTHALER, A. LAUFS
und B.-R. KERN 50

II. Abfassung und Abrechnung fachärztlicher Begutachtungen

Erstellen und Abfassen des ärztlichen Gutachtens
M. KALCHTHALER, W. MATTAUCH und K.-H. BICHLER 69

Kostenabrechnung gutachterlicher Leistungen
W. L. STROHMAIER und K.-H. BICHLER 76

III. Spezielle urologische Begutachtung

Nierenerkrankungen, -verletzungen und -fehlbildungen
K.-H. BICHLER und W. L. STROHMAIER 81

Verletzungen und Erkrankungen des Harnleiters
K.-H. BICHLER 107

Nephrologische Begutachtung
T. RISLER 110

Verletzungen und Erkrankungen der Blase
D. M. WILBERT und K.-H. BICHLER 126

Erkrankungen und Verletzungen der Harnröhre
W. L. STROHMAIER und K.-H. BICHLER 148

Erkrankungen und Verletzungen des männlichen Genitale
(Penis, Hoden, Nebenhoden einschließlich
erektiler Dysfunktion und Fertilitätsstörungen)
W. L. STROHMAIER und K.-H. BICHLER 156

Erkrankungen und Verletzungen der Prostata
M. KALCHTHALER, S. H. FLÜCHTER und K.-H. BICHLER ... 170

Tuberkulose des Urogenitaltrakts
N. RÖSNER und E. WITTE 188

Parasitäre Erkrankungen
K.-H. BICHLER 200

Sportverletzungen und Sportschäden
K.-H. BICHLER 206

Anhang

A Abkommen Ärzte/Unfallversicherungsträger
   (Ärzteabkommen) 213

B Gesetz über die Entschädigung
   von Zeugen und Sachverständigen (ZuSEG) 250

C Vereinbarung über die Vergütung ärztlicher Leistungen
   bei der medizinischen Begutachtung für die gesetzliche
   Rentenversicherung (Honorarvereinbarung 1992) 259

D Durchgangsarztbericht 262

E Formular zur Erstellung des ersten Rentengutachtens 264

F Formular zur Erstellung des zweiten Rentengutachtens ... 268

G Formulare zum Anschlußheilverfahren 272

Glossar 277

Sachverzeichnis 283

Mitarbeiterverzeichnis

STEPHAN H. FLÜCHTER, Prof. Dr. med.
Chefarzt der Urologischen Klinik
der Saarbrücker Winterbergkliniken gGmbH
Theodor-Heuss-Str. 122, D-66119 Saarbrücken

MARTIN KALCHTHALER, Dr. med.
Oberarzt an der Urologischen Abteilung
der Eberhard-Karls-Universität Tübingen
Hoppe-Seyler-Str. 3, D-72076 Tübingen

BERND-RÜDIGER KERN, Priv.-Doz. Dr. jur. habil.
Juristische Fakultät der Eberhard-Karls-Universität Tübingen
Wilhelmstr. 7, D-72074 Tübingen

ADOLF LAUFS, Prof. Dr. jur., Dr. jur. h.c.
Institut für Geschichtliche Rechtswissenschaft
der Universität Heidelberg
Friedrich-Ebert-Platz 2, D-69117 Heidelberg

WALTER MATTAUCH
Wiss. Assistent an der Urologischen Abteilung
der Eberhard-Karls-Universität Tübingen
Hoppe-Seyler-Str. 3, D-72076 Tübingen

TEUT RISLER, Prof. Dr. med.
Sektion Nieren- und Hochdruckkrankheiten
Abteilung III der Medizinischen Universitätsklinik
Otfried-Müller-Str. 10, D-72076 Tübingen

NORBERT RÖSNER, Dr. med.
Ministerialrat, Arzt für Urologie – Sozialmedizin
Bundesministerium für Arbeit und Sozialordnung
Rochusstr. 1, D-53123 Bonn

HUBERT SEITER
Leiter der Abteilung Rehabilitation
der Landesversicherungsanstalt Württemberg (LVA)
Adalbert-Stifter-Str. 105, D-70437 Stuttgart

WALTER L. STROHMAIER, Priv.-Doz. Dr. med.
Oberarzt an der Urologischen Abteilung
der Eberhard-Karls-Universität Tübingen
Hoppe-Seyler-Str. 3, D-72076 Tübingen

DIRK M. WILBERT, Priv.-Doz. Dr. med.
Leitender Oberarzt an der Urologischen Abteilung
der Eberhard-Karls-Universität Tübingen
Hoppe-Seyler-Str. 3, D-72076 Tübingen

ERHARD WITTE, Dr. med.
Medizinaldirektor, Arzt für Innere Medizin,
Lungen- und Bronchialheilkunde – Sozialmedizin
Klinik Sonnenblick, Amöneburger Str. 1, D-35043 Marburg
und Tuberkulosefürsorgestelle Waldeck-Frankenberg

I. Das urologische Fachgutachten in der Unfallversicherung, dem Versorgungswesen, der Rentenversicherung und dem Arztrecht

Das ärztliche Gutachten in der gesetzlichen Unfallversicherung

M. Kalchthaler und K.-H. Bichler

Die Absicherung des Bundesbürgers im Rahmen des sozialen Netzes ist denkbar breit. Im Rahmen dieser sozialen Sicherung werden Arbeitsunfälle und Berufskrankheiten durch die gesetzliche Unfallversicherung abgedeckt. Sie soll darüber hinaus nach § 537, 538 und 539 RVO mit den geeigneten Mitteln Arbeitsunfälle und Berufskrankheiten verhüten [3, 9].

Nach Eintritt eines Arbeitsunfalls sind dem Verletzten, seinen Angehörigen oder Hinterbliebenen durch Wiederherstellung der Erwerbsfähigkeit des Verletzten, durch Arbeits- und Berufsförderung (Berufshilfe) und durch Erleichterung der Verletzungsfolgen oder durch Leistungen in Geld Entschädigung zu gewähren [§ 537ff. RVO [9]].

Die *Träger* der Unfallversicherung sind die Berufsgenossenschaften und die Bundesanstalt für Arbeit. Die Finanzierung der Unfallversicherung wird nicht durch Beiträge, sondern über eine Umlage der Betriebe und Unternehmer, die zwangsversichert sind, geregelt. Die Berufsgenossenschaften sind als Haftpflichtversicherungsgesellschaft der Betriebe und Unternehmer anzusehen.

Primär sollen sie den Arbeitnehmer und dessen Angehörige entschädigen. Über die Entschädigung hinaus werden sie im Rahmen der Unfallverhütung tätig. Gesetzlich wurde festgelegt, daß die Berufsgenossenschaften auch in der arbeitsmedizinischen Vorsorgeuntersuchung tätig sind und darüber hinaus die Überwachung des Gesundheitszustands der Arbeitnehmer übernehmen. Geeignete Maßnahmen hierzu werden von den Berufsgenossenschaften im Bereich der ärztlichen Untersuchung sowie des Arbeitsschutzes veranlaßt.

Versichert sind alle Arbeitnehmer (derzeit über 30 Mio.), dazu kommen freiwillig Versicherte, Schüler, Studenten, Heimarbeiter und in einem landwirtschaftlichen Betrieb Tätige. Auch Personen, die im Rahmen der allgemeinen Wohlfahrtspflege tätig sind, gehören in den Kreis der Versicherten [2].

Die gesetzliche Unfallversicherung tritt ein, wenn ein Schaden oder Tod durch eine Berufskrankheit bzw. infolge eines Arbeitsunfalls entstanden sind.

Arbeitsunfälle „sind Unfälle, die versicherte Personen bei einer versicherten Tätigkeit erleiden. Der Unfall stellt ein plötzlich eintretendes, auf äußere Einwirkung beruhendes, körperlich schädigendes, zeitlich eng begrenztes Ereignis dar". Dabei ist das Merkmal der „Plötzlichkeit" erfüllt, wenn sich die Ursache der Körperschädigung über längstens eine Arbeitsschicht erstreckt (BSG-Urteil, 29.11.1973). Führt z. B. intensive Sonneneinstrahlung innerhalb einer Arbeitsschicht zu einem Hitzschlag, so liegt auch ein Unfall vor. In den letzten Jahren wurde eine Ausdehnung dieses Begriffs auf Wegeunfälle sowie auf bestimmte Tätigkeiten, die während des Weges zur oder von der Arbeit erledigt werden, durchgeführt [10].

Wichtig ist die Unterscheidung zwischen Arbeitsunfall und Berufskrankheit.

Berufskrankheiten werden im Gegensatz zu Arbeitsunfällen als Erkrankungen definiert, die durch berufliche Einwirkungen ausgelöst wurden. Diese Berufskrankheiten, die schon 1911 durch den Gesetzgeber der Reichsversicherungsordnung erfaßt wurden, wurden in den letzten Jahren genauer erfaßt und aufgrund neuerer Erkenntnisse der medizinischen sowie arbeitsmedizinischen Erfahrungen ausgeweitet. § 551 Abs. 1 der Reichsversicherungsordnung regelt die Erfassung und die Verfahrensweise bei Berufserkrankungen. Die letzte Änderung der Berufskrankheitenverordnung wurde am 18.12.1992 durchgeführt. Es ist die Verordnung zur 7. Berufskrankheitenverordnung. Die Liste der Berufskrankheiten ist in Tabelle 1 wiedergegeben [15]. In der Bundesrepublik Deutschland ist das Berufskrankheitenrecht als sog. „Mischsystem" ausgestaltet, welches Listenprinzip und Öffnungsklausel in sich vereint. Als Berufskrankheiten können danach neben den oben angeführten Erkrankungen auch noch andere Krankheiten entschädigt werden, wenn dies nach neuen Erkenntnissen der medizinischen Wissenschaft gerechtfertigt erscheint.

Erleidet ein Versicherter einen *Arbeitsunfall*, tritt das gesetzliche Unfallversicherungsverfahren ein. Es werden Leistungen zur Wiederherstellung der Erwerbsfähigkeit gewährt. Diese beinhalten die Heilbehandlung, die insbesondere die medizinischen Leistungen, Krankenhausaufenthalt etc. umfaßt. Es gehören hierzu jedoch auch berufsfördernde Leistungen im Sinne der Berufshilfe sowie Geldleistungen, die während der Durchführung der Heilbehandlung bzw. Berufshilfemaßnahmen gewährt werden (Übergangsgeld). Der Gutachter tritt im berufsgenossenschaftlichen Verfahren hauptsächlich bei der Gewährung der Unfallrente auf. Das berufsgenossenschaftliche Verfahren beinhaltet nach Erstversorgung am Unfallort eine Vorstellung des Verunfallten bei einem von der BG speziell ermächtigten Arzt, dem sog. D-Arzt. Anhand des *D-Arztberichtes* (Anhang D) wird über die Rehabilitation entschieden; ein erstes *Rentengutachten* (Anhang E) wird erstellt. Nach Ablauf von 2 Jahren nach Eintreten des Unfallereignisses muß ein erneutes Gutachten mit Festsetzung der Dauerrente erstellt werden (s. Vordruck S. 268).

Die Unfallrente stellt eine maßgebliche Leistung der Unfallversicherung dar. Sie soll die durch den Unfall bedingte Erwerbsfähigkeitsminderung ausgleichen. Im Gegensatz zur Rentenleistung aus der Sozialversicherung, die wegen Berufsunfähigkeit oder Erwerbsunfähigkeit gewährt wird, dient die berufsgenossenschaftliche Unfallrente der Entschädigung.

Die Höhe der Unfallrente richtet sich nach der *MdE* (Minderung der Erwerbsfähigkeit). In den „Anhaltspunkten für die ärztliche Gutachtertätigkeit" wird die MdE wie folgt definiert [1]:

> Die Minderung der Erwerbsfähigkeit ist ein Maß für die Auswirkung eines Mangels an funktioneller Intaktheit oder einem Mangel an körperlichem, geistigem oder seelischem Vermögen. Die MdE gibt damit den Grad der Behinderung wider.

Tabelle 1. Liste der Berufskrankheiten[a] (Berufskrankheiten-Verordnung [7] vom 20.06.1968: BGBl I. S. 721, zuletzt geändert 18.12.1992, BGBl.)

Nr.	Krankheiten
1	**Durch chemische Einwirkungen verusachte Krankheiten**
11	**Metalle oder Metalloide**
1101	Erkrankungen durch Blei oder seine Verbindungen
1102	Erkrankungen durch Quecksilber oder seine Verbindungen
1103	Erkrankungen durch Chrom oder seine Verbindungen
1104	Erkrankungen durch Cadmium oder seine Verbindungen
1105	Erkrankungen durch Mangan oder seine Verbindungen
1106	Erkrankungen durch Thallium oder seine Verbindungen
1107	Erkrankungen durch Vanadium oder seine Verbindungen
1108	Erkrankungen durch Arsen oder seine Verbindungen
1109	Erkrankungen durch Phosphor oder seine anorganischen Verbindungen
1110	Erkrankungen durch Beryllium oder seine Verbindungen
12	**Erstickungsgase**
1201	Erkrankungen durch Kohlenmonoxid
1202	Erkrankungen durch Schwefelwasserstoff
13	**Lösemittel, Schädlingsbekämpfungsmittel (Pestizide) und sonstige chemische Stoffe**
1301	Schleimhautveränderungen, Krebs oder andere Neubildungen der Harnwege durch aromatische Amine
1302	Erkrankungen durch Halogenkohlenwasserstoffe
1303*	Erkrankungen durch Benzol, seine Homologe oder durch Styrol
1304	Erkrankungen durch Nitro- oder Aminoverbindungen des Benzols oder seine Homologe oder ihrer Abkömmlinge
1305	Erkrankungen durch Schwefelkohlenstoff
1306	Erkrankungen durch Methylalkohol (Methanol)
1307	Erkrankungen durch organische Phosphorverbindungen
1308	Erkrankungen durch Fluor oder seine Verbindungen
1309	Erkrankungen durch Salpetersäureester
1310	Erkrankungen durch halogenierte Alkyl-, Aryl- oder Alkylaryloxide
1311	Erkrankungen durch halogenierte Alkyl-, Aryl- oder Alkylarylsulfide
1312	Erkrankungen der Zähne durch Säuren
1313	Hornhautschädigungen des Auges durch Benzochinon
1314	Erkrankungen durch para-teritär-Buthylphenol
1315*	Erkrankungen durch Isocyanate, die zur Unterlassung aller Tätigkeiten gezwungen haben, die für die Entstehung, die Verschlimmerung oder das Wiederaufleben der Krankheit ursächlich waren oder sein können.
	Zu den Nummern 1101 bis 1110, 1201 und 1202, 1303 bis 1309 und 1315: Ausgenommen sind Hauterkrankungen. Diese gelten als Krankheiten im Sinne dieser Anlage nur insoweit, als sie Erscheinungen einer Allgemeinerkrankung sind, die durch Aufnahme der schädigenden Stoffe in den Körper verursacht werden oder gemäß Nummer 5101 zu entschädigen sind.
2	**Durch physikalische Einwirkungen verursachte Krankheiten**
21	**Mechanische Einwirkungen**
2101	Erkrankungen der Sehnenscheiden oder des Sehnengleitgewebes sowie der Sehnen- oder Muskelansätze, die zur Unterlassung aller Tätigkeiten gezwungen haben, die für die Entstehung, die Verschlimmerung oder das Wiederaufleben der Krankheit ursächlich waren oder sein können

Fortsetzung nächste Seite

Tabelle 1 (Fortsetzung)

Nr.	Krankheiten
2102	Meniskusschäden nach mehrjährigen andauernden oder häufig wiederkehrenden, die Kniegelenke überdurchschnittlich belastenden Tätigkeiten
2103	Erkrankungen durch Erschütterung bei Arbeit mit Druckluftwerkzeugen oder gleichartig wirkenden Werkzeugen oder Maschinen
2104	Vibrationsbedingte Durchblutungsstörungen an den Händen, die zur Unterlassung aller Tätigkeiten gezwungen haben, die für die Entstehung, die Verschlimmerung oder das Wiederaufleben der Krankheit ursächlich waren oder sein können.
2105	Chronische Erkrankungen der Schleimbeutel durch ständigen Druck
2106	Drucklähmungen der Nerven
2107	Abrißbrüche der Wirbelfortsätze
2108*	Bandscheibenbedingte Erkrankungen der Lendenwirbelsäule durch langjähriges Heben oder Tragen schwerer Lasten oder durch langjährige Tätigkeiten in extremer Rumpfbeugehaltung, die zur Unterlassung aller Tätigkeiten gezwungen haben, die für die Entstehung, die Verschlimmerung oder das Wiederaufleben der Krankheit ursächlich waren oder sein können
2109*	Bandscheibenbedingte Erkrankungen der Halswirbelsäule durch langjähriges Tragen schwerer Lasten auf der Schulter, die zur Unterlassung aller Tätigkeiten gezwungen haben, die für die Entstehung, die Verschlimmerung oder das Wiederaufleben der Krankheit ursächlich waren oder sein können
2110*	Bandscheibenbedingte Erkrankungen der Lendenwirbelsäule durch langjährige, vorwiegend vertikale Einwirkung von Ganzkörperschwingungen im Sitzen, die zur Unterlassung aller Tätigkeiten gezwungen haben, die für die Entstehung, die Verschlimmerung oder das Wiederaufleben der Krankheit ursächlich waren oder sein können
2111*	Erhöhte Zahnabrasionen durch mehrjährige quarzstaubbelastende Tätigkeit
22	**Druckluft**
2201	Erkrankungen durch Arbeit in Druckluft
23	**Lärm**
2301	Lärmschwerhörigkeit
24	**Strahlen**
2401	Grauer Star durch Wärmestrahlung
2402	Erkrankungen durch ionisierende Strahlen
3	**Durch Infektionserreger oder Parasiten verursachte Krankheiten sowie Tropenkrankheiten**
3101	Infektionskrankheiten, wenn der Versicherte im Gesundheitsdienst, in der Wohlfahrtspflege oder in einem Laboratorium tätig oder durch eine andere Tätigkeit der Infektionsgefahr in ähnlichem Maße besonders ausgesetzt war
3102	Von Tieren auf Menschen übertragbare Krankheiten
3103	Wurmkrankheit der Bergleute, verursacht durch Ankylostoma duodenale oder Strongyloides stercoralis
3104	Tropenkrankheiten, Fleckfieber
4	**Erkrankungen der Atemwege und der Lungen, des Rippenfells und Bauchfells**
41	**Erkrankungen durch anorganische Stäube**
4101	Quarzstaublungenerkrankung (Silikose)
4102	Quarzstaublungenerkrankung in Verbindung mit aktiver Lungentuberkulose (Siliko-Tuberkulose)
4103	Asbeststaublungenerkrankung (Asbestose) oder durch Asbeststaub verursachte Erkrankung der Pleura

Tabelle 1 (Fortsetzung)

Nr.	Krankheiten
4104*	Lungenkrebs – in Verbindung mit Asbeststaublungenerkrankung (Asbestose) – in Verbindung mit durch Asbeststaub verursachter Erkrankung der Pleura oder – bei Nachweis der Einwirkung einer kumulativen Asbestfaserstaub-Dosis am Arbeitsplatz von mindestens 25 Faserjahren [25×10^6[(Fasern/m^3) $\times$ Jahre]]
4105*	Durch Asbest verursachtes Mesotheliom des Rippenfells, des Bauchfells oder des Pericards
4106	Erkrankungen der tieferen Atemwege und der Lungen durch Aluminium oder seine Verbindungen
4107	Erkrankungen an Lungenfibrose durch Metallstäube bei der Herstellung oder Verarbeitung von Hartmetallen
4108	Erkrankungen der tieferen Atemwege und der Lungen durch Thomasmehl (Thomasphosphat)
4109	Bösartige Neubildungen der Atemwege und der Lungen durch Nickel oder seine Verbindungen
4110	Bösartige Neubildungen der Atemwege und der Lungen durch Kokereirohgase
42	**Erkrankungen durch organische Stäube**
4201	Exogen-allergische Alveolitis
4202	Erkrankungen der tieferen Atemwege und der Lungen durch Rohbaumwoll-, Rohflachs- oder Rohhanfstaub (Byssinose)
4203	Adenokarzinome der Nasenhaupt- und Nasennebenhöhlen durch Stäube von Eichen- oder Buchenholz
43	**Obstruktive Atemwegserkrankungen**
4301	Durch allergisierende Stoffe verursachte obstruktive Atemwegserkrankungen (einschließlich Rhinopathie), die zur Unterlassung aller Tätigkeiten gezwungen haben, die für die Entstehung, die Verschlimmerung oder das Wiederaufleben der Krankheit ursächlich waren oder sein können
4302	Durch chemisch-irritativ oder toxisch wirkende Stoffe verursachte obstruktive Atemwegserkrankungen, die zur Unterlassung aller Tätigkeiten gezwungen haben, die für die Entstehung, die Verschlimmerung oder das Wiederaufleben der Krankheit ursächlich waren oder sein können
5	**Hautkrankheiten**
5101	Schwere oder wiederholt rückfällige Hauterkrankungen, die zur Unterlassung aller Tätigkeiten gezwungen haben, die für die Entstehung, die Verschlimmerung oder das Wiederaufleben der Krankheit ursächlich waren oder sein können
5102	Hautkrebs oder zur Krebsbildung neigende Hautveränderungen durch Ruß, Rohparaffin, Teer, Anthrazen, Pech oder ähnliche Stoffe
6	**Krankheiten sonstiger Ursache**
6101	Augenzittern der Bergleute

[a] Geänderte oder neu aufgenommen Krankheiten sind mit * gekennzeichnet.

Sie bezieht sich auf die Auswirkungen einer Behinderung in allen Lebensbereichen und nicht nur auf die Einschränkungen im allgemeinen Erwerbsleben.

Nach den Hinweisen für die Erstattung von Berichten und Gutachten nach dem Abkommen zwischen den Spitzenverbänden der Träger der gesetzlichen Unfallversicherung und der kassenärztlichen Bundesvereinigung, Ausgabe

1974 ist eine MdE von weniger als 10% nicht wesentlich und wird daher nicht entschädigt. Voraussetzung für die Gewährung einer Rente ist im Regelfall, daß die Erwerbsfähigkeit durch die Folgen eines Arbeitsunfalls um wenigstens ein Fünftel über die 13. Woche nach dem Unfall hinaus gemindert ist.

Eine Hauptaufgabe des Gutachters besteht darin, diese Minderung der Erwerbsfähigkeit festzustellen. Er sollte sie genau klassifizieren und, falls fachfremde unfallbedingte Erkrankungen vorliegen, diese zur Begutachtung heranziehen. Ebenfalls ist es notwendig, unfallfremde, also nicht unfallbedingte Erkrankungen von unfallbedingten zu trennen. Hier ist der ursächliche Zusammenhang als wesentliches Merkmal herauszufinden.

Durch geeignete diagnostische Maßnahmen hat der Gutachter diese Abgrenzungen zu treffen. Eventuell durchführbare Rehabilitationsmaßnahmen sind im Gutachten anzugeben. Es ist ebenfalls festzustellen, ob die Minderung der Erwerbsfähigkeit dauerhaft oder von vorübergehender Natur ist. Laut den Anhaltspunkten für die ärztliche Gutachtertätigkeit setzt die MdE eine nicht nur vorübergehende und damit über einen Zeitraum von mehr als 6 Monaten sich erstreckende Gesundheitsstörung voraus. Die MdE ist ein Zustand, der prinzipiell über einen längeren Zeitraum andauern muß, im Unfallrecht 13 Wochen [4], im Versorgungsrecht dagegen 6 Monate. Als Bezugsgröße der Minderung dient die individuelle Erwerbsfähigkeit auf dem allgemeinen Arbeitsmarkt zum Zeitpunkt des Unfalleintritts, wobei gesagt werden muß, daß nicht jeder Arbeitnehmer vor dem Arbeitsunfall 100% erwerbsfähig war.

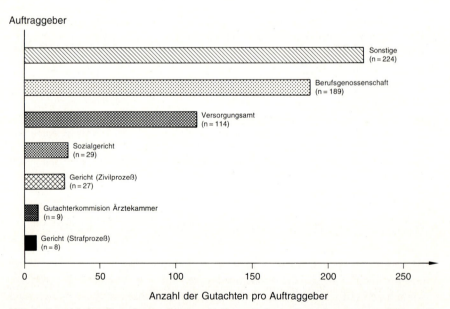

Abb. 1. Anzahl der Gutachtenaufträge und ihrer Auftraggeber, eingegangen 1975–1985 (Urologische Universitätsklinik Tübingen)

Auftraggeber

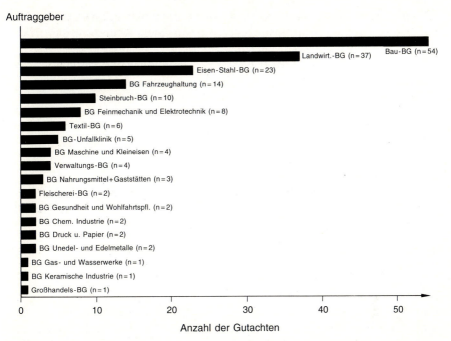

Abb. 2. Berufsgenossenschaften als Auftraggeber für urologische Gutachten: Anzahl der Aufträge, gegliedert nach Berufsgruppenzugehörigkeit (Urologische Universitätsklinik Tübingen, 1975–1985)

Tritt aufgrund eines Arbeitsunfalls oder einer Berufserkrankung der Tod ein, wird im Rahmen der Unfallversicherung eine Witwenrente bzw. Hinterbliebenenrente gewährt. Hierbei sind oft Gutachten zur Feststellung der Berufskrankheit oder des Arbeitsunfalls durch den Arzt notwendig [8, 12–14].

Urologische Schädigungen spielen im Zusammenhang mit entsprechenden Verletzungen (z. B. des Beckens) eine Rolle. Oft treten sie als Spätschäden auf. Hier sei an die Blasenverletzungen im Rahmen eines Beckentraumas erinnert. Auch eine Harnröhrenstriktur als Spätfolge einer Harnröhrenruptur ist häufig. Harnröhrenstrikturen können aber auch ohne äußere Verletzung infolge einer notwendig gewordenen Katheterisierung im Rahmen eines Arbeitsunfalls oder einer Berufserkrankung auftreten.

In den Jahren 1975–1985 wurden der urologischen Abteilung der Universitätsklinik Tübingen ca. 200 Gutachten durch Berufsgenossenschaften in Auftrag gegeben (s. im Vergleich zu anderen Auftraggebern Abb. 1 sowie die Anzahl der Begutachtungen durch die verschiedenen Berufsgenossenschaften Abb. 2).

Unter den „sonstigen Gutachten" (n = 224) der Abb. 1 nahmen den Hauptanteil die privaten Versicherungsgesellschaften (hier sind Krankenversicherungsgesellschaften und/oder private Unfallversicherungsgesellschaften gemeint) ein. Die Bundesversicherungsanstalt für Angestellte ließ 13 Gutachten erstellen. Die Landesversicherungsanstalten forderten 38 Gutachten an.

Hauptsächlich wurden traumatisch bedingte unfallabhängige Erkrankungen wie Beckenringfraktur mit neurogener Harnblasenentleerungsstörung, Harnröhrenenge und Impotenz begutachtet.

Im folgenden möchten wir beispielhaft eine typische traumatologische Begutachtung vorstellen.

Bei dem Patienten (H. J., 26 Jahre) führte ein Verkehrsunfall, der evtl. als Folge von Alkoholgenuß zustandekam, zu einem Polytrauma. Aufgrund direkter Verletzungsfolgen verblieb bei dem Patienten eine neurogene Harnblasenentleerungsstörung sowie eine Impotentia eregendi. Eine MdE von 80% wurde zuerkannt (Abb. 3).

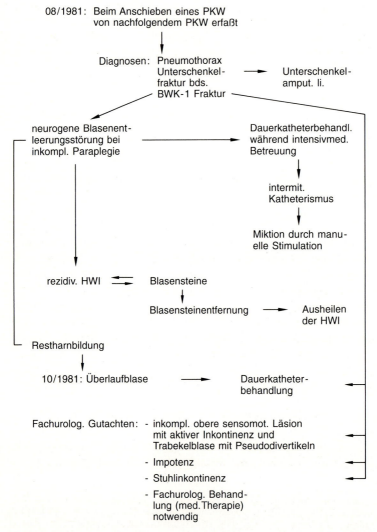

Abb. 3. Patient H. J., 26 Jahre, männl.: Neurogene Harnblasenentleerungsstörung und Impotenz nach Polytrauma

Liegt eine *Berufskrankheit* vor, ist das Verfahren der Festsetzung der Minderung der Erwerbsfähigkeit identisch. Eine Berufskrankheit muß deutlich von anderen, gleichzeitig bestehenden Erkrankungen abgetrennt werden. Nach Feststellung der Erkrankung sollte die Festsetzung der MdE durchgeführt werden. Eventuell mögliche Rehabilitationsmaßnahmen, die eine Verbesserung erreichen könnten, sind anzugeben und durch eine Nachbegutachtung nach Durchführung der Rehabilitationsmaßnahmen sinnvoll. Im allgemeinen wird eine Begutachtung nach 2 Jahren erneut für erforderlich gehalten. Oftmals liegt jedoch ein Dauerzustand vor, da keine Änderung mehr möglich ist. Hier wird die Dauerrente festgesetzt. Eine Unfallrente bei einer MdE von mindestens 30% für einen Zeitraum von 10 Jahren kann als Abfindung ausgeschüttet werden. Für den urologischen Gutachter sind Berufskrankheiten mit Schleimhautveränderungen durch entsprechenden Umgang mit Giftstoffen von Interesse (Chemische Industrie, Reifenhersteller).

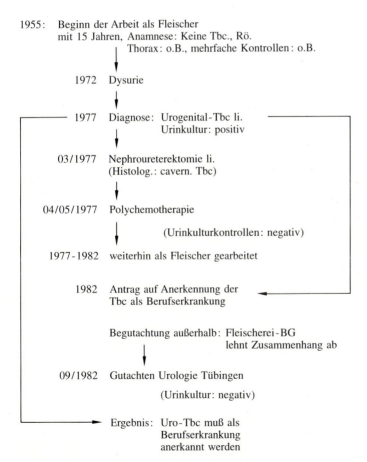

Abb. 4. Patient F. G., 45 Jahre, männl.: Anerkennung von Tuberkulose als Berufserkrankung

In den Jahren 1978–1988 wurden 212 derartige Erkrankungen bei den Berufsgenossenschaften gemeldet [11]. Diese Erkrankungen finden sich unter der Nr. 1301 in der Berufskrankheitenverordnung.

Insbesondere ist hier die Verwendung aromatischer Amine (Nr. 1301 der Anlage 1 zur Berufskrankheitenverordnung) zu nennen. Urothelkarzinome des Nierenbeckens und der Harnblase können als Berufskrankheit anerkannt werden, wenn der Zusammenhang mit einer Exposition durch aromatische Amine gesichert ist. Chemische Verbindungen wie α-Naphthylamin, Benzidin, 4-Aminobiphenyl und 4-Nitrobiphenyl [1a] können zum Harnblasenkarzinom bzw. Urothelkarzinom führen. Berufe in der farben-, gummi-, textil- und kohleverarbeitenden Industrie haben ein hohes Risiko für die Entstehung von Urothelkarzinomen (s. auch die Kapitel zur Begutachtung der Niere bzw. der Harnblase). Bei der Zusammenhangsfrage bzw. der Frage nach dem Vorliegen einer Berufskrankheit ist die Arbeitsplatzanamnese von großer Bedeutung. Entsprechende Meldung an die Berufsgenossenschaft bei Vorliegen einer Berufserkrankung ist erforderlich.

Als Berufserkrankung kann auch das Entstehen von Harnblasenkarzinomen (Plattenepithelkarzinomen) infolge einer Bilharzioseerkrankung, z. B. von Mitarbeitern des Entwicklungshilfedienstes bzw. von diplomatischen Vertretungen in gesundheitsgefährdenden Gebieten anerkannt werden.

Ebenfalls ist eine Tbc, die während der Arbeit in entsprechend gefährdeten Bereichen (z. B. Fleischerei) entstanden ist, als Berufskrankheit zu werten. Der Kontakt mit infizierten Tieren muß gesichert sein.

Gutachtenbeispiel: Bei diesem als Fleischer beschäftigten Mann (F. G., 45 Jahre) hatte die Berufsgenossenschaft aufgrund eines auswärtigen Gutachtens primär die Anerkennung der Urogenitaltuberkulose als Berufserkrankung abgelehnt. Die erneute Begutachtung erbrachte einen eindeutigen Zusammenhang der Tbc mit der Ausübung des Berufs als Fleischer, die als besondere Exposition festgestellt wurde. Es wurde nach entsprechender Begutachtung eine MdE von 100% während der offenen Tuberkulose und eine MdE von 50% Z.n. Nephroureterektomie, chronischer Zystitis und Prostatitis anerkannt (Abb. 4).

Literatur

1. Bundesminister für Arbeit und Sozialordnung (1983) Anhaltspunkte für die ärztliche Gutachtertätigkeit
1a. Clayson DB (1981) Recent research into occupational bladder cancer. In: Conolly JG (ed) Carcinoma of the bladder. Raven, New York
2. Drexel, Berufsgenossenschaft (1979) zit. nach Rieger, HJ. Lexikon des Arztrechts. De Gruyter, Berlin
3. Emmerich N (1986) Urologische Begutachtung in der gesetzlichen Unfallversicherung. In: Bichler K-H (Hrsg) Begutachtung und Arztrecht in der Urologie. Springer, Berlin Heidelberg New York Tokyo, S 93–127
4. Fritze E (Hrsg) (1990) Die ärztliche Begutachtung, 3. Aufl. Steinkopff, Darmstadt
5. Günther E, Hümen R, Izbiki W (1987) Unfallbegutachtung. De Gruyter, Berlin
6. Hauptverband der gewerblichen Berufsgenossenschaften i. V. (Hrsg) (1986) Hinweise für die Erstattung von Berichten und Gutachten. Düringshofen, Berlin

7. Marx HH (Hrsg) (1992) Medizinische Begutachtung. Thieme, Stuttgart
8. Maurer P, Fischer M, Scholze A, Thiesenger W, Pfohl G (1979) Behandlungsgrundsätze der Chirurgie. Schattauer, Stuttgart
9. Rieger HJ (1984) Lexikon des Arztrechts. De Gruyter, Berlin
10. Schönberger A, Mehrtens G, Valentin H (1988) Arbeitsunfall und Berufskrankheit, rechtliche und medizinische Grundlagen, 4. Aufl. Schmidt, Berlin
11. Schöps W, Zumbe J, Kiemond HG, Kierfeld G (1992) Urologische Begutachtung des Blasenkarzinoms als Berufserkrankung. Vortrag auf dem Kongreß der Nordwestdeutschen Gesellschaft für Urologie, Hannover
12. Schultheiss TH (1965) In: Alken E, Dieks W, Weihrauch N, Wildbolz E (Hrsg) Handbuch der Urologie 7/2. Springer, Berlin
13. Stöhrer N (1979) Urologie bei Rückenmarksverletzungen. Springer, Berlin Heidelberg New York
14. Übermuth H (1969) Richtlinien der Urologischen Begutachtung. Barth, Leipzig
15. Watermann F (1984) Betriebsarzt und Berufskrankheitenanzeige – rechtliche Voraussetzungen für eine BK-Anzeige. Arbeitsmedizinisches Kolloquium des Hauptverbandes der gewerblichen Berufsgenossenschaften, 4.5.1984. Schriftenreihe der gewerblichen Berufsgenossenschaften, Bonn

Das ärztliche Gutachten im Versorgungswesen

N. Rösner und K.-H. Bichler

Die Aufgaben des medizinischen Sachverständigen im Versorgungswesen betreffen vor allem Begutachtungen im sozialen Entschädigungsrecht und nach dem Schwerbehindertengesetz (SchwbG). Das soziale Entschädigungsrecht sieht für Beschädigte u.a. Geldleistungen (z. B. Beschädigtenrente, Pflegezulage, Leistungen der Kriegsopferfürsorge) vor, während das SchwbG kein Leistungsgesetz ist und somit auch keinen Rentenanspruch begründet. Die Behörden, die beide Rechtsbereiche durchführen, sind die Versorgungsämter. Die Bezeichnung „Versorgungswesen" stammt aus der Zeit, in der die Versorgungsämter allein mit der Versorgung von Beschädigten befaßt waren. Der ausschließliche Versorgungscharakter dieser Behörden ist jedoch durch die Übernahme von Aufgaben aus dem Bereich des 1974 geschaffenen SchwbG verlorengegangen. Dieser Trend wird sich durch die Übertragung neuer Aufgaben (z. B. Durchführung des Bundeserziehungsgeldgesetzes, Zivilblindengesetz) fortsetzen. Deshalb werden bereits einige dieser Behörden nicht mehr „Versorgungsämter", sondern z. B. „Ämter für Soziales und Familie" genannt. Insofern ist es zwar nicht verkehrt, noch von Begutachtungen im „Versorgungswesen" zu sprechen, aber es sollte doch besser „Begutachtungen im sozialen Entschädigungsrecht" oder „Begutachtungen nach dem Schwerbehindertengesetz" heißen.

Der Gutachtenauftrag

Begutachtungen im sozialen Entschädigungsrecht und nach dem SchwbG werden primär für die Versorgungsverwaltung erstattet; sie gehören somit zu den Aufgaben der versorgungsärztlichen Dienste. Da diesen meist keine Urologen angehören, werden vor allem Gutachten zur Frage eines ursächlichen Zusammenhangs vom ärztlichen Dienst an entsprechend erfahrene, klinisch tätige Urologen oder niedergelassene Gebietsärzte erteilt. Nach Eingang eines urologischen Gutachtens wird dieses dann von einem besonders erfahrenen Versorgungsarzt überprüft. Mit dieser Maßnahme sollen nicht die fachärztlichen Qualitäten des Gutachters in Zweifel gezogen werden. Vielmehr hat der Prüfarzt darauf zu achten, ob alle von dem Antragsteller geltend gemachten Gesundheitsstörungen in dem Gutachten erfaßt und im Hinblick auf die gutachtlichen Fragestellungen erörtert worden sind und ob dabei die geltenden Bestimmungen Beachtung gefunden haben. Enthalten Gutachten mißverständliche oder für den Bescheid aus sonstigen Gründen ungeeignete Formulierungen, hat der Prüfarzt dies klarzustellen, ggf. nach Rücksprache mit dem Gutachter. Insgesamt soll die Prüfung den Wert eines Gutachtens erhöhen; der Gutachter sollte sie als erwünschte Mitprüfung ansehen [2]. Die Entscheidung im Einzelfall trifft jedoch weder der Gutachter noch der Prüfarzt, sondern immer die Verwaltung.

Da die Verwaltungsentscheidungen der Versorgungsämter der Rechtskontrolle durch die unabhängigen Gerichte der Sozialgerichtsbarkeit unterliegen, werden im Klageverfahren auch von den Sozialgerichten Gutachten in Auftrag gegeben. Nach Eingang des Gutachtens beim Sozialgericht werden dort keine Prüfärzte eingeschaltet; der Richter beurteilt das Gutachten selbst und trifft dann die Entscheidung. Deshalb muß der Gutachter hier besonders darauf achten, daß er sein Gutachten in einer für den medizinischen Laien klaren und verständlichen Form abfaßt.

Der Gutachter ersieht seine Aufgabe aus der mit dem Gutachtenauftrag verbundenen verwaltungsseitigen oder gerichtlichen Zuschrift. Diese enthält in der Regel ausreichende Hinweise auf den maßgeblichen Akteninhalt und eine der Rechtslage und dem Einzelfall angepaßte Fragestellung und steckt damit den gutachtlichen Rahmen ab. Nach Erhalt des Gutachtenauftrags sollte sich der Gutachter sehr bald zu einer orientierenden Durchsicht der übersandten Aktenunterlagen entschließen, um zu entscheiden, ob er das Gutachten selbst erstatten kann, ob er zusätzlich andere Fachkollegen beteiligen muß oder ob eingreifendere Untersuchungen, ggf. unter stationären Bedingungen, erforderlich sind. Es ist peinlich und entspricht auch nicht der Verantwortung als Arzt gegenüber dem zu Begutachtenden, wenn der Gutachter die Akten lange unbearbeitet liegen läßt und erst nach Wochen oder Monaten bemerkt, daß er als Urologe z. B. mit einer rein nephrologischen Problematik überfordert ist. Ergeben sich aus dem Gutachtenauftrag Unklarheiten oder kann das Gutachten aus wichtigen Gründen nicht erstattet werden, ist zu einer baldigen klärenden Rückfrage beim Auftraggeber zu raten. Im ärztlichen Dienst der Versorgungsbehörde findet sich dafür immer ein Kollege als Ansprechpartner.

Richtlinien für die Begutachtung

Allen Begutachtungen im „Versorgungswesen" werden die vom Bundesministerium für Arbeit und Sozialordnung herausgegebenen „Anhaltspunkte für die ärztliche Gutachtertätigkeit im sozialen Entschädigungsrecht und nach dem Schwerbehindertengesetz" – „Anhaltspunkte" – [2] zugrunde gelegt. Diese stellen in einer klaren und übersichtlichen Form *Richtlinien* zur Verfügung, die es dem ärztlichen Sachverständigen ermöglichen, sachgerechte, einwandfreie und bei gleichen Sachverhalten auch einheitliche Beurteilungen abzugeben. Dabei ist aber zu beachten, daß die „Anhaltspunkte" nur vom *Regelfall* ausgehen können. Sie enthalten neben Hinweisen für die Kausalitätsbeurteilung auch eine detaillierte MdE-/GdB-Tabelle und vermitteln auf allen wesentlichen medizinischen Fachgebieten — auch auf dem der Urologie — zahlreiche Orientierungsdaten, die für eine fachgerechte Beurteilung der verschiedenen Gesundheitsstörungen wichtig sind. Da der Gutachter aber die vielgestaltigen äußeren Einflüsse nicht nach einem fest verordneten Schema beurteilen kann, muß der Einzelfall individuell unter Berücksichtigung aller mitwirkenden ursächlichen Faktoren und unter Beachtung aller Auswirkungen beurteilt werden. Dabei kann es keinem Gutachter verwehrt werden, auch einmal eine Meinung zu vertreten, die mit den „Anhaltspunkten" nicht voll in Einklang steht; er muß dies dann aber auf den Einzelfall bezogen eingehend begründen. Im Streitverfahren muß es allerdings dem Richter überlassen werden, ob er bei der Auslegung der gesetzlichen Vorschriften die Ausführungen in den „Anhaltspunkten" zur Grundlage seiner Entscheidung macht oder nicht.

Minderung der Erwerbsfähigkeit (MdE), Grad der Behinderung (GdB)

Ein Gutachten gewinnt an Überzeugungskraft, wenn der Sachverständige Kenntnisse über die im Versorgungs- und Schwerbehindertenrecht geltenden Rechtsbegriffe hat. Ein medizinisch noch so klar dargestelltes Gutachten kann die gutachtliche Beurteilung schon in eine völlig falsche Richtung lenken, wenn falsche Begriffe oder falsche Begriffsinhalte verwendet werden oder wenn andere Grundregeln der sozialmedizinischen Begutachtungskunde unbeachtet bleiben.

So sollte der Gutachter die Begriffe „Minderung der Erwerbsfähigkeit" (MdE) und „Grad der Behinderung" (GdB) kennen. Der MdE-Begriff gilt im sozialen Entschädigungsrecht, der Begriff GdB allein im Schwerbehindertengesetz. Im sozialen Entschädigungsrecht richtet sich die Grundrente nach der Höhe der MdE; nach dem SchwbG hängen vom GdB die Anerkennung als Schwerbehinderter und z. T. auch die Inanspruchnahme von Nachteilsausgleichen ab.

Bis zur Novellierung des SchwbG im Jahre 1986 galt der MdE-Begriff auch hier. Er hatte jedoch zu Mißverständnissen geführt, weil er zu Rückschlüssen auf die Leistungsfähigkeit im Erwerbsleben verleitete. So wurde z. B. angenommen, daß ein Behinderter mit einer MdE von 80 v. H. nur noch ein Leistungsvermögen von 20 v. H. hätte. Die Folge davon war, daß dieser Behinderte — entgegen der Zielsetzung des SchwbG — keinen Arbeitsplatz fand. Um diese Mißverständnisse zu beseitigen, hat der Gesetzgeber im SchwbG den MdE-Begriff durch den Begriff GdB ersetzt unter Beibehaltung der im sozialen Entschädigungsrecht für die MdE geltenden Bewertungskriterien. Diese Entscheidung war zugleich die logische Konsequenz aus dem Umstand, daß auch der Wortsinn des Begriffs MdE nicht in Einklang mit seinem tatsächlichen Inhalt steht. Die MdE umfaßt nämlich mehr und anderes als sie aussagt. Sie war schon immer ein umfassendes Maß für die Schwere eines Gesundheitsschadens und hatte in Wirklichkeit nur eine begrenzte Verbindung zur Einschränkung der Fähigkeit, eine Erwerbstätigkeit auszuüben. Die MdE bezieht sich auf die Auswirkungen eines Mangels an funktioneller Intaktheit, auf einen Mangel an körperlichem, geistigem oder seelischem Vermögen; auch sie gibt damit den Grad der Behinderung wieder [2, 8].

Folglich kann aus den GdB-/MdE-Werten nicht auf das Ausmaß der Leistungsfähigkeit geschlossen werden. Die GdB-/MdE-Grade sind grundsätzlich unabhängig vom ausgeübten oder angestrebten Beruf zu beurteilen, es sei denn, daß im sozialen Entschädigungsrecht ein besonderes berufliches Betroffensein berücksichtigt werden muß. Aus einer Anerkennung von Berufs- oder Erwerbsunfähigkeit durch einen Rentenversicherungsträger oder aus einer Feststellung von Dienst- oder Arbeitsunfähigkeit sind keine Rückschlüsse auf den GdB-/MdE-Grad erlaubt, wie umgekehrt aus dem GdB-/MdE-Grad nicht auf die genannten Leistungsvoraussetzungen anderer Rechtsgebiete geschlossen werden kann [2].

Bei Kindern und Jugendlichen wird die MdE, wie dies § 30 Abs. 1 BVG vorschreibt, nach dem Grad bemessen, der sich bei Erwachsenen mit der gleichen Gesundheitsstörung ergibt. Wie für Kinder gilt auch für alte Menschen, daß MdE und GdB eine Regelwidrigkeit gegenüber dem für das Lebensalter typischen Zustand voraussetzen; alles, was ein Kind regelhaft noch nicht kann oder was mit der Alterung regelhaft nachläßt, bleibt unberücksichtigt. Hier zeigt sich sehr deutlich, daß die MdE nicht mehr erwerbsbezogen ist, sondern den Grad der Behinderung, also den Mangel an funktioneller Intaktheit, wiedergibt [4]. MdE und GdB setzen eine nicht nur vorübergehende Gesundheitsstörung voraus. Als nicht nur vorübergehend gilt ein Zeitraum von mehr als 6 Monaten.

Grundlage für alle MdE-/GdB-Beurteilungen ist die Verwaltungsvorschrift Nr. 5 zu § 30 BVG, die nach der Rechtsprechung des Bundessozialgerichts den Charakter einer Rechtsnorm hat. In dieser Verwaltungsvorschrift sind für erhebliche äußere Körperschäden, die im allgemeinen als beständig angesehen werden können, Mindestvomhundertsätze festgelegt worden, die vom Gutachter nicht unterschritten werden dürfen. Diese Mindestvomhundertsätze verlangen, daß alle übrigen Körperschäden dazu in Relation gebracht werden. In zahlreichen Sachverständigengesprächen ist so die MdE-/GdB-Tabelle in den „Anhaltspunkten" erarbeitet worden (s. Kapitelende). Für die urologische Begutachtung enthält die Verwaltungsvorschrift Nr. 5 zu § 30 BVG folgende relevante Mindestvomhundertwerte:

– Verlust des männlichen Glieds, MdE 50 v. H.,
– Urinfistel mit Notwendigkeit, ein Urinal zu tragen, MdE 50 v. H.

Die in der MdE-/GdB-Tabelle enthaltenen Werte berücksichtigen bereits die üblichen seelischen Begleiterscheinungen und stärkere Schmerzzustände. Gehen seelische Begleiterscheinungen erheblich über die dem Ausmaß der organischen Veränderungen entsprechenden üblichen seelischen Begleiterscheinungen hinaus oder ist nach dem Sitz und dem Ausmaß der pathologischen Veränderung eine über das übliche Maß hinausgehende Schmerzhaftigkeit wahrscheinlich, können höhere Werte angenommen werden [2].

Gesundheitsstörungen, die erst in der Zukunft zu erwarten sind, sind bei GdB-/MdE-Beurteilungen nicht zu berücksichtigen. Die Notwendigkeit des Abwartens einer sog. *Heilungsbewährung* bei Gesundheitsstörungen, die zu Rezidiven neigen, stellt eine andere Situation dar. Während der Zeit des Abwartens einer Heilungsbewährung können höhere GdB-/MdE-Grade, als sie sich aus dem festgestellten Schaden ergeben, gerechtfertigt sein.

Ausschlaggebend für das Abwarten einer Heilungsbewährung ist, daß nach der Behandlung eines Leidens, das zu Rückfällen neigt, z. B. nach Entfernung eines malignen Nierentumors, zwar eine wesentliche Besserung eingetreten ist, prognostisch bei der Natur des Leidens aber ungewiß bleibt, ob diese Besserung auch tatsächlich anhalten wird. Auch nach der vollständigen Entfernung einer bösartigen Geschwulst kann ja nicht gesagt werden, ob noch Tumorzellen im Körper zurückgeblieben sind, die dann zu Metastasen führen können [8]. Nach Aussagen aller – zuletzt im Jahre 1987 – im Bundesministerium für Arbeit und Sozialordnung gehörten Sachverständigen besteht eine erhebliche Rückfallgefahr zumeist noch in den ersten 5 Jahren nach der Beseitigung bösartiger Geschwülste; dies gilt auch für urologische Tumoren. Aus dem Umstand, daß die Betroffenen in jedem Fall zunächst einmal ihre gesamte Lebensführung auf die Bedrohung einstellen müssen und in dieser Zeit psychisch erheblich belastet sind, ergibt sich eine höhere Beurteilung des GdB-/MdE-Grads, als den tatsächlichen Auswirkungen der Funktionsbeeinträchtigungen entspricht. Nach Wegfall der besonderen Rezidivgefahr kann dann eine Herabsetzung des GdB-/MdE-Grads in Betracht kommen, weil nach der Rechtsprechung des Bundessozialgerichts der Eintritt der Heilungsbewährung selbst bei unverändertem Erscheinungsbild eine wesentliche Änderung der Verhältnisse darstellt. Ist z. B. ein Kranker nach Entfernung eines malignen Nierentumors nach dem Schwerbehindertengesetz mit einem GdB von 60 beurteilt worden, und er bleibt fünf Jahre rezidivfrei, so kann der GdB, auch wenn sich im Zustand des Betroffenen nichts geändert hat, auf 25 (Verlust oder Ausfall einer Niere bei Gesundheit der anderen – vgl. Tabelle) herabgesetzt werden.

Liegen mehrere Schädigungsfolgen oder Behinderungen vor, so sind zwar die Einzel-GdB/MdE-Grade anzugeben, jedoch ist das Gesamtausmaß der Schädigungsfolgen bzw. der Behinderungen mit einem *Gesamt-GdB-/MdE-Grad* zu beurteilen. Bei der Ermittlung des Gesamt-GdB-/MdE-Grads sind Rechenmethoden ungeeignet. Maßgebend sind die *Auswirkungen der einzelnen Schädigungsfolgen oder Behinderungen in ihrer Gesamtheit unter Berücksichtigung ihrer wechselseitigen Beziehungen zueinander.* Leichtere Gesundheitsstörungen, die nur einen GdB-/MdE-Grad um 10 bedingen, führen in der Regel nicht zu einer wesentlichen Zunahme des Ausmaßes der Gesamtbeeinträchtigung, die bei der Bildung des Gesamt-GdB-/MdE-Grads berücksichtigt werden könnte, auch dann nicht, wenn mehrere derartige leichte Gesundheitsstörungen nebeneinander bestehen. Auch bei leichteren Behinderungen mit einem GdB-/MdE-Wert um 20 ist es vielfach nicht gerechtfertigt, auf eine wesentliche Zunahme des Ausmaßes der Behinderung zu schließen [2].

Begutachtungen im sozialen Entschädigungsrecht

Zweck des Versorgungsrechts ist es, einen sozialen Ausgleich zu schaffen bei Gesundheitsschäden, für deren „Folgen die staatliche Gemeinschaft in Abgeltung eines besonderen Opfers oder aus anderen Gründen nach versorgungsrechtlichen Grundsätzen einsteht", wie es wörtlich in § 5 SGB I heißt. Das Versorgungsrecht umfaßt daher nicht nur Kriegsopfer, Soldaten der Bundeswehr und Ersatzdienstleistende, sondern auch Impfgeschädigte, Personen, die außerhalb der Bundesrepublik Deutschland aus politischen Gründen inhaftiert waren, und Opfer von Gewalttaten. Damit hat sich die bisherige Kriegsopferversorgung zum sozialen Entschädigungsrecht ausgeweitet:

– Bundesversorgungsgesetz (BVG),
– Soldatenversorgungsgesetz (SVG),
– Zivildienstgesetz (ZDG),
– Opferentschädigungsgesetz (OEG),
– Bundesseuchengesetz (BSeuchG), (Impfschäden)
– Häftlingshilfegesetz (HHG),
– Erstes SED-Unrechtsbereinigungsgesetz (1. SED-UnBerG).

„Grundgesetz" für die soziale Entschädigung bleibt jedoch das Bundesversorgungsgesetz (BVG). Danach wird ein Körperschaden nur dann mit einer Rente entschädigt, wenn er eine bestimmte Ursache hat, die im Gesetz näher bezeichnet ist. Die Begutachtung im sozialen Entschädigungsrecht wird daher vor allem von Kausalitätsfragen und von der Bewertung der Auswirkungen der Schädigungsfolgen (z. B. MdE-Grad, Pflegebedürftigkeit) bestimmt.

Kausalitätsbeurteilung

Fragen des ursächlichen Zusammenhangs stellen sich dem im sozialen Entschädigungsrecht tätigen medizinischen Sachverständigen vor allem bei Erstanträgen zur Anerkennung von Schädigungsfolgen und bei *Rentenerhöhungsanträgen* wegen Anerkennung weiterer Gesundheitsstörungen oder wegen Verschlechterung im Zustand der anerkannten Versorgungsleiden. Diese können bei alten Kriegsbeschädigten sehr schwierig sein, da zu den Schädigungen im Krieg im Laufe der Zeit andere Gesundheitsstörungen hinzugekommen sind, die nun abgegrenzt werden müssen. Der Gutachter muß dann beurteilen, ob das neu hinzugekommene – soweit es nachgewiesen werden kann – ein *Folgeschaden* (zeitlich nach der Schädigung eingetreten und mit dieser in ursächlichem Zusammenhang stehend = weitere Schädigungsfolge) oder ein *Nachschaden* (zeitlich nach der Schädigung eingetreten, aber kein ursächlicher Zusammenhang mit der Schädigung) ist [6]. Daneben spielen Fragen der Kausalität auch bei der Begutachtung von Schädigung und Tod, bei der Beurteilung von Hilflosigkeit als Voraussetzung für eine Pflegezulage, beim besonderen beruflichen Betroffensein, im Bereich der Heilbehandlung und in der Kriegsopferfürsorge eine wichtige Rolle.

Vor der Beurteilung des Kausalzusammenhangs muß der Gutachter darauf achten, daß die *anspruchsbegründenden Tatsachen* – der schädigende Vorgang, die daraus resultierende gesundheitliche Schädigung und der zu beurteilende Gesundheitsschaden – bewiesen sind. Das bedeutet, daß die Fakten belegt sein müssen oder daß – wenn Belege nicht zu beschaffen sind – zumindest nach den gegebenen Umständen die Überzeugung gewonnen werden muß, daß es so und nicht anders gewesen ist. Erst wenn die Fakten geklärt sind, kann der Beurteilung des ursächlichen Zusammenhangs nähergetreten werden.

Bei der Kausalitätsbeurteilung muß der Gutachter beachten, daß im Versorgungsrecht nicht der medizinische Ursachenbegriff zugrunde gelegt werden kann, sondern allein die von Rechtslehre und Rechtsprechung entwickelte *Kausalitätslehre der wesentlichen Bedingung*. Nach dieser Kausalitätslehre werden aus den medizinisch möglichen Ursachen für einen Gesundheitsschaden nur die herausgefiltert, die vom Gesetz geschützt und damit rechtlich relevant sind. Ursache im Sinne der Versorgungsgesetze ist die Bedingung im naturwissenschaftlich-philosophischen Sinne, die wegen ihrer besonderen Beziehung zum Erfolg zu dessen Eintritt wesentlich mitgewirkt hat. Haben – wie dies in der Regel der Fall ist – mehrere Umstände zu einem Erfolg beigetragen, sind sie versorgungsrechtlich nur dann nebeneinanderstehende Mitursachen (und wie Ursachen zu werten), wenn sie in ihrer Bedeutung und Tragweite für den Eintritt des Erfolgs *annähernd gleichwertig* sind. Kommt einem der Umstände gegenüber dem anderen eine überragende Bedeutung zu, ist dieser Umstand allein Ursache im Sinne des Versorgungsrechts [2]. Für die Annahme, daß eine Gesundheitsstörung Folge einer Schädigung ist, genügt versorgungsrechtlich die *Wahrscheinlichkeit des ursächlichen Zusammenhangs*. Sie ist gegeben, wenn nach der geltenden medizinisch-wissenschaftlichen Lehrmeinung mehr für als gegen einen ursächlichen Zusammenhang spricht. Grundlage für die medizinische Beurteilung sind mithin die von der herrschenden wissenschaftlichen Lehrmeinung vertretenen Erkenntnisse über Ätiologie und Pathogenese, nicht aber Arbeitshypothesen oder subjektive Auffassungen einzelner Wissenschaftler.

Die Anwendung der Kausalitätstheorie der wesentlichen Bedingung soll an 2 urologischen Begutachtungsbeispielen erläutert werden:

1. Beispiel: Ein Soldat klagt 12 Monate nach Eintritt in die Bundeswehr über Brennen beim Wasserlassen und eine Pollakisurie. Der Truppenarzt überweist zum Facharzt, der einen pathologischen Harnbefund bei röntgenologisch unauffälligen ableitenden Harnwegen feststellt. Nach antibiotischer Behandlung Durchführung einer Zystoskopie, bei der eine nicht sehr ausgeprägte Urethrastriktur festgestellt wird. Es besteht eine relative Operationsindikation. Da der Soldat z.Zt. beschwerdefrei ist, will er eine diesbezügliche Behandlung erst nach Entlassung aus der Bundeswehr durchführen lassen. Nach Entlassung aus der Bundeswehr tritt erneut ein Harnwegsinfekt auf. Der ehemalige Soldat stellt jetzt beim zuständigen Versorgungsamt einen Antrag auf Anerkennung eines rezidivierenden Harnwegsinfekts als Schädigungsfolge nach dem SVG. Er begründet dies damit, daß die Infektion durch mehrere Übungen mit Kälte- und Nässeeinwirkungen begünstigt worden sei.

2. Beispiel: Ein Kriegsbeschädigter (Jahrgang 1924) war in russischer Kriegsgefangenschaft Strapazen, Entbehrungen sowie Kälte- und Nässeeinflüssen ausgesetzt. Er war dort mit Brennen beim Wasserlassen, Pollakisurie, beiderseitigen Nierenschmerzen, Fieber und

Schüttelfrost erkrankt und im Lagerlazarett nicht ausreichend behandelt worden. Nach Entlassung aus der Gefangenschaft im Jahre 1947 immer noch gelegentliche Beschwerden beim Wasserlassen sowie unbestimmte Beschwerden in beiden Flankenregionen. Fachärztliche Behandlung, unter der sich die Symptome deutlich besserten. Ausscheidungsurographie nicht sicher pathologisch, Zystoskopie unauffällig. 1949 Anerkennung eines „leichten Harnwegsinfekts" als Schädigungsfolge nach dem BVG mit einer MdE von 10 v. H. Später keine nennenswerten Beschwerden mehr, doch bis Ende der 50er Jahre immer wieder pathologische Harnbefunde. Anschließend wurden keine ärztlichen Kontrollen mehr wahrgenommen. 1984 (im Alter von 60 Jahren) im Rahmen einer Untersuchung wegen Hypertonie Diagnose einer kompensierten Niereninsuffizienz sowie eines leichten Diabetes mellitus, einer allgemeinen Gefäßsklerose sowie eines Blasenhalsadenoms mit geringer Restharnbildung und Harnwegsinfekt. Antrag beim zuständigen Versorgungsamt auf Anerkennung der Niereninsuffizienz als Schädigungsfolge nach dem BVG.

Gutachterliche Überlegungen

In diesen Beispielen stehen den geltend gemachten Schädigungen relevante schädigungsfremde Faktoren gegenüber, und der Gutachter muß nun sehr sorgfältig die Bedeutung der einzelnen Faktoren für die jetzt vorliegende Gesundheitsstörung beurteilen und die einzelnen Noxen gegeneinander abwägen. Dabei kommt es nicht auf die Zahl dieser Noxen, sondern allein auf ihren qualitativen Wert an.

Die Abbildung faßt schematisch zusammen, was bei der Kausalitätsbeurteilung dieser Fälle beachtet werden muß. Neigt sich beim Abwägen der einzelnen

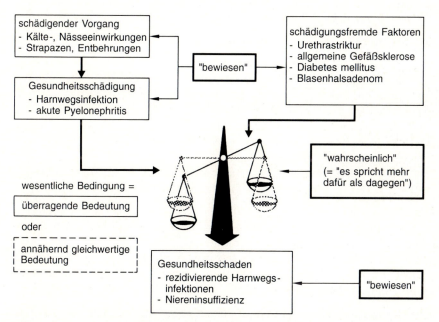

Abb. 1. Beurteilung des ursächlichen Zusammenhangs bei der Begutachtung von Gesundheitsschäden. (Nach Rauschelbach 1984 [7])

Bedingungen die Waage zur Seite der Schädigung (überragende Bedeutung), ist die Schädigung allein Ursache im Rechtssinn. Kommt die Waage zum Gleichstand (annähernd gleichwertige Bedingung), sind die Schädigung und die schädigungsfremden Faktoren „nebeneinanderstehende Mitursachen". Damit sind sie in vollem Umfang als Schädigungsfolge anzuerkennen. Schlägt die Waage demgegenüber zur Seite der schädigungsfremden Faktoren aus, dann ist die Schädigung nicht Ursache im Rechtssinn, auch dann nicht, wenn sie zu einem gewissen Teil zu der Gesundheitsstörung beigetragen hat. Der Gutachter muß dieses Alles oder nichts beachten, auch wenn ihm als Mediziner ein Sowohl-als- auch viel näherliegt [7]. Erleichtert wird dem Gutachter die Wertung der Bedingungen im Hinblick auf den vorliegenden Gesundheitsschaden dadurch, daß – im Gegensatz zur Feststellung der Anknüpfungstatsachen, die bewiesen sein müssen – bei der Beurteilung des ursächlichen Zusammenhangs die Wahrscheinlichkeit genügt. Dies bedeutet, daß mit der Bejahung der Wahrscheinlichkeit des Zusammenhangs noch nicht die Möglichkeit ausgeschlossen sein muß, daß es auch anders sein könnte.

Zu den Umständen, die für die Beurteilung der Wahrscheinlichkeit des Ursachenzusammenhangs von Gewicht sind, gehört auch die *zeitliche Verbindung* zwischen der Schädigung und dem Eintritt der zu beurteilenden Gesundheitsstörung. Eine angemessene zeitliche Verbindung ist in der Regel eine wichtige Voraussetzung für die Annahme einer kausalen Verknüpfung. Liegt zwischen der geltend gemachten Schädigung und der Feststellung der Gesundheitsstörung ein längerer Zeitraum, muß sorgfältig nach *Brückensymptomen* und auch danach geforscht werden, ob in der Zwischenzeit noch andere, vielleicht bedeutungsvollere Noxen eingewirkt haben. Andererseits vermag selbst eine enge zeitliche Verbindung für sich allein noch keinen ursächlichen Zusammenhang zu begründen. So reicht auch der Umstand, daß bei einem „gesund in den Dienst eingetretenen" Soldaten während der Dienstzeit eine Krankheit eingetreten ist, für die Annahme einer Schädigungsfolge nicht aus. Es muß vielmehr der ungünstige Einfluß einer bestimmten Dienstverrichtung oder allgemeiner dienstlicher Verhältnisse auf die Entstehung oder Verschlimmerung der Krankheit dargetan werden, da Krankheiten aller Art, insbesondere innere Leiden, zu jeder Zeit auch ohne wesentliche Mitwirkung eines schädigenden Vorgangs entstehen können [2].

Im Hinblick auf diese Ausführungen kann der ursächliche Zusammenhang in den beiden genannten Beispielen folgendermaßen beurteilt werden:

Im *1. Beispiel* können die gelegentlichen und relativ kurz dauernden Kälte- und Nässeeinwirkungen während des Wehrdienstes in Friedenszeiten nicht als wesentliche – d. h. auch nicht als wenigstens annähernd gleichwertige – Mitursache für den rezidivierenden Harnwegsinfekt angesehen werden. Vielmehr kommt hierbei der schädigungsunabhängig entstandenen Harnröhrenstriktur eine überragende Bedeutung zu.

Im *2. Beispiel* kann es als wahrscheinlich angesehen werden, daß die anerkannten Schädigungsfolgen („leichter Harnwegsinfekt") qualitativ eine wenigstens gleichwertige Bedeutung für die Entwicklung der Niereninsuffizienz erlangt haben, wenn die später aufgetretenen, zahlenmäßig überwiegenden nichtschädigungsbedingten Leiden nicht sehr ausgeprägt waren.

Spezielle Begutachtungshinweise

In den „Anhaltspunkten" sind Hinweise für die Beurteilung des ursächlichen Zusammenhangs bei folgenden urologischen Leiden genannt:
- funktionelle Störungen (z. B. orthostatische Proteinurie),
- angeborene anatomische Anomalien (insofern, als ein schädigender Vorgang ein derartiges Harnwegssystem u. U. schwerer treffen kann als ein gesundes),
- Nierenerkrankungen (vorwiegend glomerulär, vorwiegend tubulointerstitiell, vorwiegend vaskulär, Abszesse),
- Harnsteinleiden, Schäden der männlichen Genitalorgane (Prostatitis, Epididymitis, Hodenatrophie, Hydrozele, Varikozele, Potenzstörungen).

Einzelheiten zur Kausalitätsbeurteilung können in den „Anhaltspunkten" oder in speziellen Gutachtenbüchern [1] nachgelesen werden. Drei Krankheitsbilder sollen aber besonders erwähnt werden: die chronische Prostatitis, die Nebenhodenentzündung und die erektile Impotenz.

In der Praxis der Begutachtung spielt die *chronische Prostatitis* eine nicht unwesentliche Rolle. Sie wird gerade von Soldaten der Bundeswehr häufig als Schädigungsfolge nach dem Soldatenversorgungsgesetz geltend gemacht. Eine leichtfertige Anerkennung etwa unter der Vorstellung, es werde ja ohnehin kein rentenberechtigender Grad der MdE erreicht, kann hier u. U. weitreichende Folgen haben. Deshalb ist es angebracht, dem urologischen Gutachter zu diesem Krankheitsbild einige Hinweise für die Kausalitätsbeurteilung an die Hand zu geben. Schittek [11] hat zutreffend darauf hingewiesen, daß bei der gutachtlichen Diagnostik jeder chronischen Prostatitis eine eingehende urologische Untersuchung unter Einschluß der Sexualanamnese und eine klare Aussage zum Charakter der Prostatitis (entzündlich, nichtentzündlich) zu fordern ist. Nur die entzündliche Form kann Gegenstand weiterer Kausalitätsüberlegungen sein. Dabei ist zu beachten, daß bei der chronischen Prostatitis immer häufiger sexuell übertragbare Erreger (Mykoplasmen, Chlamydien sowie banale Erreger wie Enterokokken, Kolibakterien u.a.) gefunden werden. Deshalb kann nicht eindringlich genug darauf hingewiesen werden, daß auch Soldaten ein Sexualleben – ggf. mit häufigem Partnerwechsel oder homosexuellen Kontakten – haben. Demgegenüber können äußere Faktoren wie Kälte, Nässe und psychische Anstrengungen nicht als wesentliche Bedingung für die Entstehung einer chronischen Prostatitis in Betracht gezogen werden. Auch „Verschlimmerungen" einer vorbestehenden Prostatitis können nur bei extremen Belastungen erwogen werden. Sinngemäß gelten diese Ausführungen auch für die Kausalitätsbeurteilung bei *Nebenhodenentzündungen* [12].

In den letzten Jahren konnte gezeigt werden, daß bei rund 50% aller Patienten mit *erektiler Dysfunktion* eine organische Genese festgestellt werden kann. Eine sinnvolle Diagnostik der erektilen Dysfunktion sollte eine rein psychogene Ursache abgrenzen und zwischen den verschiedenen organischen Ursachen differenzieren. Es sei hier auf das Kapitel „Erkrankungen und Verletzungen des männlichen Genitale ..." verwiesen. Bezüglich der Festlegung der GdB/MdE ist nach Auffassung der Sektion „Versorgungsmedizin" des Ärztlichen Sachverständigenbeirats beim Bundesministerium für Arbeit und Sozialordnung im Vergleich zu anderen Behinderungen ein Grad von 20, bei zusätzlich vorliegenden außergewöhnlichen psychoreaktiven Störungen bis zu 40 angemessen.

Anerkennung nach § 1 Abs. 3 Satz 2 BVG

Eine Besonderheit des sozialen Entschädigungsrechts ist die Anerkennung als Schädigungsfolge nach § 1 Abs. 3 Satz 2 BVG bei Leiden, über deren Ursache in der medizinischen Wissenschaft Ungewißheit besteht (z. B. chronische Glomerulonephritis, multiple Sklerose, Crohn-Krankheit). Da für eine Anerkennung von Schädigungsfolgen die Wahrscheinlichkeit des ursächlichen Zusammenhangs erforderlich ist, mußte es im Hinblick auf den Umstand, daß es im sozialen Entschädigungsrecht keine Umkehr der Beweislast gibt, stets zu Lasten des Betroffenen gehen, wenn ein ursächlicher Zusammenhang zwischen schädigenden Tatbeständen und einer geltend gemachten Gesundheitsstörung nur wegen der Ungewißheit in der medizinischen Wissenschaft über die Ursache eines Leidens nicht mit Wahrscheinlichkeit beurteilt werden konnte. Der Gesetzgeber hat jedoch diese Ungewißheit in der medizinischen Wissenschaft zum Nachteil der Betroffenen nicht hingenommen. Deshalb hat er eine Möglichkeit geschaffen, auch Leiden unbekannter Ätiologie unter bestimmten Voraussetzungen als Schädigungsfolge anzuerkennen. Er läßt dafür geringere Anforderungen an die Kausalität genügen: Anstatt der Wahrscheinlichkeit reicht eine *qualifizierte Möglichkeit* aus.

Damit ist allerdings keineswegs ein „großzügigerer" oder gar unwissenschaftlicher Anerkennungsmodus geschaffen worden. Im einzelnen ergeben sich für eine Anerkennung nach dieser Vorschrift folgende Voraussetzungen [9]:

1. Über die Ursache des festgestellten Leidens muß in der medizinischen Wissenschaft Ungewißheit bestehen.
2. Trotz dieser Ungewißheit muß geprüft werden, ob eine Wahrscheinlichkeitsaussage − Unwahrscheinlichkeit eingeschlossen − getroffen werden kann. So ist es z. B. trotz des mangelnden Wissens über die Ursachen des Krebses wissenschaftlich nicht umstritten, daß eine Lungenkaverne krebsig entarten kann; ein ursächlicher Zusammenhang mit der Vorkrankheit ist hier wahrscheinlich. Ebenso ist es wissenschaftlich nicht umstritten, daß körperliche Belastungen nicht als wesentlicher Faktor für die Entwicklung eines Hodentumors in Erwägung gezogen werden; ein ursächlicher Zusammenhang ist hier unwahrscheinlich. In beiden Fällen bleibt durch die Wahrscheinlichkeitsaussage kein Raum für eine Anerkennung nach § 1 Abs. 3 Satz 2 BVG,

weil sich die Frage des ursächlichen Zusammenhangs bereits in ihrer Gesamtheit entscheiden läßt.
3. Die ursächliche Bedeutung der nachgewiesenen exogenen Schädigungsfaktoren muß – wenn sie schon nicht mit Wahrscheinlichkeit beurteilt werden kann – in den wissenschaftlichen Arbeitshypothesen wenigstens theoretisch begründet in Erwägung gezogen werden und damit qualifiziert möglich sein.
4. Dabei muß auch die qualifizierte Möglichkeit dargetan sein, daß die exogenen Faktoren nicht unwesentlich an der Krankheitsentwicklung mitgewirkt haben. Ein Indiz für die Wesentlichkeit eines exogenen Faktors ist u. a. eine enge zeitliche Verbindung zwischen den Schädigungseinflüssen und dem erkennbaren Beginn des Leidens.

Aus diesen Punkten ergibt sich, daß *Ungewißheiten im Sachverhalt* – und hierzu gehört z. B. auch der Zeitpunkt des Leidensbeginns – *eine Anerkennung nach § 1 Abs. 3 Satz 2 BVG ausschließen.* Leider wird jedoch von Gutachtern, die bei Begutachtungen im sozialen Entschädigungsrecht nicht genügend Erfahrung haben, nicht selten gerade bei einem unklaren oder ungeklärten Sachverhalt diese Vorschrift ins Spiel gebracht. Für den urologischen Gutachter stellt sich die Frage einer solchen Anerkennung selten. Bei einem entsprechenden Vorschlag der Landesversorgungsverwaltung – z. B. wegen der Anerkennung eines malignen Tumors – ist in diesen Fällen immer die im Gesetz geforderte Zustimmung des Bundesministers für Arbeit und Sozialordnung einzuholen.

Begutachtungen nach dem Schwerbehindertengesetz

Das Gesetz zur Sicherung der Eingliederung Schwerbehinderter in Arbeit, Beruf und Gesellschaft, wie das Schwerbehindertengesetz (SchwbG) heißt, ist im Mai 1974 in Kraft getreten und 1986 novelliert worden. Arbeitsplatzbezogene Schutzvorschriften dieses Gesetzes (z. B. Beschäftigungspflicht, Kündigungsschutz, Zusatzurlaub) und Hilfen, die nach diesem Gesetz und nach verschiedenen weiteren Gesetzen, Verordnungen und sonstigen Vorschriften behinderungsbedingte Nachteile ausgleichen sollen, können in der Regel nur in Anspruch genommen werden, wenn die Schwerbehinderteneigenschaft und das Vorliegen der gesundheitlichen Voraussetzungen für Nachteilsausgleiche durch einen Schwerbehindertenausweis nachgewiesen werden.

Das SchwbG ist „final" – *und nicht kausal* – *ausgerichtet.* Das bedeutet für den Gutachter, daß er sich bei den Beurteilungen von Gesundheitsstörungen nicht zu einem ursächlichen Zusammenhang mit irgendeinem schädigenden Ereignis zu äußern hat. Im Vordergrund steht die gutachtliche Beurteilung des GdB und weiterer gesundheitlicher Merkmale als Voraussetzung für die Inanspruchnahme von Nachteilsausgleichen.

Nach § 1 SchwbG sind Schwerbehinderte im Sinne dieses Gesetzes Personen mit einem GdB von wenigstens 50. Der Begriff der *Behinderung* ist in § 3 des neu gefaßten Gesetzes erstmalig definiert worden, und zwar als *"Auswirkung einer nicht nur vorübergehenden Funktionsbeeinträchtigung, die auf einem regelwidrigen körperlichen, geistigen oder seelischen Zustand beruht"*. Als „regelwidrig" ist der Zustand anzusehen, der von dem für das Lebensalter typischen abweicht. Dieser Hinweis trägt dem Umstand Rechnung, daß sich das körperliche, geistige und seelische Leistungsvermögen des Menschen im Laufe seines Lebens ändert. In der Entwicklungsphase des Kindes- und Jugendalters bis hin zur Reifephase nimmt die Leistungsfähigkeit regelmäßig zu, in der Rückbildungsphase nimmt sie stets wieder ab, dem physiologischen Alterungsprozeß aller Organe entsprechend. Die sich hieraus ergebenden regelhaften Einschränkungen des Leistungsvermögens in der Entwicklungs- und Rückbildungsphase gegenüber dem mittleren Lebensabschnitt können einen GdB – und ebenso eine MdE – nicht begründen. Während bei Begutachtungen die Abgrenzung der altersentsprechenden Leistungseinschränkungen im Entwicklungsalter gegenüber pathologischen Beeinträchtigungen nur selten Probleme aufwirft, ergeben sich bei der Abgrenzung der typischen Erscheinungen des Rückbildungsalters häufiger Schwierigkeiten. Für den urologischen Gutachter ist hierbei zu beachten, daß eine allgemeine Verminderung der körperlichen Leistungsfähigkeit (weniger Kraft, Ausdauer, Belastbarkeit), ein Nachlassen der sexuellen Potenz und auch eine gewisse Abschwächung des Harnstrahls (soweit dem kein wesentlicher behandlungsbedürftiger pathologischer Befund der Prostata zugrunde liegt und auch keine Restharnbildung nachweisbar ist) keine Behinderungen sind.

Die Beurteilung des GdB und von Nachteilsausgleichen setzt in jedem Fall eine *ärztliche Begutachtung* voraus, die entweder nach *Aktenlage* oder durch *Untersuchung* vorgenommen wird. Die versorgungsärztlichen Dienste können jedoch diese Begutachtungen – u. a. wegen der hohen Antragszahlen – nicht allein bewältigen. Deshalb müssen zu ihrer Unterstützung sog. Außengutachter – speziell in die Materie eingearbeitete niedergelassene oder in anderen Bereichen des öffentlichen Dienstes tätige Ärzte – herangezogen werden. Aber auch mit diesen gelingt es nicht, alle Antragsteller bei Begutachtungen nach dem SchwbG zu untersuchen. Deshalb werden die meisten dieser Gutachten aktenmäßig erstattet. Solche Gutachten nach Aktenlage sind auch in vielen Fällen gerechtfertigt (z. B. im Hinblick auf § 96 Abs. 2 SGB X, wonach Doppeluntersuchungen vermieden werden sollen) und sinnvoll (z. B. im Hinblick auf Gesundheitsstörungen, die durch übermittelte Befunde besser zu beurteilen sind als durch eine einmalige Untersuchung im Amt).

Voraussetzung dafür ist allerdings, daß ärztliche Unterlagen vorliegen, die in überzeugender Weise ein ausreichendes Bild von der Art und dem Ausmaß aller geltend gemachten Behinderungen vermitteln. Bleiben Zweifel, muß untersucht werden [2, 10].

Für den niedergelassenen oder klinisch tätigen Urologen bedeutet dies, daß er an Begutachtungen nach dem SchwbG entweder indirekt mitwirkt, indem er für das Versorgungsamt Befundberichte erstattet oder aber, daß er durch einen entsprechenden Untersuchungsauftrag direkt als Gutachter tätig wird. Gutachten nach Untersuchungen werden meist auch von Sozialgerichten in Auftrag gegeben.

Wird der Urologe nur um einen *Befundbericht* gebeten, so ist dies als wichtige Mitarbeit anzusehen, denn aktenmäßige Begutachtungen können nur funktionieren, wenn die behandelnden Ärzte entsprechend mitarbeiten. Die Bitte um Erstellung eines Befundberichts bedeutet, daß der Urologe dem Versorgungsamt lediglich die Befunde mitteilen soll, die er bereits erhoben hat. Dabei ist im Hinblick auf die Ausführungen zum Inhalt des GdB/MdE-Begriffs darauf hinzuweisen, daß er in diesen Befundberichten nicht allein Diagnosen nennen, sondern vor allem die Art und den Umfang der vorliegenden Funktionsbeeinträchtigungen und ihre Auswirkungen schildern soll. Es genügt in diesen Befundberichten z. B. nicht, daß eine „Niereninsuffizienz bei rezidivierender Urolithiasis" angegeben wird und Angaben darüber fehlen, wie hoch das Serumkreatinin und wie ausgeprägt die Anämie ist, wie häufig Koliken auftreten und in welchem Ausmaß Allgemeinbefinden und Leistungsfähigkeit eingeschränkt sind. Angaben zum GdB oder zu Nachteilsausgleichen werden in den Befundberichten nicht verlangt; dies ist Aufgabe des Versorgungsarztes oder des von ihm beauftragten Außengutachters. Nicht selten wird die Bitte um Befundberichte dahingehend mißverstanden, daß die behandelnden Ärzte annehmen, damit sei eine Untersuchung mit Erhebung neuer, aktueller Befunde verbunden; dies ist jedoch mit einem solchen Auftrag nicht gemeint. Ein *Untersuchungsauftrag* durch das Versorgungsamt muß immer als solcher klar erkennbar sein. Er wird auch besser honoriert als Befundberichte, für die – je nach Ausführlichkeit – lediglich Beträge zwischen 10 und 30 DM gezahlt werden. Ein Untersuchungsauftrag schließt in der Regel eine gutachtliche Stellungnahme ein, in der auch Angaben zum GdB und ggf. auch zu Nachteilsausgleichen gemacht werden können.

Mit der Anerkennung einer Schwerbehinderung ist nicht in allen Fällen auch eine Anerkennung von *Nachteilsausgleichen* verbunden; die Schwerbehinderung ist für diese vielmehr nur eine von mehreren Anspruchsvoraussetzungen. Als weitere Kriterien für die Gewährung von Nachteilsausgleichen kommen in Betracht:

— „erhebliche Beeinträchtigung der Bewegungsfähigkeit im Straßenverkehr" (Merkzeichen „G" im Schwerbehindertenausweis),
— „Notwendigkeit ständiger Begleitung" (Merkzeichen „B" im Schwerbehindertenausweis),
— „außergewöhnliche Gehbehinderung" (Merkzeichen „aG" im Schwerbehindertenausweis),
— Unmöglichkeit der ständigen Teilnahme an öffentlichen Veranstaltungen (Merkzeichen „RF" im Schwerbehindertenausweis) und
— „Hilflosigkeit" (Merkzeichen „H" im Schwerbehindertenausweis).

Mit Ausnahme dialysepflichtiger Kinder und Jugendlicher, bei denen bis zur Vollendung des 18. Lebensjahrs stets „Hilflosigkeit" anzunehmen ist, gibt es bei ausschließlich urologisch-nephrologischen Behinderten keine Nachteilsausgleiche, die ab einem bestimmten GdB regelhaft zuerkannt werden; vielmehr ist über Nachteilsausgleiche im Einzelfall zu entscheiden. Für urologische Gutachter sind hier vor allem die Merkzeichen „G" und „RF" von Bedeutung. Bei chronisch Niereninsuffizienten und Stomaträgern ergeben sich hierzu folgende Beurteilungen:

Kranke mit einer *chronischen Niereninsuffizienz* sind bei einer Anämie mit einem Hämoglobingehalt von 8 g% und darunter regelhaft in ihrer Bewegungsfähigkeit im Straßenverkehr erheblich beeinträchtigt, da sie hinsichtlich ihrer körperlichen Leistungsfähigkeit soweit eingeschränkt sind, daß sie mit Herz- und Lungenschäden mit Leistungsbeeinträchtigung bereits bei alltäglicher leichter Belastung vergleichbar sind [5].

Bei *Urostomaträgern* kann das Merkzeichen „G" nur dann angenommen werden, wenn ein ausreichender Verschluß des Urostomas – was selten der Fall ist –, nicht gelingt. Begleitende Bauchdecken und Narbenbrüche, die mit erheblichen Schmerzen beim Gehen verbunden sind, können darüber hinaus das Merkzeichen „G" rechtfertigen. In den Fällen, in denen für eine Harnableitung nach außen ein GdB von 50 zutreffend festgestellt worden ist, ist davon auszugehen, daß eine erhebliche Beeinträchtigung der Bewegungsfähigkeit im Straßenverkehr nicht vorliegt. Das Merkzeichen „RF" erhalten Behinderte mit einem GdB von wenigstens 80, die wegen ihres Leidens an öffentlichen Veranstaltungen ständig nicht teilnehmen können. Dazu gehören auch solche Behinderte, die auf ihre Umgebung unzumutbar abstoßend oder störend wirken, z. B. durch permanente Geruchsbelästigung. Eine Geruchsbelästigung ist aber bei einem Urostoma bei sachgerechter Versorgung im allgemeinen nicht zu erwarten [3].

Der Bundesminister für Arbeit und Sozialordnung, Anhaltspunkte für die ärztliche Gutachtertätigkeit im sozialen Entschädigungsrecht und nach dem Schwerbehindertengesetz. [2]: GdB-/MdE-Tabelle

Harnorgane	GdB-/MdE-Grad
Nierenschäden	
Verlust oder Ausfall einer Niere bei Gesundheit der anderen Niere	25
Nierenfehlbildung (z. B. Hydronephrose, Zystenniere, Beckenniere, Nephroptose)	
ohne wesentliche Beschwerden und *ohne* wesentliche Funktionseinschränkung	0–10
Nierensteinleiden *ohne* Funktionseinschränkung	
mit Koliken in Abständen von mehreren Monaten, je nach Schwere	0–10
mit häufigeren Koliken und Intervallbeschwerden	20–30
Nierenschäden *ohne* Funktionseinschränkung, mit krankhaftem Harnbefund	
geringen Grades	0–10
sonst	20
Verlust oder Ausfall einer Niere bei Schaden der anderen Niere, *ohne* Funktionseinschränkung mit krankhaftem Harnbefund	
geringen Grades	30
sonst	40

Harnorgane GdB-/MdE-Grad

Nierenschäden *mit* Funktionseinschränkung
    leichten Grades
        (Serumkreatininwerte unter 2 mg/dl, Allgemeinbefinden nicht oder
        nicht wesentlich reduziert, keine Einschränkung der Leistungs-
        fähigkeit) 20–30
        (Serumkreatininwerte andauernd zwischen 2 und 4 mg/dl erhöht,
        Allgemeinbefinden wenig reduziert, leichte Einschränkung der Lei-
        stungsfähigkeit) 40
    mittleren Grades
        (Serumkreatininwerte andauernd zwischen 4 und 8 mg/dl erhöht,
        Allgemeinbefinden stärker beeinträchtigt, mäßige Einschränkung
        der Leistungsfähigkeit) 50–70
    schweren Grades
        (Serumkreatininwerte dauernd über 8 mg/dl, Allgemeinbefinden
        stark gestört, starke Einschränkung der Leistungsfähigkeit, bei
        Kindern keine normalen Schulleistungen mehr) 80–100
    Sekundärleiden (z. B. Hypertonie, ausgeprägte Anämie [Hb-Wert unter
    8 g/dl], gastrointestinale Störungen) sind zusätzlich zu bewerten; sie
    sind bei Kindern häufiger als bei Erwachsenen.

Verlust oder Ausfall einer Niere mit Funktionseinschränkung der anderen
Niere
    leichten Grades 40–50
    mittleren Grades 60–80
    schweren Grades 90–100
Notwendigkeit der Dauerbehandlung mit künstlicher Niere (Dialyse) 100

Nach Entfernung eines *malignen Nierentumors* ist in den ersten fünf Jahren eine Heilungsbewährung abzuwarten; MdE während dieser Zeit
    bei Hypernephrom oder Nierenbeckentumor
        nach Entfernung im Frühstadium (T1 N0 M0) 60
        nach Entfernung in anderen Stadien 80–100
    bei Nephroblastom
        nach Entfernung im Frühstadium I/II 50
        nach Entfernung im Stadium III/IV 60
        nach Entfernung in anderen Stadien 80–100

Nach *Nierentransplantation* ist eine Heilungsbewährung abzuwarten (im allgemeinen 2 Jahre); während dieser Zeit ist eine MdE um 100 v.H. anzusetzen. Danach ist die MdE entscheidend abhängig von der verbliebenen Funktionsstörung; unter Mitberücksichtigung der erforderlichen Immunsuppression ist jedoch die MdE nicht niedriger als 50 v.H. zu bewerten.

Schäden der Harnwege
Chronische Harnwegsentzündung
    leichten Grades (ohne wesentliche Miktionsstörungen) 0–10
    stärkeren Grades (mit erheblichen und häufigen Miktionsstörungen) .. 20–40

Bei den nachfolgenden Gesundheitsstörungen sind Begleiterscheinungen (z. B. Hautschäden, Harnwegsentzündungen) ggf. zusätzlich zu bewerten:

Entleerungsstörungen der Blase (auch durch Harnröhrenverengung)
    leichten Grades
        (z. B. geringe Restharnbildung, längeres Nachträufeln) 10

Fortsetzung nächste Seite

Harnorgane	GdB-/MdE-Grad
stärkeren Grades (z. B. Notwendigkeit manueller Entleerung, Anwendung eines Blasenschrittmachers, erhebliche Harnretention, schmerzhaftes Harnlassen)	20–40
mit Notwendigkeit regelmäßigen Katheterisierens, eines Dauerkatheters oder Notwendigkeit eines Urinals, ohne wesentliche Begleiterscheinungen	50
Nach Entfernung eines *malignen Blasentumors* ist in den ersten fünf Jahren eine Heilungsbewährung abzuwarten; MdE während dieser Zeit	
nach Entfernung im Frühstadium (T1–2 NO MO)	60
mit Zystektomie einschließlich künstlicher Harnableitung	80
nach Entfernung in anderen Stadien	100
Harninkontinenz	
relativ	
– leichter Harnabgang bei Belastung (z. B. Streßinkontinenz Grad I)	0–10
– Harnabgang tags und nachts (z. B. Streßinkontinenz Grad II–III)	20–40
völlige Harninkontinenz	50
Schrumpfblase mit erheblicher Verringerung des Fassungsvermögens je nach Auswirkung	20–50
Harnröhren-Hautfistel der vorderen Harnröhre bei Harnkontinenz	10
Harnweg-Darmfistel bei Analkontinenz	30
Nieren-, Harnleiter-, Blasen-Hautfistel	50
Künstliche Harnableitung (ohne Nierenfunktionsstörung)	
in den Darm	30
nach außen	50

Männliche Geschlechtsorgane	GdB-/MdE-Grad
Verlust des Penis	50
Teilverlust des Penis	
Teilverlust der Eichel	10
Verlust der Eichel	20
sonst	30–40
Nach Entfernung eines *malignen Penistumors* ist in den ersten fünf Jahren eine Heilungsbewährung abzuwarten; MdE während dieser Zeit	
nach Entfernung im Frühstadium (T1–2 NO MO)	
bei Teilverlust des Penis	50
bei Verlust des Penis	60
nach Entfernung in anderen Stadien	90–100
Verlust oder Schwund eines Hodens bei intaktem anderen Hoden	0
Verlust oder Schwund eines Nebenhodens	0
Verlust oder vollständiger Schwund beider Nebenhoden (einschließlich Zeugungsunfähigkeit)	
in höherem Lebensalter	0
sonst	10
Außergewöhnliche psychoreaktive Störungen sind ggf. zusätzlich zu berücksichtigen (siehe Nummer 18, Absatz 8, S. 26)	

Harnorgane	GdB-/MdE-Grad
Nach Entfernung eines *malignen Hodentumors* ist in den ersten fünf Jahren eine Heilungsbewährung abzuwarten; MdE während dieser Zeit	
nach Entfernung eines lokalisierten Seminoms oder eines lokalisierten malignen Teratoms ohne Lymphknotenbefall (T1–3 N0 M0)	50
sonst	80
Chronische Entzündung der Vorsteherdrüse	
ohne wesentliche Miktionsstörung	0–10
mit andauernden erheblichen Miktionsstörungen	20
Prostataadenom Die MdE richtet sich nach den Harnentleerungsstörungen und der Rückwirkung auf die Nierenfunktion	
Nach Entfernung eines *malignen Prostatatumors* ist in den ersten fünf Jahren eine Heilungsbewährung abzuwarten; MdE während dieser Zeit	
nach Entfernung im Frühstadium (T1–2 N0 M0)	50
nach Entfernung in anderen Stadien	80–100

Literatur

1. Bichler KH (1987) Erkrankungen der Harnwege und des männlichen Genitales. In: Marx HH, Medizinische Begutachtung. Thieme, Stuttgart, S 375–395
2. Bundesministerium für Arbeit und Sozialordnung (Hrsg) (1983) Anhaltspunkte für die ärztliche Gutachtertätigkeit im sozialen Entschädigungsrecht und nach dem Schwerbehindertengesetz
3. Frohmüller H, Rösner N (1988) Harnableitung – Indikationen, Methoden, gutachtliche Gesichtspunkte. Med Sach 84:11–15
4. Hennies G (1987) Rechtsgrundlagen der Begutachtung im System der sozialen Sicherung, Wiedergutmachung und Privatversicherung. In: Marx HH (Hrsg) Medizinische Begutachtung. Thieme, Stuttgart, S 88–100
5. Lange H (1988) Dialyseverfahren und Nierentransplantation – gutachtliche Gesichtspunkte. Med Sach 84:5–11
6. Rauschelbach HH (1990) Ärztliche Gutachtertätigkeit im sozialen Entschädigungsrecht. Med Sach 86:120–123
7. Rauschelbach HH, Jochheim KA (1984) Das neurologische Gutachten. Thieme, Stuttgart
8. Rauschelbach HH, Pohlmann J (1990) Kommentar zu den „Anhaltspunkten für die ärztliche Gutachtertätigkeit im sozialen Entschädigungsrecht und nach dem Schwerbehindertengesetz". Rohr/Strässer: Bundesversorgungsrecht mit Verfahrensrecht. Asgard, Sankt Augustin, 33. Lfg. (Handkommentar, Bd V)
9. Rösner N (1990) Anerkennung von Gesundheitsstörungen nach § 1 Abs. 3 Satz 2 BVG („Kannversorgung"). Med Sach 86:4–8
10. Rösner N (1992) Gutachten nach Aktenlage – aus medizinischer Sicht (Bereich Versorgungswesen). Med Sach 88:49–50
11. Schittek FG (1990) Chronische Prostatitis als Versorgungsleiden? Med Sach 86:180–183
12. Schittek FG (1990) Akute Nebenhodenentzündung als Wehrdienstbeschädigung? Med Sach 86:15–18

Das ärztliche Gutachten in der Rentenversicherung

H. SEITER und K.-H. BICHLER

Die Rentenversicherung als wesentlicher Teil der Sozialversicherung ist das Kernstück zur Bewältigung der wirtschaftlichen Folgen von Invalidität und zur Daseinsvorsorge im Alter. Waren Arbeiter früher bei Invalidität und im Alter auf private und öffentliche Armenfürsorge angewiesen, wurde mit der kaiserlichen Botschaft vom 17.11.1891 ein soziales Gesetzgebungswerk eingeleitet und bis heute, zuletzt mit dem Rentenreformgesetz zum 01.01.1992, kontinuierlich ausgebaut.

Die Rentenversicherung, die die finanziell schwerwiegenden Risiken des Lebens absichert, hat sich in ihrer hundertjährigen Geschichte bewährt und viele Versicherte und ihre Angehörigen vor wirtschaftlicher Not bewahrt.

Ihre Aufgabe erschöpft sich nicht allein in der Gewährung von Rente an Versicherte und Hinterbliebene bei Berufs- bzw. Erwerbsunfähigkeit, Alter oder im Falle des Todes. Mehr und mehr haben Maßnahmen zur Erhaltung, Besserung oder Wiederherstellung der Erwerbsfähigkeit der Versicherten an Bedeutung gewonnen. Spätestens seit der großen Rentenreform im Jahr 1957 stehen medizinische und berufliche Maßnahmen zur Erhaltung und Wiederherstellung der Erwerbsfähigkeit im Vordergrund. Schadensbehebung bzw. -minderung oder das Erlernen von Fähigkeiten, um Funktionsverluste adäquat zu kompensieren, sollen dazu beitragen, die soziale Handlungsfähigkeit weitestgehend zu erhalten. Insbesondere soll dadurch das vorzeitige Ausscheiden aus dem Erwerbsleben verhindert oder möglichst lange hinausgeschoben werden.

Die gesetzliche Rentenversicherung ist eine Versicherung mit Zwangscharakter. Die ursprüngliche Leitidee – Sicherung des Existenzminimums für Arbeiter – wurde im Laufe der Zeit der sich wandelnden sozialen Wirklichkeit angepaßt und der Leistungsumfang ebenso wie der erfaßte, d. h. schutzbedürftige Personenkreis sukzessive erweitert.

Die Träger der gesetzlichen Rentenversicherung

Zur Zeit besteht die Rentenversicherung in der Bundesrepublik aus 2 Versicherungszweigen, der Rentenversicherung der Angestellten und der Rentenversicherung der Arbeiter. Die Träger der Rentenversicherung für die Arbeiter sind 23 Landesversicherungsanstalten in den Bundesländern, wobei größere Länder auch mehrere LVAen haben (z. B. Baden-Württemberg zwei, in Karlsruhe und Stuttgart). Für die Angestellten ist bundesweit die Bundesversicherungsanstalt für Angestellte in Berlin zuständig. Sonderzuständigkeiten gibt es daneben für die Arbeiter der Deutschen Bundesbahn (Bundesbahn-Versicherungsanstalt), für Seeleute (Seekasse) sowie für die Bergleute (Bundesknappschaft).

Der versicherte Personenkreis

Grundsätzlich sind alle Arbeitnehmer und Auszubildende kraft Gesetz versicherungspflichtig. Soweit keine Versicherungspflicht besteht, ist unter bestimmten Voraussetzungen ein freiwilliger Beitritt oder die freiwillige Fortsetzung der Versicherung möglich. Weder für die Versicherungspflicht noch für die Beitrittsberechtigung ist die deutsche Staatsangehörigkeit entscheidend.

Von der Versicherungspflicht der Arbeitnehmer gibt es einige wenige gesetzlich geregelte Ausnahmen. Hervorzuheben ist insoweit die Versicherungsfreiheit wegen geringfügiger Beschäftigung[a].

Selbstverständlich sind auch solche Personen versicherungsfrei, die z. B. als Beamte oder als Berufssoldaten anderweitige, gesetzlich geregelte Vorsorgeansprüche haben. Eine freiwillige Versicherung ist grundsätzlich für jede nicht pflichtversicherte Person mit Wohnsitz in der Bundesrepublik möglich. Dies geschieht häufig, um frühere Pflichtversicherungen fortzusetzen, um Rentenanwartschaften zu erhalten bzw. Rentenansprüche zu steigern.

Die Leistungen der gesetzlichen Rentenversicherung im einzelnen

Die Träger der gesetzlichen Rentenversicherung erbringen vor allem folgende Leistungen:
- Medizinische, berufsfördernde und sonstige (ergänzende) Leistungen zur Rehabilitation,
- Renten.

Die Leistungen im einzelnen

Rehabilitationsleistungen

Die Rehabilitationsleistungen der Rentenversicherung können Versicherten gewährt werden, deren Erwerbsfähigkeit wegen Krankheit, körperlicher, geistiger oder seelischer Behinderung erheblich gefährdet oder gemindert ist.

Weiterhin ist Voraussetzung, daß die Erfolgsaussicht der Rehabilitationsleistung positiv beurteilt wird, daß also die Erwerbsfähigkeit voraussichtlich gebessert oder wiederhergestellt werden kann.

---

[a] 1994: bis 560 DM/Monat.

Die Leistungen zur Rehabilitation haben Vorrang vor Rentenleistungen. Durch die Gewährung von medizinischen Rehabilitationsleistungen soll die vorzeitige Berentung infolge Berufs- bzw. Erwerbsunfähigkeit vermieden werden.

Die „versicherungsrechtlichen Anforderungen" an den betroffenen Kranken sind bei Rehabilitationsmaßnahmen geringer als bei der Berentung. Die Anzahl seiner zur gesetzlichen Rentenversicherung entrichteten Beiträge müssen nicht so hoch sein wie bei den Rentenleistungen. So genügt es u.a. für den Anspruch auf medizinische Leistungen schon, wenn der Versicherte in den letzten 2 Jahren vor der Rehabilitationsantragstellung für 6 Kalendermonate Pflichtbeiträge bezahlt hat.

Für Berufsanfänger gelten gewisse Sonderregelungen. Dieser Personenkreis hat bereits nach der Entrichtung von nur einem Beitrag zur Rentenversicherung die für die Inanspruchnahme von Rehabilitationsleistungen erforderlichen versicherungsrechtlichen Voraussetzungen erfüllt.

Die Leistungen zur Rehabilitation lassen sich in 3 Kategorien unterteilen. Es sind dies medizinische, berufsfördernde und sonstige Rehabilitationsleistungen.

Zu den medizinischen Leistungen. Diese Leistungen werden vor allem stationär in qualifizierten Rehabilitationskliniken erbracht, die unter ärztlicher Verantwortung und unter Mitwirkung von besonders geschultem Personal entweder vom Träger der Rentenversicherung selbst oder von anderen privaten Trägern betrieben werden.

Neben Unterkunft und Verpflegung gehört zum Leistungsangebot natürlich die Behandlung durch Ärzte und Angehörige anderer Heilberufe, einschließlich der Anleitung der Versicherten, eigene Abwehr- und Heilungskräfte zu entwickeln (Gesundheitserziehung). Daneben erfolgt die Verabreichung von Heilmitteln einschließlich Krankengymnastik, Bewegungstherapie, Sprachtherapie und Beschäftigungstherapie sowie die sonst üblichen balneologischen und physikalischen Anwendungen. Die Therapiekonzepte umfassen weiterhin je nach Indikationsbereich natürlich auch die Psychotherapie. Dies vor allem bei psychosomatischen Erkrankungen sowie auf dem großen Sektor der Entwöhnungsbehandlungen.

Anschlußheilbehandlungen (AHB). Dabei handelt es sich um eine medizinische Rehabilitationsmaßnahme die unmittelbar an die Behandlung im Akutkrankenhaus anschließt. Dieses besondere Eilverfahren wird seit 1976 in Zusammenarbeit mit den Krankenkassen von den Rentenversicherungsträgern praktiziert. Damit wird die Erkenntnis verwirklicht, daß ein möglichst früher Beginn der Rehabilitation wichtig ist um bleibende Beeinträchtigungen zu verhindern.

Die Einleitung einer Anschlußheilbehandlung erfolgt auf Anregung des behandelnden Arztes im Krankenhaus und mit Zustimmung des Patienten.

Die versicherungsrechtlichen Voraussetzungen unterscheiden sich nicht von den beschriebenen für eine allgemeine Rehabilitationsleistung. Über den Antrag, dem ein formularisierter, medizinischer Kurzbericht beizufügen ist, wird unmittelbar und unbürokratisch entschieden.

Die Indikation zur AHB wird anhand einer AHB-Indikationsliste der BfA gestellt. Auf urologischem Gebiet werden hier Krankheiten der Niere und Zustand nach Operation an Nieren und ableitenden Harnwegen sowie der Prostata (ausgenommen das Karzinom) anerkannt (4).

Sonstige medizinische Leistungen zur Rehabilitation. Als sonstige medizinische Leistungen zur Rehabilitation können u. a. erbracht werden:

– Stationäre medizinische Leistungen zur Sicherung der Erwerbsfähigkeit für Pflichtversicherte, die eine besondere gesundheitsgefährdende, ihre Erwerbsfähigkeit ungünstig beeinflussende Beschäftigung ausüben.
– Nach und Festigungskuren wegen Geschwulsterkrankungen für Bezieher einer Rente sowie ihrer Angehörigen, auch als AHB.
– Stationäre Heilbehandlung für Kinder von Versicherten, Bezieher einer Rente wegen Alters, wegen verminderter Erwerbsfähigkeit oder für Bezieher einer Waisenrente, wenn hierdurch voraussichtlich eine erhebliche Gefährdung der Gesundheit beseitigt oder eine beeinträchtigte Gesundheit wesentlich gebessert oder wiederhergestellt werden kann.

Zu den berufsfördernden Leistungen zur Rehabilitation. Der Katalog der Leistungen zur beruflichen Rehabilitation ist breit gefächert. Er reicht von einfachen Hilfen am Arbeitsplatz bis hin zur Umschulung in einen völlig neuen Beruf. Aus diesem breiten Spektrum werden die im Einzelfall erforderlichen Leistungen ausgewählt, um einen vorhandenen Arbeitsplatz zu erhalten und zu sichern oder einen neuen behindertengerechten Arbeitsplatz zu erlangen. Damit kann auch ein beruflicher Aufstieg der Versicherten verbunden sein.

Als niederschwelligstes Reha-Angebot werden auf diesem Sektor Leistungen zur Erhaltung eines Arbeitsplatzes gewährt. Es sind dies beispielsweise Sitz- bzw. Stehhilfen (Arthrodesenstuhl, orthopädischer Sitz) sowie technische Arbeitshilfen wie Hebevorrichtungen, Transporthilfen, Schreibhilfen und anderes mehr. Läßt sich jedoch ein vorhandener Arbeitsplatz nicht behinderungsgerecht gestalten, ist Ziel der beruflichen Rehabilitation die Vermittlung eines neuen Arbeitsplatzes. Dies ist möglich durch eine innerbetriebliche Umsetzung oder durch die Vermittlung eines Arbeitsplatzes in einem anderen Betrieb. Die gesetzliche Rentenversicherung gewährt in diesen Fällen Zuschüsse an den Arbeitgeber, womit für eine gewisse Zeit (Einarbeitungszeitraum) ein Teil der Lohnkosten übernommen wird.

Als qualifiziertestes Angebot im Bereich der berufsfördernden Leistungen übernimmt der Rentenversicherungsträger die Kosten einer qualifizierten Umschulung für einen neuen Beruf. Die Umschulung dauert in der Regel 2 bis 3 Jahre. Es kommen alle Ausbildungsberufe in Betracht, die der Versicherte mit seiner Behinderung auf Dauer ausüben kann. Umschulungen werden in Betrieben oder in überbetrieblichen Reha-Einrichtungen durchgeführt. Überbetriebliche Reha-Einrichtungen sind vor allem die Berufsförderungswerke, die auch über ausbildungsbegleitende Dienste (medizinische, psychologische und soziale Betreuung) verfügen.

Während der medizinischen und beruflichen Leistungen wird den betreuten Patienten Übergangsgeld gezahlt. Neben dem Übergangsgeld werden auch folgende ergänzende Leistungen gewährt:

- Übernahme der erforderlichen Reisekosten, auch für Familienheimfahrten.
- Haushaltshilfe, wenn wegen der Teilnahme des Betreuten an der Rehabilitationsleistung die Weiterführung des Haushalts einschließlich Kinderbetreuung nicht mehr möglich ist.
- Zur Sicherung des Rehabilitationserfolges wird von der Rentenversicherung im Anschluß an eine stationäre Rehabilitationsmaßnahme Behinderten- oder Reha-Sport in Gruppen und unter ärztlicher Betreuung verordnet.

Rentenleistungen

Rentenleistungen an Versicherte sind in der gesetzlichen Rentenversicherung der Arbeiter und Angestellten

- Renten wegen Alters nach Erreichen der Altersgrenze,
- Renten wegen verminderter Erwerbsfähigkeit (Berufsunfähigkeit, Erwerbsunfähigkeit).

Die Renten wegen Berufs- oder Erwerbsunfähigkeit können gewährt werden, wenn durch bestimmte Ereignisse die Erwerbsfähigkeit des Versicherten so beeinträchtigt ist, daß Einkommensverluste eintreten bzw. bei objektiver *Einschätzung* der Erwerbsfähigkeit eintreten müßten. Sie sollen deshalb wegfallende Einkommen ersetzen.

Das gilt im Prinzip auch für die Renten wegen Alters. Von Versicherten, die ein bestimmtes Lebensalter erreicht haben, wird nicht mehr erwartet, daß sie ihren Lebensunterhalt durch Verwertung ihrer Arbeitskraft, d.h. durch Erwerbseinkommen, bestreiten. Durch das Rentenreformgesetz 1992 haben Versicherte die Möglichkeit, durch Einschränkung der Erwerbstätigkeit in den Ruhestand „hinauszugleiten". Der Versicherte kann dann statt seiner vollen Altersrente nur einen Teil dieser Altersrente in Anspruch nehmen und innerhalb bestimmter Grenzen hinzuverdienen.

Renten wegen Alters. Anspruch auf Rente wegen Alters kann nur der Versicherte selbst haben. Voraussetzung ist zunächst das Erreichen eines bestimmten Lebensalters. Außerdem muß er eine Mindestversicherungszeit (Wartezeit) zurückgelegt haben und ggf. weitere versicherungsrechtliche und persönliche Voraussetzungen erfüllen.

Regelaltersrente. Anspruch auf Regelaltersrente haben Versicherte, die

- das 65. Lebensjahr vollendet haben,
- die allgemeine Wartezeit (5 Jahre) erfüllt haben.

Altersrente für langjährig Versicherte. Anspruch auf diese Altersrente haben Versicherte, die

- das 63. Lebensjahr vollendet haben,
- die Wartezeit von 35 Jahren erfüllt haben.

Diese Altersgrenze wird vom Jahre 2001 an stufenweise auf das 65. Lebensjahr angehoben.

Altersrente für Schwerbehinderte, Berufs- oder Erwerbsunfähige. Anspruch auf diese Altersrente haben Versicherte, die

- das 60. Lebensjahr vollendet haben,
- bei Rentenbeginn anerkannte Schwerbehinderte oder berufs- oder erwerbsunfähig sind und
- die Wartezeit von 35 Jahren erfüllt haben.

Anerkannte Schwerbehinderte im Sinne dieser Vorschrift sind Personen mit einem Grad der Behinderung von wenigstens 50%. Die Schwerbehinderung wird in der Regel durch den Schwerbehindertenausweis nachgewiesen.

Die Frage, ob *Berufs- oder Erwerbsunfähigkeit* vorliegt, wird vom Träger der Rentenversicherung geprüft. Bezieht der Versicherte bereits eine Berufs- oder Erwerbsunfähigkeitsrente, ist eine weitere Prüfung nicht erforderlich.

Diese Altersgrenze wird *nicht* angehoben.

Altersrente wegen Arbeitslosigkeit. Anspruch auf diese Altersrente haben Versicherte, die

- das 60. Lebensjahr vollendet haben,
- arbeitslos sind,
- vor Rentenbeginn innerhalb der letzten 1 1/2 Jahre 52 Wochen arbeitslos waren,
- vor Rentenbeginn in den letzten 10 Jahren 8 Jahre Pflichtbeitragszeiten haben und
- die Wartezeit von 15 Jahren erfüllt haben.

Diese Altersrente kommt vor allem für Versicherte in Betracht, die wegen ihres fortgeschrittenen Alters keinen geeigneten Arbeitsplatz mehr finden können.

Die Altersgrenze wird vom Jahre 2001 an stufenweise auf das 65. Lebensjahr angehoben.

Altersrente für Frauen. Anspruch auf diese Altersrente haben Frauen, die

- das 60. Lebensjahr vollendet,
- nach Vollendung des 40. Lebensjahres mehr als 10 Jahre Pflichtbeitragszeiten haben und
- die Wartezeit von 15 Jahren erfüllt haben.

Diese Altersgrenze wird vom Jahre 2001 an stufenweise auf das 65. Lebensjahr angehoben.

Renten wegen verminderter Erwerbsfähigkeit. Renten wegen verminderter Erwerbsfähigkeit haben die Aufgabe, Einkommen zu ersetzen, wenn die Erwerbsfähigkeit des Versicherten in einem bestimmten Maße eingeschränkt oder ganz weggefallen ist.

Rente wegen Berufsunfähigkeit. Anspruch auf Rente wegen Berufsunfähigkeit haben Versicherte, die

- wegen einer gesundheitsbedingten Minderung der Erwerbsfähigkeit in ihrem Beruf oder in einem ihnen zumutbaren anderen Beruf (sog. Verweisungsberuf) nur noch weniger als die Hälfte dessen verdienen können, was ein vergleichbarer Gesunder verdienen könnte (sog. gesetzliche Lohnhälfte).

Die Rente wegen Berufsunfähigkeit beträgt 2/3 der Rente wegen Erwerbsunfähigkeit oder der Altersrente.

Neben einer Rente wegen Berufsunfähigkeit kann hinzuverdient werden. Der mehr als geringfügige Hinzuverdienst ist beitragspflichtig und kann so die spätere Erwerbsunfähigkeits- oder Altersrente steigern.

Rente wegen Erwerbsunfähigkeit. Anspruch auf Rente wegen Erwerbsunfähigkeit haben Versicherte, die

- wegen einer gesundheitsbedingten Minderung der Erwerbsfähigkeit in allen allgemein zumutbaren Beschäftigungen nicht mehr als nur geringfügige Einkünfte (1/7 der monatlichen Bezugsgröße, z. Z. 560 DM) erzielen können, wenn sie
- zuletzt vor Eintritt der Erwerbsunfähigkeit eine versicherungspflichtige Beschäftigung oder Tätigkeit ausgeübt haben und
- wenn die allgemeine Wartezeit von 5 Jahren erfüllt ist.

Die Rente wegen Erwerbsunfähigkeit beträgt das 1,5fache der Berufsunfähigkeitsrente; sie ist damit so hoch wie eine Regelaltersrente.

Gemeinsame Voraussetzungen für Berufs- und Erwerbsunfähigkeitsrenten. Bei Eintritt der Berufs- oder Erwerbsunfähigkeit müssen in den letzten 5 Jahren vor diesem Ereignis mindestens 3 Jahre mit Pflichtbeiträgen belegt sein.

Berufs- und Erwerbsunfähigkeitsrenten werden nur bis zur Vollendung des 65. Lebensjahres geleistet. Anschließend besteht ein Anspruch auf die Regelaltersrente. Es ist sichergestellt, daß sich die Rente durch den Übergang auf die Altersrente nicht mindert.

Zeitrenten. Besteht begründete Aussicht, daß die Minderung der Erwerbsfähigkeit in absehbarer Zeit behoben sein kann, werden Berufs- und Erwerbsunfähigkeitsrenten auf Zeit geleistet.

Aus der beiliegenden Statistik über die Rentenzahlungen der LVA Württemberg können die Anzahl der Renten, die durchschnittlichen Zahlbeträge sowie der Gesamtbetrag – Stand Oktober 1993 – entnommen werden (Tabelle 1, s. S. 40, 41).

Urologische Begutachtung in der gesetzlichen Rentenversicherung

Die Bedeutung der Nieren- und Harnwegskrankheiten als primäre Ursache für Leistungen der Rentenversicherungsträger ist zahlenmäßig gering; sie erfordern aber häufig sehr spezielle Fachkenntnisse vom Gutachter. Beispielsweise sind hier die modernen Therapieverfahren wie Dialyse und Nierentransplantationen bei chronischen Nierenerkrankungen zu nennen. 1992 betrug der Anteil der nichtmalignen Nieren- und Harnwegserkrankungen an den stationären Heilbehandlungen der LVA Württemberg ca. 0,5%. Bei den BU/EU-Zugängen war der Anteil der beiden Geschlechter rund 0,9%. Dabei stehen Harnwegsleiden als Indikation für stationäre Heilbehandlungen im Vordergrund. Nicht selten haben sie als zusätzliche Gesundheitsstörungen sozialmedizinische Relevanz. Chronische Nierenkrankheiten sind eher Anlaß für Berentung.

Die malignen Nieren- und Harnwegserkrankungen machten in Form von stationären Nachbehandlungen 1992 im Wirkungsbereich der LVA Württemberg ca. 0,7% aller medizinischen Reha-Maßnahmen bei den Männern und 0,5% bei den Frauen aus. Bei den BU/EU-Zugängen hatten sie einen Anteil von ca. 0,5% bei den Männern und 0,1% bei den Frauen.

Glomeruläre Nierenkrankheiten

Bei glomerulären Nierenkrankheiten orientiert sich die Beurteilung der körperlichen Leistungsfähigkeit an dem Grad der Niereninsuffizienz und/oder an der Höhe des Blutdrucks bzw. am Ausmaß der blutdruckbedingten Gefäßveränderungen und ihren Folgen. Im übrigen kann grundsätzlich davon ausgegangen werden, daß körperliche Belastungen an sich den Krankheitsverlauf bei einer weitgehend zur Ruhe gekommenen Glomerulonephritis nicht nachhaltig beeinflussen. Jedoch müssen Tätigkeiten, die mit der Gefahr der Durchnässung oder Unterkühlung verbunden sind, vermieden werden. Insoweit sind Berufsförderungsmaßnahmen zu erwägen. Bei schweren und rezidivierenden Krankheitsverläufen kommen auch stationäre Heilbehandlungen in Spezialeinrichtungen in Betracht, auch als Anschlußheilbehandlungen.

Interstitielle Nierenkrankheiten

Auch hier richtet sich die Beurteilung der Leistungsfähigkeit in erster Linie nach der Nierenfunktion sowie den bestehenden Folge- und Begleitleiden, z. B. im kardiovaskulären, urologischen und Stoffwechselbereich, und den daraus resultierenden Einschränkungen. Überschießende Natriumchlorid-Verluste und Hypokalzämie können bei Polyurie das Allgemeinbefinden durch Hypovolämie, Dehydratation, Muskelschwäche und Adynamie über den Grad der vorliegenden Niereninsuffizienz hinaus beeinträchtigen. Bei Intoxikationen

Tabelle 1. Rentenzahlung am Beispiel der LVA Württemberg

Stand: Oktober 93

Rentenart	Laufende Rentenzahlungen			Durchschnittlicher Rentenzahlbetrag		Gesamtbetrag einschl. einmaliger Zahlungen DM
	Anzahl der		Beträge[b] DM	ohne Kinder-zuschuß DM	mit Kinder-zuschuß DM	
	Renten	enthaltenen Kinder-zuschüsse				
1	2	3	4	5	6	7
Rente wegen Berufsunfähigkeit (§ 43 SGB VI)	4810	137	4407074,17	912,00[a]	916,20	5843038,51
Rente wegen Erwerbsunfähigkeit (§ 44 Abs. 1 SGB VI)	74782	1535	95569954,28	1274,90[a]	1278,00	106656353,30
Erweiterte Erwerbsunfähigkeitsrente (§ 44 Abs. 3 SGB VI)	1361	3	2111239,17	1550,90[a]	1551,20	2242752,66
Regelaltersrente (§ 35 SGB VI) 65. Lebensjahr	359538	230	358708071,77	997,60[a]	997,70	362147801,49
Altersrente wegen Arbeitslosigkeit (§ 38 SGB VI) 60. Lebensjahr	13698	1	25267106,44	1844,60[a]	1844,60	28264946,34
Altersrente für Frauen (§ 38 SGB VI) 60. Lebensjahr	38196	3	42120259,49	1102,70[a]	1102,70	43705347,23
Altersrente für Schwerbehinderte, Berufsunfähige oder Erwerbsunfähige (§ 37 SGB VI) ab 60. Lebensjahr	12366	75	24730103,50	1999,70[a]	1999,80	25788379,20
Altersrente für langjährige Versicherte (§ 36 SGB VI) 63. Lebensjahr	16808	1	33803060,45	2011,10[a]	2011,10	35709272,61
Summe Versichertenrenten	**521559**	**1985**	**586716869,27**	**1124,40[a]**	**1124,90**	**610357892,34**

Kleine Witwen-/Witwerrente (§ 46 Abs. 1 SGB VI, § 243 Abs. 1 SGB VI)	1 303	—	313,30	—	559 193,77
Große Witwen-/Witwerrente (§ 46 Abs. 2 SGB VI, § 243 Abs. 2 SGB VI)	184 725	—	173 031 140,80	936,70	—	177 930 907,45
Summe Witwen(r)renten	**186 028**	—	**173 439 400,10**	**932,30**	—	**178 490 101,22**
Halbwaisenrente (§ 48 Abs. 1 SGB VI)	11 104	—	3 291 779,66	296,40	—	4 375 012,34
Vollwaisenrente (§ 48 Abs. 2 SGB VI)	250	—	145 014,81	580,10	—	240 074,40
Summe Waisenrenten	**11 354**	—	**3 436 794,47**	**302,70**	—	**4 579 086,74**
Erziehungsrente (§ 47 SGB VI)	55	—	43 468,59	790,30	—	56 696,07
Sämtliche Renten	**718 996**	—	**763 636 532,43**	—	—	**793 483 776,37**
Leistungen nach dem Kindererziehungsleistungs-Gesetz (KLG)					
An die Wohnbevölkerung	23 881	—	2 399 864,80	—	—	2 461 369,10
Als Zuschlag zu Versichertenrenten	106 694	—	8 924 398,13	—	—	9 011 903,96
Als Zuschlag zu Witwenrenten	19 861	—	2 034 613,37	—	—	2 038 945,37

[a] Die Werte der durchschnittlichen Zahlbeträge der Renten ohne Kinderzuschüsse gelten nur annäherungsweise. Sie wurden errechnet unter Zugrundelegung des ab 1. 7. 1977 festgeschriebenen Kinderzuschusses von monatlich 152,90 DM.
[b] Einschließlich Eigenanteil für die in der Krankenversicherung pflichtversicherten Rentner und Zusatzleistungen (z. B. Höherversicherungsbeiträge, Kinderzuschüsse).

spielt die Frage der Ausschaltung der ursächlichen Noxen eine Rolle. Medikamentenabusus initiiert eine Entwöhnungsbehandlung. Im übrigen kommen als Rehabilitationsmaßnahmen bei schwereren und rezidivierenden Krankheitsverläufen stationäre Heilbehandlungen in Spezialeinrichtungen, auch als Anschlußheilbehandlungen, in Frage.

Die Tatsache rezidivierender, auch signifikanter Harnwegsinfekte allein bedeutet keine Einschränkung der Leistungsfähigkeit.

Fehlbildungen der Niere bzw. hereditäre Nierenerkrankungen (Zystennieren)

Die Beurteilung der Leistungsfähigkeit bezieht sich vor allem auf den Grad der Niereninsuffizienz, ggf. unter Berücksichtigung von Hochdruckkomplikationen.

Nierentumoren

Für die sozialmedizinische Beurteilung bei *malignen Erkrankungen* im Rahmen der Rentenversicherung gelten die in den entsprechenden Kapiteln angesetzten Richtlinien der Begutachtung. Allein die Diagnose eines Malignoms ist nicht mit der endgültigen Aufhebung der Leistungsfähigkeit gleichzusetzen. Eine derartige pauschale Beurteilung ist weder unter medizinischen, psychologischen und sozialen Gesichtspunkten noch versicherungsrechtlich vertretbar. Wie bei allen Krankheiten ist für die sozialmedizinische Beurteilung der maßgebliche Parameter die körperliche und seelische Leistungsfähigkeit. Krebskranke bilden hierbei keine Ausnahmen. Auch statistische Angaben zur Überlebenswahrscheinlichkeit bei den verschiedenen Formen und Graden bösartiger Krankheiten können die notwendige individuelle Leistungsbeurteilung nicht ersetzen. Prognostische Aspekte sind nur von Bedeutung im Hinblick auf die voraussichtliche Dauer einer Leistungseinschränkung und die Erfolgsaussichten rehabilitativer Maßnahmen.

Unter Berücksichtigung der jeweiligen individuellen Gegebenheiten ist überdies stets auch zu bedenken, daß der durch das Wissen um sein Krebsleiden und dessen gravierende Bedeutung ohnehin in der Regel seelisch belastete Kranke sich als Frührentner in seinem Selbstwertgefühl noch weiter beeinträchtigt fühlen kann. So wurden schwere psychoneurotische Störungen und Depressionen nach Rentenbezug wegen Karzinomleiden und in Abhängigkeit von der Rentendauer beobachtet. Hierdurch können wiederum vorhandene Heilungspotentiale beeinträchtigt werden. Es ist daran zu denken, daß ein Rentenbezug, selbst für einen befristeten Zeitraum, überwiegend eine Kündigung des Arbeitsverhältnisses nach sich zieht. Für eine spätere Wiedereingliederung in das Arbeitsleben ergeben sich dann erhebliche Schwierigkeiten.

Maßgebend für die Entscheidung der Rentenversicherungsträger ist immer die sozialmedizinische Einschätzung der Gesamtleistungsfähigkeit des Versicherten. Oft sind die einzeln dargestellten Kriterien nicht isoliert, sondern stets nur in ihrem Zusammenwirken zu beurteilen. Dabei müssen auch alle weiteren, im Einzelfall wesentlichen Gegebenheiten einschließlich Lebensalter, allgemeiner Zustand und spezielle berufliche Anforderungen mitberücksichtigt werden.

Krankheiten der ableitenden Harnwege, einschließlich Harnsteinleiden

Für die Leistungsbeurteilung maßgebend sind neben den Auswirkungen der krankhaften Veränderungen auf die Harnentleerungsfunktionen insbesondere auch die Rückwirkungen auf die Nierenfunktion. Weitere Gesichtspunkte sind Ausmaß, Häufigkeit und Dauer von Beschwerden sowie die Auswirkungen auf den Allgemeinzustand, Infektanfälligkeit und Krankheitsprogredienz. Grundsätzlich müssen bei allen Harnabfluß- und Harntransportstörungen ständige Nässe und Kälteeinflüsse vermieden werden.

Für Harnblasen- und Nierenstörungen und bei Inkontinenz sind nur leichte Arbeiten ohne Druck- und Preßbelastung zumutbar.

Bei allen Krankheitszuständen, die mit häufigem Harndrang und Blasenentleerungen verbunden sind, und bei Inkontinenz muß auch am Arbeitsplatz die Möglichkeit zum häufigen Toilettenbesuch und der notwendigen Intimhygiene sichergestellt sein. Bei schweren Inkontinenzerscheinungen kann die Geruchsbelästigung zudem die Zusammenarbeit mit anderen Mitarbeitern erschweren.

Bei allen Abflußbehinderungen sollten die operativen Möglichkeiten ausgeschöpft werden. Danach können ggf. Anschlußheilbehandlungen in Betracht kommen. Stationäre Heilbehandlungen sind außerdem angezeigt bei Harnsteinleiden zur Stoffwechseleinstellung und Einübung gesundheitsgerechten Ernährungs- und Lebensverhaltens, weiterhin bei chronischen Harnwegsinfekten und zur Hebung des Allgemeinzustands, Resistenzverbesserung und Rezidivminderung. Bei Inkontinenz kommt insbesondere auch dem Blasenfunktionstraining (u.a. spezielle Beckenbodengymnastik) im Rahmen von stationären Heilbehandlungen besondere Bedeutung zu. Soweit die eingetretenen Funktions- und Leistungseinschränkungen die Fortsetzung bestimmter bisheriger beruflicher Tätigkeiten nicht mehr erlaubt, sind geeignete Berufsförderungsmaßnahmen zu prüfen.

Insbesondere spielt bei Frauen die Harninkontinenz (Streßinkontinenz) eine bedeutende Rolle (Schweregrade 1–3; Inkontinenz mit Deszensus, Zysto- und Rektozele).

Ungeeignet sind stets schwere körperliche Arbeiten wie Heben und Tragen von Lasten, häufiges Bücken, langes Stehen, aber auch einseitige Körperhaltung, Kälte- und Nässeeinflüsse.

Bei Harninkontinenz 2. und 3. Grads müssen auch die evtl. Geruchsbelästigungen der Umgebung und das notwendige gehäufte Aufsuchen der Toilette berücksichtigt werden. Bei der absoluten Harninkontinenz (3. Grads) ist im allgemeinen eine Aufhebung der Leistungsfähigkeit anzunehmen. Hier können nur noch chirurgische Interventionen eine mögliche Abhilfe schaffen. Das Tragen von Pessaren bei Streßinkontinenz und Deszensus sollte auf alte Frauen mit Operationsrisiken beschränkt bleiben, da häufig Druckgeschwüre mit Fluor die Folge einer Pessarbehandlung sind.

Bei einer noch relativen Harninkontinenz (Streßinkontinenz) (1. Grads) können balneogynäkologische Anwendungen einschließlich Beckenbodengymnastik und medikamentöser Therapie Besserung bringen. Bei der Harninkontinenz 2. Grads ist zumeist die Operation angezeigt. Nach entsprechenden Deszensus- und Inkontinenzoperationen können Anschlußheilbehandlungen in Betracht kommen. Im übrigen sind, auch zur Vermeidung von Rezidivbildungen, bei notwendiger Umstellung auf leichtere, geeignete Arbeitsplätze bei noch in jüngeren oder mittleren Lebensalter stehenden Frauen berufsfördernde Maßnahmen zu prüfen.

Fisteln zwischen Scheide und ihren Nachbarorganen (Harnleiter, Harnblase, Mastdarm) sind heute im wesentlichen Folge von Karzinomerkrankungen. Fisteln als Folge einer Verletzung im gynäkologischen Bereich (Traumen operativer Eingriffe) lassen sich im allgemeinen operativ beseitigen. Fisteloperationen kommen aber in der Regel erst 3–6 Monate nach Entstehung der Fistel in Frage. Nach erfolgreicher Operation gelten für 1–2 Jahre Einschränkungen der Belastbarkeit wie bei der Harninkontinenz 1. Grads. Operativ nichtkorrigierbare Fisteln können eine erhebliche Leistungseinschränkung bedingen.

Die Leistungsfähigkeit ist bei unkomplizierten Erkrankungen in der Regel nicht eingeschränkt. Bei komplizierten Krankheitsbildern entscheidet das Ausmaß und die Reversibilität der Nierenfunktionsstörung über die Leistungseinschränkung. Ist eine Operation nicht möglich oder sind die Folgen einer lange bestehenden Harnstauung nicht reversibel, so ist die Leistungsfähigkeit auf Dauer schwergradig eingeschränkt oder aufgehoben. Postoperativ kommen Anschlußheilbehandlungen in Betracht.

Blasentumoren

Bei der sozialmedizinischen Begutachtung von Harnblasentumoren muß die Leistungsfähigkeit des zu Begutachtenden beurteilt werden. Auch bei diesem Tumor sind daher das Stadium der Erkrankung (Ausdehnung und Malignitätsgrad) sowie die therapeutischen Maßnahmen zu berücksichtigen. Insbesondere spielen bei der Behandlung eventuelle Harnableitungsmaßnahmen eine Rolle. Begutachtet werden muß das Leistungsvermögen. Rehabilitationsmaßnahmen kommt besondere Bedeutung zu. So ist bereits nach Abschluß der stationären urologischen Behandlung (mit in der Regel operativen Maßnahmen) an die Einleitung eines Anschlußheilverfahrens (AHB) zu denken.

Die erforderliche Diagnostik wird im Kapitel „Verletzungen und Erkrankungen der Harnblase" besprochen.

Symptomatisch für den Harnblasentumor ist eine schmerzlose Hämaturie und Dysurie, insbesondere bei fortgeschrittenen Formen.

Die sozialmedizinische Beurteilung richtet sich nach dem Ausbreitungsgrad bzw. der durchgemachten operativen Maßnahme. Patienten mit Ta-T1-Tumoren werden nach entsprechender Behandlung zum vollen Leistungsvermögen zurückfinden, während Patienten mit T2-T3-Tumoren häufiger Leistungseinschränkungen (Urinableitung!) aufweisen. Besondere Anforderungen an den Arbeitsplatz (hygienische Bedingungen, häufigerer Toilettenbesuch bzw. zusätzliche Pausen) sind zu bedenken, eventuell auch Wechsel des Arbeitsplatzes bzw. Heimarbeit sind zu erwägen.

Krankheiten der männlichen Geschlechtsorgane

Bei den Rentenleistungen wegen Erkrankungen der männlichen Geschlechtsorgane stehen die bösartigen Neubildungen im Vordergrund.

Fertilitätsstörungen, Störungen der sexuellen Differenzierung und primäre oder sekundäre Fehlbildungen der äußeren Geschlechtsorgane und der Hoden oder Nebenhoden (z. B. Varikozele, Spermatozele, Hydrozele etc.) bedingen im allgemeinen keine oder nur mäßige Einschränkung der Leistungsfähigkeit (s. Kap. „Erkrankungen und Verletzungen des männlichen Genitale").

Der Verlust oder Teilverlust des Penis bedingen direkt keine Minderung der Leistungsfähigkeit, können aber aus psychologischen Gründen Arbeitsfreudigkeit und Arbeitswillen ungünstig beeinflussen. Stabilisierende Rehabilitationsmaßnahmen in einer indikationsspezifischen oder in einer psychosomatischen Rehabilitationsklinik können angezeigt sein. Das gleiche gilt für einen einseitigen Hodenverlust. Bei beidseitigem Hodenverlust können durch Fehlen der Testosteronbildung bei mangelnder Substitution hormonell bedingte Ausfallerscheinungen oder psychische Veränderungen auftreten, deren Auswirkungen auf die Leistungsfähigkeit nach vergleichbaren Kriterien zu beurteilen sind wie bei Frauen der Ausfall der Ovarialfunktion [1] (s. Kap. „Erkrankungen und Verletzungen des männlichen Genitale").

Tuberkulose der Harnwege und der männlichen Geschlechtsorgane
(s. auch Kap. „Tuberkulose des Urogenitaltrakts")

Im aktiven Stadium besteht Arbeitsunfähigkeit. Danach richtet sich die Beurteilung der Leistungsfähigkeit nach den verbleibenden Funktionseinschränkungen der verschiedenen Organe (z. B. Niere, Blase) und dem Allgemeinzustand. Die Auswirkungen einer Schrumpfblase lassen sich ggf. durch Harnblasenerweiterungsplastik verbessern. Die Leistungsfähigkeit kann anhand der erreichten Blasenkapazität beurteilt werden.

Die Indikationen für Rehabilitationsmaßnahmen nach abgeheilter, nicht mehr spezifisch behandlungsbedürftiger Urogenitaltuberkulose richten sich nach den gleichen Kriterien wie bei den entsprechenden unspezifischen Erkrankungen.

Wichtig: Solange eine Tuberkulose behandlungsbedürftig ist, liegen die weiteren Leistungen (z. B. Anschlußheilbehandlung) beim Krankenversicherungsträger und nicht beim Rentenversicherungsträger.

Erstellung des Gutachtens für die Rentenversicherungsträger

Die gesetzlichen Voraussetzungen und die qualitativen Ansprüche an Gutachten sind bei allen Rentenversicherungsträgern weitgehend identisch.

Zum Antrag auf medizinische Leistungen zur *Rehabilitation* gehört bei allen Rentenversicherungsträgern ein ärztliches Gutachten. Die Versicherte wendet sich hierzu an seinen behandelnden Haus- oder Facharzt, der dann ein ärztliches Gutachten (spezielles Formular) aus seiner Sicht erstellt. Bei Anschlußheilbehandlungen erstellt der Klinikarzt einen speziell gekennzeichneten Kurzbericht.

Wir möchten bezüglich der Erstellung eines ärztlichen Gutachtens im Rahmen des Antrags auf medizinische Leistungen zur Rehabilitation auf das Kapitel „Erstellen und Abfassen des ärztlichen Gutachtens" verweisen und hier nur einige Besonderheiten nennen. Indikation und Begutachtung unterliegen den strengen gesetzlichen Bestimmungen nach § 10 SGB VI. Hier wird geregelt, daß die Krankheit bzw. Behinderung die Erwerbsfähigkeit erheblich gefährden oder mindern muß.

Ferner muß eine Erfolgsprognose gestellt werden, daß durch die Rehabilitationsmaßnahme eine wesentliche Besserung oder Wiederherstellung der Erwerbsfähigkeit voraussichtlich möglich ist.

Für bestimmte Berufsgruppen bestehen gesonderte Vorschriften, wie z. B. die Beihilfevorschrift für Beamte, auf die hier nicht gesondert eingegangen wird.

Immer gilt, daß der Gutachter in diesem Zusammenhang auch großen Wert auf die Möglichkeit der Prävention legen sollte. Bei Vorliegen von Risikofaktoren sollten die Rehabilitationsmaßnahmen möglichst früh eingeleitet werden.

Auf urologischem Gebiet ist der Rehabilitationsbedarf allgemein anerkannt bei:
– chronischen Krankheiten der Nieren, der ableitenden Harnwege und der männlichen Genitalorgane,
– Zustand nach größeren Operationen,
– neurologischen Funktionseinbußen auf urologischem Gebiet (neurogene Blasenentleerungsstörung) und
– im Rahmen der Karzinomnachsorge.

Bei unklarem medizinischen Sachverhalt kann der Rentenversicherungsträger ein zusätzlich freies, z. B. urologisches Gutachten anfordern. Hierzu bedient sich der Rentenversicherungsträger eines Gutachtens (in der Regel handelt es sich um einen niedergelassenen Facharzt).

Teilweise werden zusätzliche Begutachtungen auch in den ärztlichen Untersuchungsstellen der LVA, wenn das betreffende Fachgebiet dort abgedeckt ist, vorgenommen.

Ebenso erfolgt eine ärztliche Begutachtung im Berufs-/Erwerbsunfähigkeits (BU/EU)-Rentenverfahren. Hier werden primär die Dienststellen der LVA (Ärztliche Untersuchungsstellen) herangezogen. Reichen diese nicht aus oder kann das Fachgebiet (z. B. Urologie) ärztlich nicht abgedeckt werden, wird ein niedergelassener Gutachter bzw. Chefarzt oder Ordinarius mit der Erstellung des Fachgutachtens beauftragt. Das gleiche Prozedere gilt im Klageverfahren wie im Sozialgerichtsverfahren.

Ein urologisches Fachgutachten sollte grundsätzlich in der im Kapitel „Abfassung des ärztlichen Gutachtens" beschriebenen Art und Weise abgefaßt werden. Hier sei aber noch auf einige Besonderheiten der ärztlichen Begutachtung in der Rentenversicherung hingewiesen.

In der sozialen Anamnese sind wichtig erscheinende Informationen zur familiären, beruflichen und sozialen Situation aus Vergangenheit und Gegenwart zu erwähnen.

Die Beschwerdeangaben des Versicherten müssen möglichst genau und differenziert wiedergegeben werden. Der urologische Status sollte möglichst ausführlich und gegliedert sein.

Hierbei sind nicht nur pathologische Befunde, sondern auch „Negativbefunde" anzuführen (z. B. Hoden nicht vergrößert, keine palpablen Lymphknoten, keine Beinödeme, etc.).

Auch ein kurzer neurologischer Status, ein psychischer Befund sowie eine groborientierende Prüfung der Sinnesorgane sollten nicht fehlen. Als Standardprogramm der Zusatzdiagnostik halten wir Labor, Sonographie und ein Ausscheidungsurogramm für erforderlich. Zu den Laboruntersuchungen gehören in jedem Fall Blutsenkung, kleines Blutbild, Serumkreatinin, Harnsäure und Elektrolyte sowie Urinstatus.

Röntgenaufnahmen der Thoraxorgane (in 2 Ebenen) sollten nicht mehr routinemäßig wie bisher, sondern nur noch bei speziellen, z. B. systemischen, Fragestellungen veranlaßt werden bzw. sollten anderen Fachbegutachtungen überlassen werden.

Auch bei allen weiteren Laboruntersuchungen und sonstiger Zusatzdiagnostik ist gezielt und individuell entsprechend dem vorliegenden Krankheitsbild zu verfahren.

Hierbei sind folgende Gesichtspunkte zu beachten:

– Untermauerung und Erhärtung der Diagnostik.
– Differentialdiagnostische Abklärung.
– Welche Aussagekraft und welche Konsequenzen hat diese entsprechende Untersuchung für die spezielle sozialmedizinische Fragestellung nach der Leistungsfähigkeit im Erwerbsleben.
– Beachtung der Wirtschaftlichkeit.

Alle vorliegenden aktuellen Fremdbefunde von Hausarzt, Krankenhaus oder anderen Institutionen sollten selbstverständlich mitverwendet und ausgewertet werden (Labor- und EKG-Befund bis zu einem halben Jahr alt, Röntgenthorax nicht älter als 1 Jahr und Röntgenbilder des Bewegungsapparats bis zu 2 Jahren).

Eine Diagnoseerhebung, geordnet nach Schweregrad, sollte in einem Fachgutachten für die Rentenversicherung nie fehlen. Auf eine ausführliche zusammenfassende Beurteilung wird von der Rentenversicherung im Rahmen eines Fachgutachtens größter Wert gelegt. Hier sollten die angegebenen Beschwerden, die vom Urologen erhobenen klinischen Befunde (und insbesondere *hier-*

aus resultierende Funktionsstörungen) und etwaige Vorbefunde (aus Hausarzttattesten, Krankenhausentlassungsberichten und Vorgutachten) ausführlich diskutiert, die therapeutischen Möglichkeiten und *prognostischen Aspekte* erörtert und eine schlüssige sozialmedizinische Beurteilung abgegeben werden.

Die Leistungsbeurteilung hat sich ausschließlich an klinisch objektivierten und belegbaren Befunden bzw. Funktionsstörungen zu orientieren und nicht am subjektiven Beschwerdebild des Versicherten oder sonstigen nicht belegbaren Angaben. *Sie muß für den ärztlichen Dienst der Rentenversicherer nachvollziehbar sein.*

In der sozialmedizinischen Beurteilung ist niemals nach der Arbeitsfähigkeit bzw. Arbeitsunfähigkeit eines Versicherten gefragt, da es sich hierbei um einen Begriff aus der gesetzlichen Krankenversicherung handelt. Es ist vielmehr stets nach der *Leistungsfähigkeit im Erwebsleben* gefragt und zwar:

- *In welchem zeitlichen Umfang* der Versicherte mit den *festgestellten Funktionsstörungen* und den hieraus resultierenden qualitativen Einschränkungen (z. B. kein schweres Heben, Tragen, keine längere Zwangshaltung, nur noch leichte körperliche Tätigkeiten im Wechselrhythmus Gehen, Stehen, Sitzen) noch seine *letzte versicherungspflichtige berufliche Tätigkeit* ausüben kann.
- *In welchem zeitlichen Umfang* der Versicherte noch in der Lage wäre, *irgendeine anders geartete berufliche Tätigkeit* auszuüben (und zwar ganz abstrakt!), die seine Leiden bzw. die vorliegenden hieraus resultierenden funktionellen Beeinträchtigungen (s.o.) adäquat berücksichtigt. Letzteres sollte unter möglichst differenzierter Angabe des positiven und negativen Leistungsbildes erfolgen.

Hieraus wird deutlich, daß der zeitliche Umfang des anzugebenden Leistungsvermögens im allgemeinen höher anzusetzen ist als der der letzten beruflichen Tätigkeit; denn oft lassen sich ja die Tätigkeitsmerkmale der letzten beruflichen Tätigkeit mit den festgestellten qualitativen Einschränkungen schlechter vereinbaren.

Auch in Rehabilitationsfachgutachten ist grundsätzlich wie in Rentenfachgutachten ein Votum zur Leistungsfähigkeit im Erwerbsleben anzugeben!

Die sozialmedizinische Beurteilung hat streng *fachbezogen* zu erfolgen, d.h. Leiden auf anderen medizinischen Fachgebieten sollten erwähnt werden, jedoch nicht im Sinne einer Gesamtbetrachtung in das sozialmedizinische Votum miteinfließen. Stattdessen wäre ggf. eine Zusatzbegutachtung in dem entsprechenden Fachgebiet zu empfehlen.

Erwähnt werden muß, daß „Hausfrau" keine versicherungspflichtige Tätigkeit ist und eine Versicherte nie als „Hausfrau" zu beurteilen ist. Zur Diskussion steht immer nur die letzte berufliche Tätigkeit, für die vom Versicherten Pflichtbeiträge entrichtet wurden, auch wenn diese Tätigkeit 20 oder 30 Jahre zurückliegen sollte.

Wird urologischerseits ein reduziertes oder aufgehobenes Leistungsvermögen bei einem Versicherten festgestellt, sollte in der Epikrise unbedingt die Frage beantwortet werden, ob eine begründete Aussicht und Besserung oder Wiederherstellung der Leistungsfähigkeit im Erwerbsleben in absehbarer Zeit (gemeint ist ein Zeitraum von etwa 1–3 Jahren) anzunehmen ist und aufgrund welcher therapeutischer Maßnahmen oder sonstiger Überlegungen. Die Beantwortung dieser Frage ist entscheidend für die evtl. Gewährung einer befristeten oder unbefristeten BU-/EU-Rente.

Weiterhin muß der Zeitpunkt erfragt werden, seit wann genau der bei der Begutachtung festgestellte medizinische Sachverhalt besteht bzw. anzunehmen ist. Diese Frage ist wichtig für die Feststellung des Versicherungsfalls (Rentenbeginn) und ist unbedingt zu beantworten. Sie entfällt nur bei einem vollschichtig angenommenen Leistungsvermögen.

Wenn vom Gutachter Rehabilitationsleistungen durch den Rentenversicherungsträger für erforderlich und ausreichend gehalten werden, wird um eine entsprechende Begründung gebeten.

Allein zur „Erhaltung der Arbeits- und Erwerbsfähigkeit" können stationäre Heilbehandlungen nicht gewährt werden!

Im einzelnen können folgende Hinweise für die Einleitung einer Rehabilitationsmaßnahme gegeben werden:

Erstellen eines ärztlichen Befundberichtes mit den entsprechenden anamnestischen Daten einschließlich der Sozialanamnese. Hier sind insbesondere beruflicher Werdegang und Belastungen am Arbeitsplatz zu beschreiben. Es folgen die derzeitigen Behandlungen und Medikation sowie die Beschwerden und der klinische Untersuchungsbefund.

Medizinisch-technische Zusatzbefunde sollten dem Gutachten beigelegt werden. Nennung eindeutiger Diagnosen auf dem Schlußblatt ist notwendig (mit der entsprechenden ICD Nummer verschlüsselt).

In der epikritischen Zusammenfassung sollten ggf. die Funktionseinschränkungen bzw. die Auswirkungen auf die Erwerbsfähigkeit des Versicherten erwähnt werden.

Selbstverständlich sind besondere Anforderungen an die Einrichtung (z. B. gezielte Beckenbodengymnastik) von dem behandelnden Urologen zu erwähnen.

Das ärztliche Gutachten muß an den zuständigen Kostenträger (z. B. LVA Württemberg) gesandt werden.

Literatur

1. Bichler K-H, Naber K (1973) Impotenz nach Harnröhrenverletzung. Helv Chir Acta 40
2. Bundesversicherungsanstalt für Angestellte (1978) AHB – Informationsschrift der Krankenhäuser, 2. Aufl. BfA, Berlin
3. Fritze E (1989) Die ärztliche Begutachtung: Rechtsfragen, Funktionsprüfungen, Beurteilungen, Beispiele, 3. Aufl. Steinkopff, Darmstadt
4. Piechowiak H (1978) Begutachtung im Rahmen der gesetzlichen Kranken-, Renten- und Arbeitslosenversicherung. In: Marx HH (Hrsg) Medizinische Begutachtung, 6. Aufl. Thieme, Stuttgart

Das ärztliche Gutachten im Arztrecht

K.-H. Bichler, M. Kalchthaler, A. Laufs und B.-R. Kern

In den demokratischen Ländern Westeuropas und Nordamerikas mit ihrer hohen gesellschaftlichen Entwicklungsstufe, einem ausgereiften Rechtssystem und einer mündigen Bürgerschaft, die gekennzeichnet ist von Selbstvertrauen und kritischer Lebenseinstellung, muß auch der ärztliche Berufsstand mit kritischer Überprüfung, freiwilliger oder erzwungener Transparenz und der Pflicht zur Rechtfertigung leben.

Ausdruck dieses kritischen Verhaltens der Gesellschaft ist das Mißtrauen des Patienten gegenüber dem behandelnden Arzt. Man mag diesen Tatbestand bzw. die Entwicklung dahin bedauern, besser empfiehlt sich jedoch eine realistische Einstellung gegenüber diesem Verhalten der Gesellschaft. Folge dieser Situation ist die zunehmende Zahl von Auseinandersetzungen zwischen Patienten und Ärzten. So ist sowohl eine zunehmende Zahl von Gerichtsprozessen im Arztrecht als auch außergerichtlicher Verfahren festzustellen. Insbesondere nehmen die Anträge bei Gutachterkommissionen für Fragen ärztlicher Haftpflichtfälle (GAK) und Schlichtungskommissionen zu. So erhöhte sich z.B. die Zahl der Anträge bei den Gutachterkommissionen Norddeutschlands 1980–1985 von 600 auf 1305. 1986 wurden 1600 Anträge angenommen [22]. 1990 wurden bei den Gutachterkommissionen für ärztliche Haftpflichtfragen in Baden-Württemberg allein 789 Anträge gestellt, wovon ca. 500 abgeschlossen wurden [21]. An der urologischen Klinik der Universität Tübingen wurden im Zeitraum von 1975–1985 34 Gutachten zu arztrechtlichen Fragestellungen erstellt [13].

Folgt man Laufs [18], so kann für das ärztliche Handeln im Rechtsraum folgendes formuliert werden: Der Arzt handelt rechtmäßig, findet sich im Einklang mit dem Recht, wenn sein Eingriff 3 Erfordernissen genügt:

- Er muß indiziert sein,
- den Regeln des Fachs genügen und
- der Arzt muß grundsätzlich gedeckt sein durch das Einverständnis des hinlänglich aufgeklärten Patienten.

Ein wichtiger Begriff, der im Rahmen gerichtlicher Auseinandersetzungen häufig vorkommt, ist der des Kunstfehlers. Richtiger sollte von einem *Behandlungsfehler* gesprochen werden. Ein Behandlungsfehler liegt dann vor, wenn der Arzt bei der medizinischen Behandlung die nach den jeweiligen Erkenntnissen bzw. der medizinischen Wissenschaft erforderliche, unter den gegebenen Umständen objektive Sorgfalt außer acht gelassen hat. Darunter versteht man diejenige Sorgfalt, die von einem Durchschnittsarzt der in Betracht kommenden ärztlichen Fachgruppe in der konkreten Situation erwartet werden kann. Die mangelnde Sorgfalt kann auch in einem Unterlassen bestehen.

Unter den Begriff Behandlungsfehler fallen auch Versäumnisse außerhalb des eigentlich ärztlichen Behandlungsgeschehens, z. B. Versäumnisse bei der Aufklärung sowie Unterlassung der Weitergabe wichtiger Daten für die Weiterbehandlung. Dazu gehört auch die Fernmedikation aufgrund telefonischer Mitteilung des Patienten, Nichterscheinen des Arztes zum angekündigten Hausbesuch, Nachlässigkeiten bei Aufsichts- und Organisationsmaßnahmen in Klinik oder Praxis.

Ein schwerer Behandlungsfehler liegt dann vor, wenn das ärztliche Fehlverhalten aus objektiver ärztlicher Sicht und bei Anlegen des für einen Arzt geltenden Ausbildungs- und Wissenschaftsmaßstabs nicht mehr verständlich und verantwortbar erscheint bzw. ein derartiges Fehlverhalten dem behandelnden Arzt schlechterdings nicht unterlaufen darf [24]. Dieser Tatbestand hat für eine gerichtliche Auseinandersetzung schwerwiegende Folgen, da eine sog. Beweislastumkehr besteht, was bedeutet, daß nicht der Beschuldigende (Patient) sondern der Beschuldigte (Arzt) die Beweislast trägt.

Bei seinem Handeln ist der Arzt verpflichtet, eine gewisse Sorgfalt walten zu lassen. Tritt nun ein Schadensfall ein, muß durch den Gutachter die Verletzung der *Sorgfaltspflicht*, insbesondere Inhalt und Umfang, festgelegt werden. Oft ist hierbei die Situation des Gutachters durch die allgemein gehaltene Fragestellung nach dem „Standard der medizinischen Wissenschaft", der als Grundlage der Sorgfaltspflicht angesehen wird, erschwert. Hier ist es Aufgabe des Gutachters, die Schwierigkeiten, die sich aus der Vielzahl allgemeingehaltener oder gar falscher Fragestellungen ergeben, durch eine Spezialisierung der Fragestellung und nachvollziehbar gemachter wissenschaftlicher Zusammenhänge zu mindern. Es ist wichtig festzustellen, daß als Standard immer Informationen herangezogen werden, die zur Zeit der Behandlung zugänglich waren.

Fühlt sich ein Patient falsch behandelt, steht es ihm frei, eine Rechtfertigung vom Arzt zu verlangen. Zwei Wege führen dahin:

- die sofortige gerichtliche Auseinandersetzung, oder wie es sich in den letzten 15 Jahren herausgebildet hat,
- die Einschaltung einer Gutachterkommission für Fragen ärztlicher Haftpflicht.

Die *Gutachterkommissionen* für Fragen ärztlicher Haftpflicht (GAK) wurden von den Landesärztekammern in Deutschland ins Leben gerufen um Arzt und Patient die Möglichkeit zu geben, außergerichtlich eine Klärung herbeizuführen bzw. auf dem Schlichtungswege eine Befriedigung der beiderseitigen Interessen zu erzielen.

Die Kommissionen haben entweder den Auftrag, eine Klärung bzw. Feststellung eines schuldhaften Verhaltens (Behandlungsfehler) herbeizuführen, was in den Kammern Nordrhein-Westfalen, Hessen, Rheinland-Pfalz, Saarland und Baden-Württemberg der Fall ist, oder in Zusammenarbeit mit den Haftpflichtversicherern (z. B. HUK-Verband) von vorneherein eine außergerichtliche Schadensregulierung anzustreben (Bayern, Berlin, Bremen, Hamburg, Niedersachsen und Schleswig-Holstein) [4, 27].

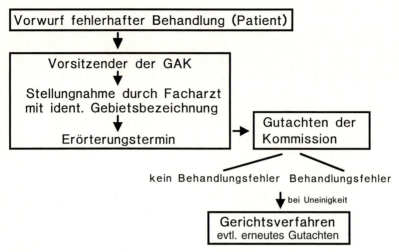

Abb. 1. Verfahrensweise der Gutachterkommission für Fragen ärztlicher Haftpflicht (z. B. Landesärztekammer Baden-Württemberg)

Der Aufbau der Kommissionen sei am Beispiel Baden-Württemberg dargestellt: hier setzt sich die Kommission aus einem vorsitzenden Richter, einem niedergelassenen Arzt mit langjähriger Berufserfahrung sowie einem Facharzt, der die gleiche Gebietsbezeichnung führt wie der betroffene Arzt, zusammen.

Abbildung 1 zeigt schematisch den Entscheidungsweg in der Gutachterkommission, der von dem erhobenen Vorwurf eines Patienten bis zur Stellungnahme (Gutachten) der Gutachterkommission eingeschlagen wird. Hier ist als Beispiel der Ablauf eines Verfahrens bei den von der Landesärztekammer Baden-Württemberg eingesetzten Kommissionen gewählt worden [4, 6, 10]. Diese Kommission kann sowohl von sich fehlerhaft behandelt fühlenden Patienten als auch von einem Arzt, dem ein Gerichtsverfahren durch den Vorwurf einer fehlerhaften Behandlung droht, kostenlos angerufen werden.

Der Vorsitzende der Gutachterkommission regelt den weiteren Verfahrensablauf. Nach Einsichtnahme in die Unterlagen des Krankheitsverlaufs und der Stellungnahmen der betroffenen Parteien fordert der Vorsitzende eine schriftliche Stellungnahme vom Facharzt des betroffenen Gebiets. Diesem Kollegen werden die Krankenunterlagen des Patienten zugänglich gemacht. Nach Durchsicht gibt er anhand der ihm vorliegenden Befunde unter Berücksichtigung der Röntgenbilder, Operationsberichte etc. eine wissenschaftlich fundierte Stellungnahme zum vorliegenden Fall ab. Zur Abfassung einer solchen gutachterlichen Stellungnahme ist auf das Kapitel „Erstellen und Abfassen des ärztlichen Gutachtens" zu verweisen.

Die gutachterliche Stellungnahme wird dann innerhalb der Kommission erörtert und eine Anhörung anberaumt [8]. Zu dieser werden die beteiligten Parteien bzw. deren Bevollmächtigte geladen. Aus der gutachterlichen Erfahrung nach langjähriger Mitarbeit in diesen Kommissionen ist allen betroffenen Ärzten zu raten, an diesen Sitzungen teilzunehmen und sich ausreichend darauf vorzubereiten. Es hat sich gezeigt, daß im Dialog durchaus positive Momente für den angegriffenen Kollegen auftreten können, während andererseits das Nichterscheinen als Schuldeingeständnis bzw. ignorantes Verhalten angesehen werden könnte.

Als endgültiges Ergebnis wird von der Kommission ein schriftliches Gutachten angefertigt, in dem festgestellt wird, ob ein Behandlungsfehler vorliegt oder nicht. Häufig läßt sich schon durch das Votum der Gutachterkommission bzw. Entscheid der Schlichtungsstelle eine weitere Auseinandersetzung vermeiden. Dies kann bedeuten, daß die Haftpflichtversicherung des betroffenen Arztes den Schaden akzeptiert oder ein sich fehlerhaft behandelt fühlender Patient seine Auffassung korrigiert.

Läßt sich im Rahmen der Kommission keine Einigung zwischen den streitenden Parteien erzielen bzw. akzeptiert der Patient die Entscheidung der Kommission nicht, ist ein gerichtliches Verfahren notwendig. Es wird nun meist durch die Anwälte des fraglich fehlerhaft behandelten Patienten bzw. bei Ablehnung des Haftungsanspruchs durch die jeweilige Haftpflichtversicherung des betroffenen Arztes ein Verfahren bei Gericht eingeleitet. Im Rahmen dieser gerichtlichen Auseinandersetzung kann das Gutachten der Gutachterkommission für Fragen ärztlicher Haftungsfälle bzw. der Schlichtungsstelle verwendet werden. Häufig sind jedoch weitere Gutachten notwendig, in bestimmten Fällen ist auch ein Erscheinen des Gutachters vor Gericht und dessen mündliche Befragung erforderlich.

Ist eine gerichtliche Auseinandersetzung nicht vermeidbar, sollte sie von der Kommission nicht behindernd beeinflußt werden, da sonst die Gutachterkommissionen in den Ruf der Vertuschung geraten würden. Der urologische Gutachter ist im Rahmen dieser Arbeit in besonderer Weise gefordert, hat er doch hier Urteil über seine Berufskollegen zu fällen, dabei uneingeschränkt dem Recht zu dienen, aber auch alles aufzubieten, um die besondere Eigenart der ärztlichen Tätigkeit mit aller ihrer Empfindlichkeit zu berücksichtigen. Gemeint ist hier das hohe Gut des Vertrauens in die ärztliche Heilkunst und die Eigenverantwortlichkeit unseres Berufsstands.

Wie erwähnt, kann in zahlreichen Fällen durch Einschaltung der Gutachterkommission für Fragen ärztlicher Haftpflichtfälle bzw. Schlichtungsstellen eine gerichtliche Auseinandersetzung vermieden werden. Dennoch sind auch auf urologischem Fachgebiet mehr und mehr Arzthaftungsprozesse zu verzeichnen.

Der Problemkreis der Prostataerkrankungen, im speziellen der benignen Prostatahyperplasie, ist häufig Gegenstand arztrechtlicher Auseinandersetzungen. In 5 von 12 Begutachtungen, die wir in den letzten 10 Jahren für die GAK ausgeführt haben, lag eine Prostataerkrankung vor. Die Risiken einer Prostataoperation sind auch der Allgemeinheit hinlänglich bekannt, jedoch können spezielle organische Gegebenheiten wie die retrograde Ejakulation, postoperative Komplikationen wie Harninkontinenz, Impotenz bzw. eine Infektion zu

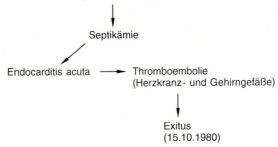

Abb. 2. F. Sch., 55 Jahre, männl.: Sepsis nach TUR-P

Klagen der Patienten führen. Die hier genannten Komplikationen sind schwerwiegend und führen nicht selten zu gerichtlichen Auseinandersetzungen.

Bei der Behandlung der benignen Prostatahyperplasie können aber auch erhebliche bzw. tödliche Komplikationen infolge Sepsis oder Thromboembolie auftreten.

Beispielhaft sei die Bearbeitung der Klage von Angehörigen eines Patienten mit benigner Prostatahyperplasie durch die Kommission dargestellt. Abbildung 2 zeigt schematisch den letalen Krankheitsverlauf nach einer Routineoperation (TUR) der Prostata und sich entwickelnder Sepsis.

Bei dem 55jährigen Patienten kam es nach TUR-P zur Septikopyämie und akuten Endokarditis. Die akute bakterielle Endokarditis wird durch sehr hochvirulente und destruktiv wirkende Erreger wie z. B. Staphylokokken ausgelöst. Der Verlauf ist fulminant und führt bei inadäquater Behandlung, bzw. wenn sie unerkannt bleibt oder zu spät erkannt wird, innerhalb von wenigen Wochen zum Tod des Patienten. Prädisponierende Faktoren sind u. a. operative Manipulationen an der Harnröhre und Blase. Eine hieraus folgende Bakteriämie kann zur akuten Endokarditis mit meist ulzerierenden, nekrotisierenden Veränderungen der Herzklappen führen, diese wiederum zu Embolien in Leber, Nieren und Gehirn [11, 15]. In unserem Fall trat eine Embolie von Hirn- und Herzkranzgefäßen auf, die zum Tod führte. Der Gutachter führte aus, daß „trotz des Nichterkennens der akuten Endokarditis ein Behandlungsfehler hier nicht zu sehen sei, da für die behandelnden Ärzte die Endokarditis außerhalb des üblichen klinischen Erfahrungsschatzes lag. Auch bei rechtzeitigem Erkennen wäre der Ausgang der lebensbedrohlichen Erkrankung mit allen Konsequenzen ungewiß geblieben."

Wird von einem Gericht ein Gutachten im Arztrecht angefordert, so ist es wichtig, sich bei der Erstellung auf den medizinischen Bereich zu beschränken und die Klärung der juristischen Zusammenhänge den Juristen zu überlassen. Verläßt der Gutachter das eigentliche Arbeitsgebiet der Begutachtung der medizinisch faßbaren Fakten und begibt sich auf „fremdes Terrain", sind Fehler unvermeidlich. So bedeutet dies beispielsweise im Rahmen der Begutachtung einer fehlerhaften Aufklärung, daß der Gutachter sich auf die Beurteilung, ob die Aufklärung bezüglich der Operation oder diagnostischen Maßnahme vorhanden ist und ausreichend war bzw. ob die aufzuklärenden Komplikationen benannt wurden, beschränkt. Dagegen sollte das Ausmaß der Aufklärung und hier insbesondere die Frage „wieweit draußen liegt eine Komplikation?" bzw. die Form der Aufklärung durch das Gericht geklärt werden.

Bei der Abfassung des Gutachtens und bei einer evtl. notwendigen mündlichen Verhandlung ist der Gutachter besonders gefordert, seine *Ausführungen für den Richter verständlich* auszudrücken, um eine ausgewogene Rechtsprechung zu ermöglichen [7]. Gerade im Arzthaftungsprozeß sind Kläger und Beklagter auf einen verständnisvollen und auf Interessenausgleich bedachten Richter angewiesen [17, 26]. Oftmals liegen die Probleme in der Verständigung zwischen Auftraggeber und Gutachter, die zu Mißverständnissen und bei unverständlich abgefaßten Gutachten zur Ladung des Gutachters führen. Nicht selten ist es erst in der mündlichen Verhandlung möglich, die Meinung des Gutachters verständlich darzulegen. Das Gericht kann sich, oft aufgrund der mangelhaften und teilweise unvollständigen Ausführungen im Gutachten, dem Votum des Gutachters nicht anschließen. In der mündlichen Verhandlung können Probleme durch direkte Rückkopplung bzw. anhand von Anschauungsmaterial gelöst und die Ausführung des Gutachters dem Gericht erläutert werden.

Ein Beispiel möglicher Verständigungsschwierigkeiten zwischen Auftraggeber und Gutachter zeigt folgendes Gutachten:

Es handelt sich um einen ca. 41jährigen Patienten, bei dem eine Hodenatrophie links vorlag. Aufgrund einer Leistenhernie rechts mit Einklemmung wurde er auf der rechten Seite operiert, in derselben Sitzung wurde ein Krampfadergeflecht im Verlauf des rechten Samenstrangs mitentfernt (Varikozelenoperation). Nach Angaben der Klinik war der postoperative Verlauf bis zum 10. Tag komplikationslos. Danach trat eine schmerzhafte Schwellung des rechten Skrotalinhalts auf, der inzwischen entlassene Patient wechselte die Klinik und wurde rechts inguinal erneut operiert. Es zeigte sich angeblich eine sehr eng gelegte Naht aufgrund der Leistenhernienoperation nach Basini, die zu einer Hodenatrophie geführt hatte. Aufgrund der nunmehr beidseitigen Hodenatrophie mußte bei dem Patient die Hormonsubstitution eingeleitet werden, der Patient beklagte sehr starke sekundäre Symptome (s. Abb. 3, S. 56).

In seinen Ausführungen kam der Gutachter zu dem Ergebnis, daß dem behandelnden Arzt kein Vorwurf zu machen sei, da die Leistenhernienoperation nach den Regeln der ärztlichen Kunst durchgeführt worden war und eine Entfernung eines Venengeflechts in derselben Sitzung möglich ist. Der postoperative Verlauf war bis zur Entlassung aus stationärer Behandlung komplikationslos. Die aufgetretene Komplikation schicksalhaft. Dieses Gutachten wurde von der Klägerseite (Patient) angegriffen.

Das Gutachten hatte zwar sämtliche Fragen des Gerichts, die später in der mündlichen Verhandlung diskutiert wurden, beantwortet, jedoch waren diese Antworten für einen medizinischen Laien – und als solches sind Richter und Anwälte anzusehen – unverständlich [9]. Es fehlte die Übersetzung medizinischer Fachausdrücke bzw. wichtige Zusammenhänge waren nicht genug dargestellt (Aufgabe des medizinischen Gutachtens!). Dadurch waren die anatomischen Zusammenhänge der Operationssituation verwirrend, so daß der Anwalt des Klägers das Gutachten angriff und dem Gutachter mangelnde Sorgfalt vorwarf.

In der darauf folgenden mündlichen Verhandlung gelang es dem Gutachter anhand von medizinischem Anschauungsmaterial (wie Zeichnungen und anatomischen Tafeln), die Situation der Operation und die möglichen Komplikationen sowohl dem Richter als auch dem Anwalt des Klägers zu erklären. Er konnte beide von der Richtigkeit seines Gutachtens überzeugen. Fragen konnten direkt beantwortet werden, bestehende Unklarheiten wurden ausgeräumt. Der Anwalt des Klägers entschuldigte sich beim Gutachter und lobte dessen Sachverstand sowie die klare Ausführung.

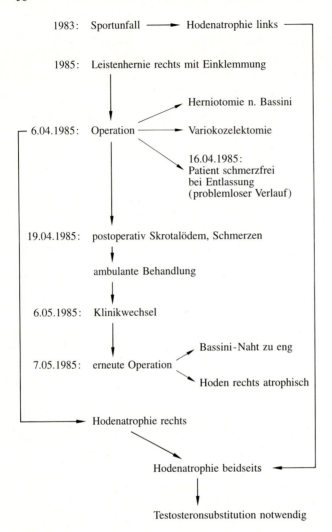

Abb. 3. P. S., 41 Jahre, männl.: Hodenatrophie nach Leistenbruchoperation und Varikozelektomie (bei vorbestehendem Schaden des kontralateralen Hodens)

Eine weitere Ursache für Verständigungsschwierigkeiten zwischen ärztlichem Gutachter und Juristen kann in der verschiedenen Bewertung der Diagnostik bezüglich einer nicht lebensbedrohlichen Erkrankung liegen. Diagnostische Eingriffe werden vom Juristen im Vergleich zu lebenserhaltenden oder dringend zur Gesundheitserhaltung nötigen Maßnahmen kritischer beurteilt. Der Arzt hingegen geht eher davon aus, daß auch bei einem nicht lebensnotwendigen Eingriff erhebliche Risiken nach entsprechender Aufklärung von ihm und dem Patienten gemeinsam in Kauf genommen werden müssen.

Hier sei beispielhaft an die Nachblutung als mögliche Komplikation nach diagnostischer Nierenpunktion erinnert, die eine offene operative Intervention notwendig machen kann.

Folgen wir den oben aufgezeigten grundsätzlichen Forderungen, die vom Recht an den Arzt gestellt werden, so wird der Gutachter in erster Linie zu den Fragestellungen der Indikation und nach dem Ablauf eines Eingriffs oder Behandlung entsprechend den Regeln der Kunst gefragt werden, die er anhand seines Fachwissens und aufgrund seiner Erfahrung beantworten wird.

Insbesondere bei der Begutachtung von Fehldiagnosen sollte der Gutachter sehr zurückhaltend sein. Laut OLG Köln [23] sind Diagnoseirrtümer nur sehr zurückhaltend als Behandlungsfehler zu werten. Ein Behandlungsfehler ist nur dann anzunehmen, wenn eine Krankheitserscheinung in völlig unvertretbarer, der Schulmedizin entgegenstehender Weise gedeutet, elementare Kontrollbefunde nicht erhoben werden oder eine Überprüfung der Erstdiagnose im weiteren Behandlungsverlauf unterbleibt – auch wenn diese keine Wirkung zeigt. Wir möchten hierzu ein Beispiel anfügen (Abb. 4):

Bei der Patientin (D. D., 45 J.) wurde eine eitrige Bronchitis, ein Atemwegsinfekt bei eitrig entzündeten Mandeln und eitrigen Entzündungen im Rachenraum sowie eine Lumbalgie bei Schmerzen im Bereich des Rückens diagnostiziert. Im weiteren Verlauf zeigte sich jedoch, daß nicht nur ein Atemwegsinfekt sondern auch eine Urolithiasis und Harnwegsinfekt vorlagen. Es fand sich ein Nierenbeckenausgußstein, von dem ein Teil abgesprungen war und den Harnleiter verstopfte, so daß es zu einer Urosepsis kam. Die Niere mußte entfernt werden.

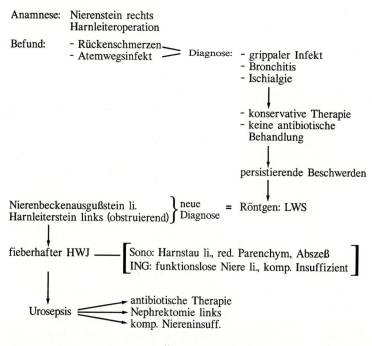

Abb. 4. D. D., 45 Jahre, weibl.: Übersehene Urolithiasis

Die Urolithiasis war zwar übersehen worden, jedoch paßten fast sämtliche Befunde, die erhoben worden waren, zu den diagnostizierten Erkrankungen des Atemtrakts. Ein Behandlungsfehler lag somit nicht vor.

Es bleibt dennoch zu bemerken, daß der Arzt bei der Diagnosestellung alle ihm zur Verfügung stehenden Quellen und diagnostischen Hilfsmittel ausnutzen muß. Zusätzliche Untersuchungen, insbesondere Röntgenuntersuchungen und Laboruntersuchungen, sind dann erforderlich, wenn dies zur Sicherung der Diagnose im Einzelfall notwendig ist. Ist das Krankheitsbild mehrdeutig, so muß sich der Arzt notfalls durch Studium der einschlägigen Literatur oder auf andere Weise Aufschluß über die möglichen Krankheitsursachen und die anzuwendenden Untersuchungsmethoden verschaffen. Ebenfalls muß die einmal gestellte Diagnose fortlaufend im Rahmen der Behandlung überprüft und notfalls korrigiert werden. Sind die zur Verfügung stehenden Diagnosemöglichkeiten unzureichend, muß ein Spezialist hinzugezogen bzw. der Patient überwiesen werden [25].

Auch bei der Übernahme einer Behandlung kann ein Behandlungsfehler begangen werden bzw. eine Sorgfaltspflichtsverletzung vorliegen. Übernimmt ein Arzt die Behandlung eines Patienten oder setzt er eine begonnene Behandlung fort ohne die hierfür erforderlichen Kenntnisse und Erfahrungen zu besitzen, verletzt er die Sorgfaltspflicht bzw. begeht ein sog. „Übernahmeverschulden". Der Arzt ist dann verpflichtet, einen anderen Arzt hinzuzuziehen bzw. den Patienten zu überweisen, wenn die eigenen Fähigkeiten nicht ausreichen, eine Diagnose zu stellen bzw. die Behandlung durchzuführen [25]. Ein sog. Übernahmeverschulden liegt auch dann vor, wenn ein noch in der Weiterbildung befindlicher Arzt die selbständige Durchführung einer Operation übernommen hat, obwohl er nach eigener Einschätzung die hierfür notwendigen Kenntnisse und Erfahrungen nicht besitzt. Eine hieraus entstehende Gefährdung des Patienten geht zu Lasten des betroffenen, in Weiterbildung befindlichen Arztes. Dieser muß nach höchstrichterlicher Entscheidung auch dann eine solche Operation ablehnen, wenn ihm hieraus berufliche Nachteile entstehen [5].

Bezüglich der Verantwortlichkeit im Krankenhausbereich bzw. in der Arztpraxis mit einer ausgeprägten fachlichen Über- und Unterordnung (vertikale Arbeitsteilung) sei auf folgende Grundsätze verwiesen [25]:

— Die Gesamtverantwortung wird vom leitenden Arzt der Einrichtung (Chefarzt, Inhaber einer Praxis etc.) getragen. Organisation, Leitung und Aufsicht sind so auszuüben, daß Schäden vom Patienten abgewendet werden.
— In diesem Rahmen besteht zunächst der Vertrauensgrundsatz, d.h. der Verläßlichkeit der ärztlichen und nichtärztlichen Mitarbeiter bezüglich ihrer Kenntnisse und Erfahrungen, die im Rahmen von Aus- und Weiterbildung erworben wurden. Dementsprechend besteht je nach erworbenen Kenntnissen des Mitarbeiters das Prinzip der Eigenverantwortlichkeit, d.h. der eigenen Sorgfaltspflichten der Mitarbeiter in ihren Aufgabenbereichen.
— Damit einher geht das fachliche Weisungsrecht des leitenden Arztes sowie entsprechend seine Überwachungs- und Weisungspflicht gegenüber ärzt-

lichem und nichtärztlichem Personal. Die Intensität der Überwachung ist wiederum von der jeweiligen Qualifikation abhängig.

Nach Rieger [25] gestalten sich die Sorgfaltspflichten des leitenden Arztes folgendermaßen:

- Grundsätzlich dürfen einem ärztlichen Mitarbeiter mit Facharztanerkennung alle anfallenden Aufgaben seines Fachgebiets übertragen werden, ohne daß eine Überwachung bei Einzelmaßnahmen notwendig wird.
- Dagegen dürfen an einen in Weiterbildung stehenden Arzt zunächst nur solche Tätigkeiten delegiert werden, die die Kenntnisse der ärztlichen Prüfung nicht überschreiten; Aufgaben, die Spezialkenntnisse erfordern, dürfen erst nach Einweisung und Einarbeitung ausgeführt werden. Die zu gewährende Selbständigkeit wächst mit zunehmender Weiterbildung, vorausgesetzt, der Mitarbeiter erweist sich als zuverlässig.
- Ärztliche Aufgaben dürfen prinzipiell nicht an nichtärztliche Mitarbeiter delegiert werden. Hier kann es, insbesondere mit dem Pflegepersonal, im Einzelfall zu Abgrenzungsschwierigkeiten kommen, beispielsweise bei der Durchführung von Blutentnahmen, Infusionen und Injektionen. Zu den dem Arzt vorbehaltenen Aufgaben gehören die Anordnung diagnostischer und therapeutischer Maßnahmen und deren Auswertung („Anordnungsverantwortung"). Weiterhin gehören hierzu die Festlegung des Therapieplans, die Indikation, die Verlaufskontrolle sowie die weitere prognostische Beurteilung. Dagegen kann die Durchführung bestimmter Maßnahmen (z. B. Blutentnahme, Katheterlegen) an das medizinische Assistenzpersonal übertragen werden. Hierbei hat er sich aber vorher von den Fähigkeiten und der Verläßlichkeit des nichtärztlichen Mitarbeiters zu überzeugen. In jedem Fall liegt die Gesamtverantwortung für die ordnungsgemäße Durchführung der angeordneten Maßnahmen beim Arzt. Eine Delegation ärztlicher Aufgaben an nichtärztliches Personal bedeutet daher einen Verstoß gegen die Sorgfaltspflicht.

Beispielhaft sei hier eine Begutachtung erwähnt, die wir für die GAK Südwürttemberg durchgeführt haben (Abb. 5).

Bei dem Patienten (H.B., 78 J.) waren vom Hausarzt wegen Harnverhalt bei benigner Prostatahyperplasie frustrane Katheterisierungsversuche durchgeführt worden. Nach Einweisung in die Klinik war kein Arzt zur Verfügung, der Patient wurde von einem Pfleger katheterisiert, der auch die „Erstbehandlung" einleitete. Im weiteren Verlauf wurde versucht, die fulminant sich entwickelnde Urosepsis zu beherrschen, was nicht gelang. Hier wurde vom Gutachter ein Verstoß gegen die Sorgfaltspflicht des Urologen festgestellt.

- Der ärztliche Leiter trägt auch die Verantwortung für einen geregelten Arbeitsablauf. Dazu gehört es, Gefahren von Kommunikations- und Koordinationsmängeln zu erkennen und entsprechende Kontrollmechanismen einzuführen. Weiterhin gehört hierzu der Hinweis auf Mängel, insbesondere Personalmangel, gegenüber dem Krankenhausträger bzw. die Forderung nach Abschaffung dieser Mängel. Schließlich trägt der ärztliche Leiter auch die Verantwortung für eine kontinuierliche theoretische und prakti-

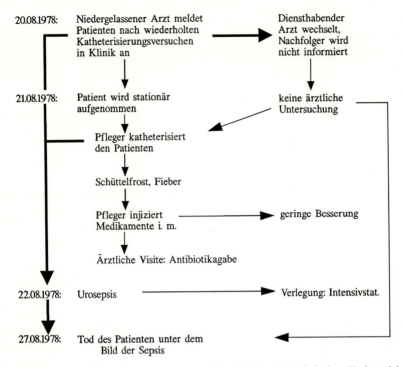

Abb. 5. H. B., 78 Jahre, männl.: Urosepsis bei BPH und wiederholten Katheterisierungsversuchen

sche Fortbildung des ärztlichen und nichtärztlichen Personals. Dazu gehört die Belehrung über typische Fehler- und Gefahrenquellen, die Erteilung der erforderlichen Weisungen sowie eine Anleitung mit den Maßnahmen zum Schutz der Patienten!
– Über die Qualifikation noch neuer Mitarbeiter soll sich der leitende Arzt stets vergewissern, er hat sich im Laufe der Zusammenarbeit von Fähigkeiten und Zuverlässigkeit zu überzeugen. Eine angemessene Überwachung gilt auch für gut ausgebildete und zuverlässige Kräfte.
– Sowohl der Angestellte als auch der niedergelassene Arzt sind verpflichtet, sich beruflich fortzubilden: nur der Arzt ist zur Anwendung der im konkreten Behandlungsfall gebotenen Sorgfalt in der Lage, der sich laufend über die Fortschritte der medizinischen Wissenschaft unterrichtet und sich mit den neuesten Heilmitteln und Heilverfahren vertraut macht. Entsteht dem Patienten dadurch ein Schaden, daß dem Arzt gesicherte Erkenntnisse der medizinischen Wissenschaft mangels gehöriger Fortbildung unbekannt waren, so hat der Arzt hierfür zivilrechtlich und strafrechtlich einzustehen. Im allgemeinen kann erwartet werden, daß wesentlich neue Erkenntnisse dem Arzt nach Ablauf eines halben Jahrs bekannt sind. Dies gilt insbesondere für die erforderlichen Erkenntnisse neuer diagnostischer und therapeutischer Methoden [25].

Die Entwicklung der letzten Jahre zeigt, daß eine immer wieder zu gerichtlichen Auseinandersetzungen führende Situation in der notwendigen *Aufklärung vor operativen Eingriffen* sowie diagnostischen und therapeutischen Maßnahmen besteht. Die Thematik der Aufklärung ist im allgemeinen eine juristische Frage und bedarf wie oben gesagt weniger der ärztlichen Begutachtung, jedoch sei wegen der Aktualität und der Brisanz dieser Frage einiges Grundsätzliche gesagt.

Obwohl sich die Gerichte seit Jahren mit wachsendem Verständnis und zunehmender Sachkenntnis um das rechte Maß bemühen, gehen die forensischen und literarischen Kontroversen insbesondere im Bereich der Aufklärung weiter [16, 19].

Die Schwierigkeiten, die sich im Rahmen der Aufklärungspflicht ergeben, liegen nicht nur in den immer breiter werdenden Behandlungsalternativen aufgrund der weiteren Differenzierung der Medizin, sondern auch in der kritischen Haltung, die die Patienten oft aufgrund von Fehlinformationen den Ärzten gegenüber einnehmen. Primär sollte man sich immer den Satz vor Augen halten, der besagt: Vom Stil des Aufklärungsgesprächs hängt für den Arzt wie für den Patienten viel ab [26].

Insbesondere ragt hier das Spannungsverhältnis zwischen dem Selbstbestimmungsrecht und der ärztlichen Fürsorgepflicht hinein. Bereits 1983 haben Laufs und Kern „25 Grundregeln" der Aufklärung aufgestellt, die im folgenden auszugsweise dargestellt werden [18].

1. Das Recht auf körperliche Unversehrtheit und Selbstbestimmung schützt oberste Grundwerte mit Verfassungsrang. Diese bestimmen die Rechtslage bei ärztlichen Heileingriffen auf unmittelbare und praktische Weise. Jedermann hat die Befugnis, ärztliche Dienste in Anspruch zu nehmen oder einer Krankheit ihren schicksalshaften Lauf zu lassen, wobei Voraussetzung die Kenntnis der Tragweite des Entschlusses ist. Das Selbstbestimmungsrecht des Patienten stellt Maßstab und Rechtsgrund der ärztlichen Aufklärungspflicht dar.
2. Die ärztliche Aufklärungspflicht begleitet als juristische Konsequenz die moderne Medizin mit ihren invasiven Verfahren.
3. Es gilt nicht „salus aut voluntas suprema lex", sondern "salus ex voluntate, voluntas pro salutate, salus et voluntas."
4. Es gehört zu den Berufspflichten des Arztes, den Genesungswillen nicht zu lähmen, sondern zu stärken, und den Patienten nicht in schwächende Ängste zu versetzen.
5. Die Aufklärung des Patienten ist eine ärztliche Aufgabe. Sie obliegt grundsätzlich dem behandelnden Arzt. Ihre Delegation erfordert besonders strenge Umsicht. Wirken mehrere Ärzte zusammen, hat jeder seinen Eingriff aufzuklären. Aufklären soll im Krankenhaus grundsätzlich der Krankenhausarzt. Der einweisende Arzt kann ihm diese Aufgabe nicht abnehmen. Aufklären muß jedoch nicht derjenige Arzt, der den Eingriff später vornimmt, er kann diese Aufgabe delegieren. Jedoch soll jeder Arzt, der die Aufklärung vornimmt, über den dazu erforderlichen Kenntnisstand verfügen.
6. Der Arzt soll grundsätzlich den Patienten selbst aufklären. Fehlt diesem die Entschlußfähigkeit, so hat der Arzt sich hier an Sorgeberechtigte zu wenden bzw. einen Pfleger zu bestellen. Bei Minderjährigen gilt nicht das Lebensalter, sondern es muß die Reife der Persönlichkeit in Betracht gezogen werden. Liegt ein Notfall vor und Eile tut not, so darf und soll sich der Arzt nach dem mutmaßlichen Willen des Hilfsbedürftigen richten.
7. Der Arzt soll den Zeitpunkt der Aufklärung so wählen, daß dem Kranken genügend Zeit bleibt, seinen Entschluß abzuwägen und zu treffen. Der Zeitpunkt der Aufklärung muß laut OLG Köln bei längerfristig planbaren Eingriffen mehr als 24 h vor der Operation er-

folgen, was bei der Festlegung des Operationstermins berücksichtigt werden muß (Rundschreiben ÄK Ba-Wü, 1/1991).

8. Die Aufklärung des Patienten ist an keine bestimmte Form gebunden. Sie soll sich in verständnisvoller Unterredung, möglicherweise schrittweise vollziehen. Die Situation der möglichen Operation bzw. des diagnostischen Eingriffs und deren möglichen Folgen und Komplikationen hat möglichst ausführlich, jedoch der intellektuellen Fähigkeit des Patienten angepaßt, zu geschehen. Informationsblätter und Broschüren können unterstützend eingesetzt werden, ersetzen jedoch nie die eigentliche Aufklärung. Formulare, die unterschrieben werden, sind als Beweismittel anzusehen. Je genauer und individueller sie den konkreten Einzelfall dokumentieren, etwa auch noch handgefertigte Zeichnungen des Aufklärenden enthalten, um so wertvoller sind sie.
9. In der Regel soll der Arzt den Patienten über die Krankheit, den Verlauf der vorgeschlagenen diagnostischen Maßnahmen und Verfahren sowie über die Gefahren und mögliche Folgen, insbesondere Komplikationen, aufklären.
10. Der Patient muß erfahren, daß er krank ist und welche Krankheit ihn betroffen hat. Bei schwerer Krankheit und/oder infauster Prognose darf der Arzt sich mit diagnostischen Aufschlüssen zurückhalten und den kritischen Befund behutsam umschreiben. Jedoch ist auch hier Vorsicht am Platze, es sei bezüglich der Aufklärung über das Vorliegen einer karzinomatösen Erkrankung an das aufsehenerregende Urteil aus dem Jahre 1991 – Nichtaufklärung eines Patienten nach Rücksprache mit Ehefrau über Karzinom im Auge – erinnert, woraus sich schließen läßt, daß eine Aufklärung des Karzinompatienten in jedem Fall durchzuführen ist.
11. Die Information über den Vorgang des Eingriffs braucht nicht alle Einzelheiten umfassen. Der Kranke soll vielmehr im großen und ganzen oder in groben Zügen erfahren, was mit ihm geschehen soll.
12. Der Arzt hat den Patienten über die Gefahren des Eingriffs ins Bild zu setzen. Das Maß der Risikoaufklärung hängt jedoch von der Dringlichkeit des Eingriffs ab.

Je dringender und unabweisbarer der Eingriff, desto geringer bleibt der Umfang der Aufklärung. Besteht Lebensgefahr, so braucht der Arzt auf solche Gefahren nicht hinzuweisen, die fern liegen, selten auftreten oder sich zwar verwirklichen werden, deren Folgen jedoch vom Kranken gegenüber dem Tod aller Voraussicht nach als geringfügig empfunden werden. Ist der Eingriff nicht vital notwendig, sondern nur vertretbar, soll er keine akute Gefahr abwenden, sondern den Zustand lediglich verbessern, hat der Arzt einer entsprechend strengen, tiefergehenden Informationspflicht zu genügen, die bei kosmetischen Operationen am weitesten reichen sollte.
13. Je fragwürdiger die Indikation erscheint, wenn eine sinnvolle Alternative in Betracht kommt, desto strengeren Maßstäben soll die Instruktion des Patienten in informierter Übereinkunft genügen.
14. Bei Neulandschritt im Heilversuch, hier ist insbesondere die nichtschulmedizinische Medizin gemeint, bedarf der Arzt prinzipiell im stärkeren Maß als schulmedizinischen Standardeingriff zu seiner Legitimation des Einverständnisses seines Patienten.
15. Stets gilt: je gefährlicher der geplante Eingriff, je gravierender dessen begleitendes Risiko, desto gewichtiger der Umfang der ärztlichen Aufklärungspflicht.
16. Auf einschneidende mögliche Folgen des Eingriffs, etwa auf die Gefahr des Todes, des Erblindens oder Lähmung oder ähnliche schwerwiegende Komplikationen, hat der Arzt aufmerksam zu machen, selbst bei geringer Komplikationsdichte, also wenn solche Konsequenzen nur selten auftreten. Bei einer transurethralen Operation ist z. B. immer eine Harnröhrenstriktur als häufige Komplikation aufzuklären, wobei der Verlust des Hodens als eher selten zu betrachten ist. (Hierzu sei auch auf das Kapitel Prostataerkrankung verwiesen.)
17. Die Aufklärung soll jedem Einzelfall genügen und dessen Umstände berücksichtigen.
18. Fragen des Patienten verpflichten den Arzt zu antworten.
19. Der bereits informierte oder erfahrene Kranke verlangt dem Arzt entsprechend weniger Information ab.
20. Umstritten bleibt die Kontraindikation. Der Arzt darf dem Kranken jedenfalls solche Aufschlüsse vorenthalten, deren Kenntnis eine schwere Gesundheitsgefahr bedeutet.

21. Auch ohne akute vitale Indikation ist der Arzt im Recht, der den Eingriff planwidrig erweitert, wenn sich dies nach einem nicht schuldhaften p.o.-Diagnoseirrtum als geboten erweist. Die Patienteneinwilligung deckt beispielsweise nach transurethraler Operation weitere Operationsschritte wie offene Adenomenukleation, radikale Prostatektomie eigentlich nicht. Die interne Urethrotomie bzw. Prostatabiopsie sollte bereits vor jedem transurethralen Eingriff aufgeklärt werden [2]. Der Operateur kann jedoch auch ohne vitale Indikation unter folgenden weitern Voraussetzungen seinen Eingriff erweitern:
   – Der neue Befund müßte ohne die beabsichtigte Ausweitung des Operationsplans zum Tod des Patienten in absehbarer Zeit führen.
   – Bei Abbruch des Eingriffs müßten weitere ernsthafte zusätzliche gefährliche Komplikationen drohen, die eine ausgedehnte fortgesetzte chirurgische Maßnahme vermiede.
   – Schließlich dürfte ein der Operationserweiterung entgegenstehender Wille des Kranken wegen der Lebensbedrohlichkeit des neuen Befundes nicht zu erwarten sein.
22. Die Frage nach dem rechten Maß der Aufklärung bleibt belastet durch das gerichtlich festgehaltene Leitbild vom Heileingriff als Körperverletzung.
23. Der Arzt hat die Gefahr und ständigen Nebenfolgen des Eingriffs zu tragen, soweit sie finanziell zu Buche schlagen, wenn er im Streitfall nicht den Nachweis führen kann, seinen Patienten im Rechtssinne voll aufgeklärt zu haben. Daraus ergibt sich das schwer auf den Ärzten lastende Gewicht der Aufklärungspflicht und ihr Bestreben, sich gegen die Prozeßgefahr durch schriftliche Dokumente abzusichern mit weitreichenden Folgen in der klinischen Praxis.
24. Nach der Spruchpraxis entfällt die zivilrechtliche Verantwortlichkeit des Arztes, wenn dieser beweist, daß der unerwünschte Gesundheitszustand auch ohne den Eingriff eingetreten wäre oder der Kranke auch nach erfolgter ausreichender Aufklärung in den Eingriff eingewilligt hätte.
25. Die Regeln zur Selbstbestimmungsaufklärung lassen sich grundsätzlich nicht auf andere Informationspflichten des Arztes anwenden. Die therapeutische Aufklärung dient dem gesundheitlichen Wohl des Kranken.

Allgemein gilt, daß bei Standardbehandlungen keine Aufklärungspflicht zu Behandlungsalternativen gegeben ist. Der Bundesgerichtshof hat hierzu ausgeführt: „Solange dem Patienten im Krankenhaus eine Behandlung geboten wird, die dem jeweils erforderlichen medizinischen Standard genügt, ist er nicht darüber aufzuklären, daß dieselbe Behandlung andernorts mit besseren personellen und apparativen Mitteln und deshalb mit einem geringeren Komplikationsrisiko möglich ist" [12].

Bezüglich neu eingeführter Verfahren ergänzte der Bundesgerichtshof 1984: „daß der Patient ungefragt nicht über neue diagnostische und therapeutische Verfahren zu unterrichten ist, die sich erst in der Erprobung befinden und erst in einigen wenigen Großkliniken zur Verfügung stehen" [12].

Hier hat der Arzt dafür zu sorgen, daß der Patient darüber unterrichtet wird, wenn für eine Therapie mehrere Behandlungsmethoden zur Verfügung stehen, die noch dazu zu unterschiedlichen Belastungen des Patienten führen bzw. unterschiedliche Risiken und Erfolgsaussichten bieten. Der Patient soll nach sachverständiger Beratung durch den Arzt selbst prüfen können, was er an Belastungen und Gefahren im Hinblick auf möglicherweise unterschiedliche Erfolgschancen der verschiedenen Behandlungsmethoden auf sich nehmen will [12]. Falls mehrere als gleich wirksam anerkannte Behandlungsmethoden angewendet werden könnten, sollte der Arzt stets die nach den Umständen des Einzelfalls ungefährlichste auswählen.

Setzt der Arzt *medizinisch-technische Geräte* ein, ist die Bedienungsanleitung genau einzuhalten und die einschlägigen Hinweise im medizinischen Schrifttum sollten beachtet werden. Der Arzt muß sich vor dem Einsatz von Geräten wenigstens insoweit vertraut machen, wie dies einem naturwissenschaftlich und technisch Aufgeschlossenen möglich und zumutbar ist. Die Überprüfung von Geräten auf ihren technisch einwandfreien Zustand muß nicht grundsätzlich vom Arzt durchgeführt werden. Vom Arzt kann jedoch verlangt werden, daß er grundsätzlich die Arbeitsweise des Geräts und mögliche, insbesondere für den Patienten gefährliche Störungen erkennt. Ebenfalls wird von ihm verlangt, zu wissen, wann der Techniker herangezogen werden muß. Hier ist auf die entsprechenden Richtlinien in der Geräteverordnung für medizinische Geräte (MedGV) zu verweisen [20].

Die *Aufklärungspflicht bei Transfusionen* spielt eine besondere Rolle, da mit der Möglichkeit der Eigenblutspenden die Chance eingeräumt werden muß, evtl. Infektionsrisiken wie Hepatitis und AIDS zu vermeiden. In diesem Zusammenhang hat die Rechtsabteilung der Bundesärztekammer nach Beratungen im Ausschuß für medizinisch-juristische Grundsatzfragen Hinweise herausgegeben:

— Im Rahmen der Risikoaufklärung hat der Arzt Patienten immer dann über das Risiko einer Infektion mit Hepatitis und AIDS bei der Transfusion von Fremdblut aufzuklären, wenn es für den Arzt ernsthaft in Betracht kommt, daß bei ihnen intra- oder postoperativ eine Bluttransfusion erforderlich werden kann.
— Im Rahmen der Aufklärung über alternative Behandlungsmethoden sind Patienten auf Eigenblutspende als Alternative zur Transfusion von Fremdspendeblut hinzuweisen.

Als praktische Konsequenz hieraus sollte vor planbaren Operationen durch die behandelnden Ärzte geklärt werden, ob eine Transfusion ernsthaft sowohl intra- als auch postoperativ in Betracht kommt. Muß mit einer Transfusion gerechnet werden und liegt kein Notfall vor, so ist der Patient rechtzeitig — also in der Regel einige Wochen vor der Operation — über die möglichen Komplikationen einer Bluttransfusion und die alternativen Möglichkeiten der Eigenblutspende aufzuklären. Obwohl dieses Verfahren bezüglich der Praktikabilität sicher einige Schwierigkeiten aufweist, müssen wir doch feststellen, daß im Rahmen der Auseinandersetzungen um die HIV- bzw. Hepatitisinfektionsgefahr bei Transfusionen hier Vorsicht am Platz ist [7].

Der *Operationsbericht* sollte ausführlich unter Berücksichtigung der einzelnen Operationsschritte abgefaßt werden. Komplikationen sind zu beschreiben. Bei Ausweitung der Operation muß dies bei der Abfassung berücksichtigt werden.

Bei Erstellung eines Gutachtens ist dem Operationsbericht besondere Aufmerksamkeit zu widmen, er muß wie die Aufklärung vom Gutachter in den jeweiligen Krankenakten, wo sie schriftlich fixiert sein sollte, aufgesucht und bezüglich der Vollständigkeit überprüft werden.

Zusammenfassung

Zusammenfassend ist festzustellen, daß sich die kritische Einstellung unserer Gesellschaft im Verhältnis zwischen Patient und Arzt in einer ansteigenden Zahl von Auseinandersetzungen im Rahmen des Arztrechts niederschlägt. Ebenfalls trägt hierzu die immer komplexer werdende Medizin bei.

Die immer häufiger notwendig werdenden arztrechtlichen Gutachten versuchen die Frage zu klären, ob ein Behandlungsfehler von seiten des behandelnden Arztes vorlag.

Indikation und Durchführung des Eingriffs müssen den Regeln des Fachs entsprechen. Der Patient hat Anspruch auf eine hinlängliche Aufklärung.

Fühlt sich ein Patient falsch behandelt, hat er in der Bundesrepublik prinzipiell 2 Möglichkeiten, sein Recht zu bekommen. Er kann sich direkt über einen Anwalt oder auch selbst vertretend an ein Gericht wenden. Sinnvoller erscheint es, den Weg über die Gutachterkommissionen für ärztliche Haftpflichtfragen, die von den jeweiligen Landesärztekammern eingesetzt wurden, zu beschreiten. Auf diesem Weg kann kostenlos eine wissenschaftlich fundierte Begutachtung durch ein auch vor Gericht anerkanntes Gremium erreicht werden. Oftmals lassen sich bereits in dieser vorgerichtlichen Instanz Einigungen bzw. auch Schadensregulierungen erreichen.

Wird ein Arzt von einer Gutachterkommission bzw. von einem Gericht beauftragt, ein Gutachten zu erstellen, so ist bei der Abfassung darauf Wert zu legen, daß dem Juristen die Entscheidungsgrundlage so transparent wie möglich gemacht wird (Fachausdrücke, komplizierte medizinische Sachverhalte). Insbesondere gilt dies auch für Fragen, bei denen Juristen und Ärzte unterschiedliche Wertmaßstäbe anlegen, etwa bei den notwendigen diagnostischen Eingriffen. Es sei jedoch besonders auf den Wissensvorsprung des Gutachters auf dem medizinischen Gebiet hingewiesen, den er durch möglichst einfache Darstellung der medizinischen Zusammenhänge an den Juristen weitergeben muß.

Für die ärztliche Aufklärungs- und Beratungspflicht, insbesondere in der Aufklärung vor operativen Eingriffen, haben Laufs und Kern 25 Grundregeln der Aufklärung als Entscheidungshilfe für den Arzt aufgestellt.

Von Bedeutung sind darüber hinaus die Fragen nach der für den Patienten sinnvollsten Therapiealternative, die Einhaltung der Vorschriften beim Einsatz technischer Geräte sowie die Einhaltung einer entsprechenden Zeitspanne vor Transfusionen. Bei der Begutachtung im Rahmen des Arztrechts ist vom Gutachter nach der Überprüfung aller verfügbaren Dokumente, inklusive Röntgenbildern, Operationsberichten, eine Übersicht über den Krankheitsverlauf zu geben und davon ausgehend das Vorgehen des jeweils behandelnden Arztes darzustellen.

Literatur

1. Altwein JE (1987) Aufklärung im Wandel. Aktuel Urol 5:233
2. Anderson WAD (1966) Pathology, vol 1, 5th edn. Mosby, St. Louis
3. Bichler K-H (Hrsg) (1986) Begutachtung und Arztrecht in der Urologie. Springer, Berlin Heidelberg New York, Tokyo
4. Bodenburg R, Matthies K-H (1982) Ärztliche Gutachter und Schlichtungsstellen – Theorie und Praxis eines Modells. Z Versicherungsrecht
5. BGH-Urteil vom 27.9.1983. Arztr R 1984
6. Carstensen G (1989) Erfahrungen mit Gutachterkommissionsverfahren bei Arzthaftpflichtansprüchen. Versicherungsmed 2
7. Dtsch Ärztebl 18 (1989), 1. Mai 1992/49 B 1205
8. Gutachterkommissionen entlasten den Rechtsweg. Die neue Ärztliche vom 26.6.1989
9. Franzki P (1975) Waffengleichheit im Arzthaftungsprozeß. NJW 2225 ff.
10. Freund JF (1990) Arbeitsweise der Gutachterkommissionen und Schlichtungsstellen – aus der Sicht der Schlichtungsstelle. In: Hierholzer G et al. (Hrsg) Gutachtenkolloquium 5. Springer, Berlin Heidelberg New York Tokyo, S 93–102
11. Harrison GR (1985) Principles of internal medicine, 10th edn. McGraw-Hill, Auckland
12. Hoffmeister C (1988) Behandlungsalternativen. Start-Magazin, Hoechst GmbH, Frankfurt 2:25
13. Kalchthaler M (1990) Begutachtungsuntersuchungen der Jahre 1975–1985 in der Urologischen Abteilung der Chirurgischen Universitätsklinik Tübingen. Dissertationsschrift, Tübingen
14. Kern BR (1991) Die ärztliche Aufklärungs- und Beratungspflicht. Der Arzt und sein Recht 8:6
15. Keuler FU, Altwein JE (1991) Ist vor einer transurethralen oder offenen Prostataadenomektomie über erektile Impotenz aufzuklären? Urologe [B] 31:104
16. Laufs A (1978) Die Entwicklung des Arztrechts in den Jahren 1977–1978. NJW 1:1
17. Laufs A (1984) Neues zur Aufklärungspflicht. Chirurg 55:539
18. Laufs A (1986) Zur ärztlichen Aufklärungspflicht. In: Bichler K-H (Hrsg) Begutachtung und Arztrecht in der Urologie. Springer, Berlin Heidelberg New York Tokyo, S 167–175
19. Ludolph L (1990) Behandlungsfehler – Schaden – Kausalität. In: Hierholzer G et al. (Hrsg) Gutachtenkolloquium 5. Springer, Berlin Heidelberg New York Tokyo, S 73–81
20. Med. GV (1985) Ausgabe vom 14.1.1985, BgBl 25.93
21. Neumann G (1991) Ergebnisse 1988–1990 der Gutachterkommission Baden-Württemberg. Ärztebl Baden-Württemberg 46:480
22. Neumann G (1989) Gutachterkommission für Fragen der ärztlichen Haftpflicht. Ärzteblatt Baden-Württemberg 44:452
23. OLG Köln, Urteil vom 28.1.1988 (7 U 83/85)
24. Rieger HJ (1984) Lexikon des Arztrechts. De Gruyter, Berlin
25. Rieger HJ (1986) Die Fahrlässigkeit und der Kunstfehler. In: Bichler K-H (Hrsg) Begutachtung und Arztrecht in der Urologie. Springer, Berlin Heidelberg New York Tokyo, S 176–188
26. Steffen E (1983) Medizinrecht: Zum verständigen Patienten aus ärztlicher Sicht. Geburtshilfe Frauenheilkd Sonderheft 1
27. Weltrich H (1990) Arbeitsweise der Gutachterkommission und Schlichtungsstellen – aus der Sicht der Gutachterkommission. In: Hierholzer G et al. (Hrsg) Gutachtenkolloquium 5. Springer, Berlin Heidelberg New York Tokyo, S 83–91

II. Abfassung und Abrechnung fachärztlicher Begutachtungen

Erstellen und Abfassen des ärztlichen Gutachtens

M. Kalchthaler, W. Mattauch und K.-H. Bichler

Bei der Erstellung eines Gutachtens muß der Arzt sich immer der Tatsache bewußt sein, daß er eine Dienstleistung vollbringt, die sich auf eine detaillierte Kenntnis der Untersuchungsgegenstände, exakte Untersuchungsergebnisse und ein umfassendes Wissen der derzeit anerkannten wissenschaftlichen Fakten stützt [16]. Die Erstellung und Abfassung eines Gutachtens setzt somit eine genaue Kenntnis der vorhandenen Untersuchungsbefunde bzw. Vorberichte wie D-Arztbericht, etwaig vorhandene Vorgutachten bzw. Unterlagen der jeweiligen Gerichte oder Rentenverfahren voraus.

An dieser Stelle sei auf die entsprechenden Kapitel dieses Buches bezüglich der einzelnen Auftraggeber hingewiesen, in denen spezielle Hinweise zur Abfassung der Gutachten gegeben werden.

Nicht in allen Fällen, aber meistens ist es sinnvoll, oft sogar angeordnet, den betroffenen Patienten zu untersuchen.

Oftmals ist der Sinn einer Begutachtung, z. B. im Rahmen einer berufsgenossenschaftlichen Begutachtung, eine Trennung zwischen *unfallunabhängigen und unfallabhängigen Erkrankungen* durchzuführen. Ebenfalls wird im Gutachten für Versorgungsämter bezüglich der Wehrdienstbeschädigung die Frage nach einem kausalen Zusammenhang zwischen Wehrdiensttätigkeit und nachfolgender Erkrankung beantwortet werden müssen. Auch im Rahmen einer arztrechtlichen Begutachtung ist es wichtig, von der fraglichen Schädigung unabhängige Erkrankungen zu trennen und die durch die vermeintlich fehlerhafte Behandlung verursachte Schädigung genau festzulegen.

Ein wichtiger Schritt auf dem Weg zur rationellen Untersuchung stellt daher bereits die Unterscheidung der verschiedenen Gutachtenarten nach Fragestellung und Auftraggeber dar. Bereits hieraus lassen sich oftmals notwendige Untersuchungen eingrenzen.

An unserer Klinik hat sich für die Begutachtung folgende Gliederung bzw. Abfolge der Darstellung bewährt (s. Abb. 1). Die durchzuführenden diagnostischen Maßnahmen sind auf ein Minimum zu beschränken, jedoch aufgrund der Vorkenntnisse soweit auszuweiten, daß eine genaue Diagnosestellung möglich ist.

Ist zur Begutachtung die Anwesenheit eines Patienten zur Befragung und Untersuchung notwendig, erfolgt die Einbestellung so, daß der Einbestellungstermin frühestens 14 Tage nach Datum des Einbestellungsschreibens festgelegt wird. Dem Patienten muß Gelegenheit zur terminlichen Planung und evtl. Verschiebung des Termins gegeben werden. Stellt sich der Patient nach 2maligem Anschreiben nicht beim Begutachter vor, sollte der Auftraggeber aktiviert werden, um eine reibungslose Abwicklung des Gutachtens in einem zeitlich angemessenen Rahmen zu ermöglichen [20].

Adresse des Auftraggebers: z.B.:
An das Sozialgericht Kassel
zu Hdn. des vorsitzenden Richters
13. Kammer
Kassel

Betr.: AZ: .... Rechtsstreit NN, Ort, Straße,
Gegen: ......

Bezug: Ihr Schreiben vom: ....

Auf Veranlassung des ..... (Auftraggeber)
erstatten wir über ..... (Patientenname, Geburtsdatum, Adresse)

das nachfolgende fachurologische Gutachten.

Das Gutachten stützt sich auf die Aktenunterlagen des ....
sowie auf die Ergebnisse einer stationären bzw. ambulanten
Untersuchung des ... an der Urologischen Abteilung der .....

Das Gutachten hat zu folgenden Fragen Stellung zu nehmen:
(Fragen anführen)

Vorgeschichte:
(Kurze Vorgeschichte aus dem Aktenmaterial bzw. aus den Angaben
des zu Begutachtenden anführen. Es ist wichtig, hierbei auf die Vorgutachten und die jeweilige MdE bzw. Ergebnisse der früheren Begutachtungen einzugehen.)

Jetzige Beschwerden:
(Möglichst alle Beschwerden deutlich aufführen)

Untersuchungsbefund:
(Nach den Regeln der allgemeinen und speziellen urologischen
Untersuchungstechnik soll ein präziser und kurzer Befund fixiert
werden. Besondere Bedeutung soll dem Urogenitalsystem
zugeordnet werden)

Laboruntersuchungen:
(Insbesondere urologisch wichtige Parameter inklusive Urinuntersuchung)

Röntgenbefunde:
(Mit Beurteilung anführen)

Urodynamische Untersuchung:
(Auch Restharnbildung oder notwendige Bougierung anführen)

Zusammenfassung und Beurteilung:

1. Kurze Schilderung der Unfall-, Krankheits- und Kriegsschädigung mit ihren Folgen

2. Ergebnis der gutachterlich urologischen Untersuchung

3. Beurteilung des Schadens

4. Beantwortung der im Gutachtenauftrag gestellten Fragen

5. Schätzung der MdE

6. Eventuell notwendige Therapievorschläge, Festlegung der Notwendigkeit weiterer fachurologischer bzw. fachärztlicher Behandlung

7. Zeitpunkt einer erneuten gutachterlichen Untersuchung

Abb. 1. Schema zur Abfassung von Gutachten (Urologische Universitätsklinik Tübingen)

Bei bestimmten Gutachten, z. B. der Rentenfeststellung oder Ermittlung der MdE nach Arbeitsunfällen, ist es dem zu Begutachtenden nicht möglich, die Begutachtung abzulehnen. Jedoch kann er einen Begutachter aus persönlichen oder psychologischen Gründen ablehnen.

Die *Anamneseerhebung* und Untersuchung des Patienten sollte in einem gewissen Schema durchgeführt werden. An erster Stelle steht die Anamnese des Patienten, die sowohl die familiäre als auch die eigene Anamnese beinhaltet. Hierbei ist es wichtig, die spezielle Anamnese genau und inklusive der Gewohnheiten sowie früherer Operationen zu erheben. Gewisse, bereits bestehende Erkrankungen (wie Diabetes mellitus) oder Medikamentenabusus, können das zu erstellende Gutachten beeinflussen. Aus der Anamnese ergeben sich oft spezielle Untersuchungen bzw. können vordergründig pathologische Untersuchungsergebnisse geklärt werden. Als Beispiel sei die Proteinurie und Hämaturie bei Sportlern oder die spezielle Untersuchung nach Harnröhrenverletzung angeführt [3, 4, 6, 7]. Aus der beruflichen Anamnese können sich Hinweise auf evtl. vorliegende Erkrankungen ergeben. Hier sei das häufig vorkommende Blasenkarzinom bei Arbeitern in der chemischen Industrie (Farbenproduktion bzw. Gummiherstellung) erwähnt. Außerdem ist es wichtig, die Gegebenheiten der jetzigen Arbeitssituation, die Belastung durch Lärm, giftige Stoffe oder Schichtarbeit genau zu erfragen. Auch sollten die genauen Arbeitsbedingungen wie Körperposition, sitzende oder stehende Tätigkeit, Arbeit am Band etc. in die Anamnese einfließen.

Danach sollten die Beschwerden des Patienten zum Zeitpunkt der Untersuchung genau erfragt und dokumentiert werden.

Gewisse *Grunduntersuchungen* werden im urologischen Bereich häufig notwendig sein:

- körperliche Untersuchung und Anamnese [9, 11],
- Urinstatus und etwaig notwendig werdende Spezialurinuntersuchungen [15] mit Blutbild, Elektrolyte, Retentionswerte, Prostataphosphatase [1, 7, 15, 24],
- Sonographie (Niere, Blase, Prostata, Skrotalinhalt) [12, 13, 17, 21, 24],
- Röntgenuntersuchungen (Ausscheidungsurogramm).

Es sei an dieser Stelle auf die notwendige *Aufklärung* vor invasiven Maßnahmen hingewiesen. Untersuchungen, die eine erhebliche Schmerzbelastung mit sich bringen oder ein erhöhtes Risiko bezüglich Komplikationen aufweisen, sind „nicht duldungspflichtig" und können vom Patienten abgelehnt werden [1, 4]. Das Besprechen des diagnostischen Wegs mit dem Patienten dürfte obligat sein, jedoch sind insbesondere invasive Untersuchungsschritte zu besprechen. G. Otto weist darauf hin, daß „in der jeweiligen Einverständniserklärung, die für jede einzelne Untersuchung gesondert einzuholen ist, klar und unmißverständlich der Grund der Untersuchung, die Art der Untersuchung und mögliche untersuchungstypische Nebenwirkungen mit Ausnahme außerordentlich seltener Komplikationen aufgeführt werden müssen" [19]. In diesem Zusammenhang ist vor allem die Urethrozystoskopie sowie die Injektion von Röntgenkontrastmittel zu erwähnen. Auch ist die Isotopendiagnostik, wie sie beim Nierenfunktionsszintigramm gebraucht wird, ausdrücklich zustimmungspflichtig [9, 20, 22, 23]. Vor einer Blasendruckmessung, die mittels eines Harnröhrenkatheters oder eines durch die Bauchdecke eingelegten Meßkatheters erfolgen muß, sollte nach entsprechender Aufklärung das Einverständnis des Patienten eingeholt werden.

Die *Untersuchung* des Patienten sollte außerordentlich gründlich von Kopf bis Fuß am entkleideten Patienten erfolgen. Neben einer Erhebung des Allgemeinzustands sowie der allgemein körperlichen Untersuchung ist auf urologischem Gebiet die Untersuchung der Genitalien sowie die rektale Untersuchung von herausragender Bedeutung. Es sollte an dieser Stelle das Miktionsverhalten des Patienten, wenn nicht schon in der Anamnese erfragt, festgehalten werden.

Eine grob orientierende neurologische Untersuchung der Gehirnstammnerven und Testung der Reflexe erscheint sinnvoll. Insbesondere sei an den Bulbokavernosumreflex sowie den Kremasterreflex erinnert. Der Analsphinktertonus ist bei manchen neurologisch erkrankten Patienten herabgesetzt oder erhöht.

Danach sind – soweit notwendig – *laborchemische Untersuchungen* durchzuführen.

Die Erhebung des Urinstatus umfaßt neben Inspektion biochemische Parameter, mikroskopische Untersuchung und die mikrobiologische Analyse.

Eine Untersuchung der Blutparameter sollte auf jeden Fall das Blutbild, die Elektrolyte (Natrium, Kalium, Kalzium) sowie die sog. Nierenwerte (Kreatinin, Harnsäure, Harnstoff) beinhalten. Bei älteren Patienten bzw. bei rektal suspektem Prostatatastbefund ist die Bestimmung der spezifischen Prostataphosphatase bzw. das prostataspezifische Antigen (PSA) als Standarduntersuchung anzusehen [1, 2, 5, 10, 15, 24].

Spezielle blutchemische Untersuchungen sollten nur bei Verdachtsdiagnosen durchgeführt werden [14, 20]. Hier sei an die Lues-Serologie bei entsprechender Verdachtsdiagnose oder Nachfolgeerkrankung sowie Bestimmungen der Bilharzioseantikörper erinnert [18]. Blutchemische Untersuchungen auf urologischem Fachgebiet sind zur Abklärung einer Infertilität notwendig, sie erfordern insbesondere die Erstellung eines Hormonstatus sowie evtl. die Bestimmung der Spermaantikörper. Spezielle laborchemische Analysen des Ejakulats inklusive biochemischer Untersuchungen (Karnitin, Fruktose, Zitrat) ergänzen die Untersuchung in diesem Bereich.

Im Rahmen von Vaterschaftsgutachten sind Blutgruppenuntersuchungen oder Zusatzbegutachtungen durch Hämatologen, Transfusions- bzw. Gerichtsmediziner indiziert [15, 20].

Fernerhin sind die notwendigen *radiologischen Untersuchungen* durchzuführen. Es werden mittels Ausscheidungsurogramm die Harnwege dargestellt, der Abfluß des Kontrastmittels deckt evtl. vorhandene Abflußhindernisse auf. Nieren, Harnleiter und Blase werden dargestellt bzw. pathologische Veränderungen sichtbar. Bei den Röntgenuntersuchungen sollten spezielle Aufnahmen (Miktionszystourethrogramm, retrogrades Urethrogramm oder Zystogramm) in Anbetracht der Strahlenbelastung und Invasivität nur unter speziellen Fragestellungen durchgeführt werden. Zur genauen Blasendarstellung dient das

Zystogramm, die Harnröhre wird mittels retrogradem Urethrogramm dargestellt. Manchmal ist es zur genauen Darstellung des Harnleiters und der Nierenbeckenkelchsysteme notwendig, eine retrograde Kontrastmitteldarstellung über eine Zystoskopie durchzuführen (invasive Untersuchungen!).

Das Miktionszysturethrogramm stellt eine funktionelle Untersuchungsmethode zur Blasen-/Harnröhrendarstellung und zum Ausschluß eines Refluxes in den Harnleiter oder die Niere dar.

Eine Darstellung der parenchymatösen Organe wie Niere, Prostata und Hoden aber auch der Blase ist mittels *Sonographie* möglich. Ebenfalls kann eine Restharnmessung mittels Sonographie durchgeführt werden.

Die Sonographie erlaubt die Beurteilung der Nieren bezüglich ihrer Lage, Form, Größe, Konsistenz sowie einer etwa vorliegenden Harnstauung. Auch bei Verdacht auf Urolithiasis sollte auf die sonographische Untersuchung nicht verzichtet werden. Tumoren im Bereich des Nierenparenchyms und auch im Nierenbecken können sonographisch dargestellt werden. Ebenfalls sei auf den Wert der Sonographie bei der Untersuchung des äußeren Genitale, insbesondere des Skrotalinhalts und der Prostata bzw. Samenblasen, hingewiesen [12].

Die Aussagefähigkeit der Sonographie sollte aber nicht überschätzt werden (z. B. bei der Begutachtung von Harnblasentumoren).

Die sonographische Funktionsuntersuchung (Lasixsonographie) bei Verdacht auf Harnleiterabgangsstenose ist weiterhin in der Diskussion, ihr klinischer Aussagewert jedoch noch nicht eindeutig gesichert [8].

Funktionsaussagen über die Nieren können über ein Isotopennephrogramm erhalten werden.

Eine Darstellung der Miktion erlaubt die Urinflußmessung (Uroflow) mit entsprechenden Geräten.

Zeigt der Patient einen pathologischen Urinfluß oder erhöhte Restharnmengen, die nicht durch obstruktive Verhältnisse erklärt werden können, ist eine weitergehende *urodynamische Abklärung* mittels Miktionsvideozystotonometrie durchzuführen. Diese Untersuchung ist aufwendig, ergibt aber ein hervorragendes Ergebnis bzw. Erklärung und Beschreibung der Erkrankung. Aus dem Ergebnis der Blasendruckmessung können die Richtlinien für die neurogenen Blasenentleerungsstörungen erarbeitet werden (es sei hier auf die typischen Beispiele von neurogenen Blasenentleerungsstörungen im entsprechenden Kapitel verwiesen).

Bezüglich der *invasiven Untersuchungen* wie Zystoskopie oder Urethrozystoskopie kann man sagen, daß eine Blasenspiegelung bei der Frau ambulant durchgeführt werden kann. Beim Mann ist jedoch aufgrund der Schmerzbelastung, der notwendigen Sedierung und der Gefahr der Nachblutung oftmals zur stationären Aufnahme zu raten. Biopsien (soweit überhaupt notwendig) sollten aufgrund der Blutungsgefahr nur unter stationären Bedingungen durchgeführt werden.

Man sollte bei strenger Indikation nicht vor der Durchführung komplizierter Untersuchungsmethoden zurückschrecken, da es sich immer wieder gezeigt hat, daß nur dadurch Klarheit und Unanfechtbarkeit eines Gutachtens erreicht werden kann. Sind weitergehende Maßnahmen notwendig, die das urologische

Fachgebiet überschreiten, sind diese als *Zusatzbegutachtung* zu deklarieren. Hier sei das bereits erwähnte Isotopennephrogramm bzw. eine Computertomographie angeführt.

Abschließend wird das Gutachten zusammengefaßt und die Fragen der Auftraggeber beantwortet. Es ist wichtig, bei diesem Abschnitt die Schädigungsfolgen getrennt von den nicht schädigungsbedingten Erkrankungen zu betrachten. Die Einschätzung der MdE sollte am Schluß stehen. Ganz zuletzt wird die Nachbegutachtung bzw. die Empfehlung etwaig notwendig werdender Maßnahmen (fachurologische Behandlung) aufgeführt.

Zur Vereinfachung und Vereinheitlichung sei vorschlagsweise noch einmal auf das Schema verwiesen, das bei Begutachtungen in unserem Hause als Leitlinie sowohl in der Form als auch in der Sprache gilt (s. Abb. 1).

Insgesamt ist bei der Gutachtenerstellung an die Abfassung in verständlicher Sprache zu erinnern. Nicht selten werden Gutachten aufgrund von Verständigungsproblemen zwischen Auftraggeber und Gutachter abgelehnt oder zurückgewiesen. Man muß sich hierbei immer vor Augen führen, daß der Leser häufig ein medizinischer Laie ist. Besonders in Gerichtsverfahren ist eine Entscheidung anhand des schriftlichen Gutachtens oft unmöglich, da dieses für den Richter und die Anwälte unklar bzw. mißverständlich abgefaßt wurde. Offenbar gelingt es dem Gutachter nicht immer, den komplexen medizinischen Sachverhalt für Laien, als solche müssen Juristen in diesem Zusammenhang angesehen werden, verständlich zu machen. Erst nach mündlicher Anhörung des Sachverständigen, in der dieser seine schriftlichen Aussagen kommentiert bzw. seine Fachsprache in eine für Laien verständliche Sprache übersetzt und ggf. Anschauungsmaterial wie anatomische Zeichnungen oder Bilder präsentiert, ist dann die Entscheidung möglich.

Von verschiedenen Auftraggebern werden sog. *Formulargutachten* angefordert. So z. B. von den Berufsgenossenschaften und Versicherungsgesellschaften. Formulargutachten der Berufsgenossenschaften (D-Arztbericht und Rentenfestsetzung) finden sich im Anhang D bzw. E und F).

Literatur

1. Alken E, Sökeland F (1975) Therapie des Prostatakarzinoms und Verlaufskontrolle. Urologe [A] 14:112
2. Alken E, Sökeland F (1983) Urologie, 9. Aufl. Thieme, Stuttgart
3. Bichler K-H, Flüchter SH (1979) Zur Problematik der Harnröhrenruptur bei Beckenfrakturen. Unfallkunde 82:477–484
4. Bichler K-H, Naber K (1973) Impotenz nach Harnröhrenverletzung. Helv Chir Act 40:533
5. Bichler K-H, Flüchter SH (1982) Aktuelle Diagnostik und Therapie des Prostatakarzinom. Infomed, Gräfelfing
6. Bichler K-H, Nelde HJ, Strohmaier WL (1983) Sporthämaturie. Urologe [B] 23:298–303
7. Bichler K-H, Porzsolt F, Naber K (1972) Proteinurie unter körperlicher Belastung. Dtsch Med Wochenschr 34:1229

8. Boeckmann W, Heile U, Jonas D, Bauer HW (1985) Das Lasix-Sonogramm. In: Otto AC (Hrsg) Ultraschalldiagnostik, Thieme, Stuttgart, S 308ff.
9. Der Bundesminister für Arbeit und Sozialordnung (1977) Anhaltspunkte für die ärztliche Begutachtung. Köllen, Alfter
10. Flüchter SH (1982) A clinical value of different methods for determination of acid phosphatase in prostate carcinoma. Urol Int 37:79
11. Franzki P (1975) Waffengleichheit im Arzthaftungsprozeß. NJW 2225. Zit. nach Bappert L (1988) Arzt und Patient als Rechtssuchende. Rewohlt, Reinbek, S 143ff.
12. Hamm B, Kramer W, Fobbe F (1985) Wertigkeit der Skrotalsonographie. In: Otto RC (Hrsg) Ultraschalldiagnostik. Thieme, Stuttgart, S 268
13. Harzmann R (1985) Aktueller Stand der urologischen Sonographie. In: Otto RC (Hrsg) Ultraschalldiagnostik. Thieme, Stuttgart
14. Hauffe R (1986) Attest – Auskunft – Gutachten. Med Klin 63:1233
15. Heise GW, Hasselbacher K-H (1969) Das urologische Gutachten. Thieme, Leipzig
16. Krasney OE (1980) Behandlungs- und Befundbericht sowie Gutachten in der Sozialgerichtsbarkeit. Med Sachverständige 76:51
17. Kratchowil A (1977) Ultraschalldiagnostik in der Inneren Medizin, Chirurgie und Urologie. Thieme, Stuttgart
18. Lichtenberg F, Lehmann JS (1992) Parasitic diseases of the genitourinary system. In: Walsh PC et al (eds) Campbells urology, 6th edn. Saunders, Philadelphia, S 883–927
19. Otto G (1986) Begutachtung von Erkrankungen der Prostata. In: Bichler K-H (Hrsg) Begutachtung und Arztrecht in der Urologie. Springer, Berlin Heidelberg New York Tokyo, S 46–55
20. Penning R, Spann W, Rauschke J (1992) Rechtsmedizin – Gutachterfragen aus allgemeinärztlicher Sicht. In: Marx HH (Hrsg) Medizinische Begutachtung. Thieme, Stuttgart, S 612–658
21. Sample WF (1979) Ultrasound of the scrotum. In: Resnick M (Hrsg) Ultrasound in urology. Williams & Wilkins, Baltimore, pp 251–274
22. Schultheis TH (1965) Die Begutachtung eines Zustandes der Harnorgane. In: Alken E, Dix W, Weirauch M, Wildbolz E (Hrsg) Handbuch der Urologie. Springer, Berlin Heidelberg New York, S 29–67
23. Übermuth H (1969) Richtlinien der urologischen Begutachtung. Barth, Leipzig
24. Völter D (1986) Prostatazytologie. Medical Trends, Solingen
25. Wenderoth UK, Hutschenreuther G, Walz P, Klose K (1988) Prostata und Samenblasen. In: Becht EW, Hutschenreuther G, Klose K (Hrsg) Urologische Diagnostik mit bildgebenden Verfahren. Thieme, Stuttgart

Kostenabrechnung gutachterlicher Leistungen

W. L. STROHMAIER und K.-H. BICHLER

Die wichtigsten Auftraggeber urologischer Gutachten sind Berufsgenossenschaften und Versorgungsämter. Danach folgen die Träger der Rentenversicherung (Landesversicherungsanstalten, Bundesversicherungsanstalt für Angestellte), private Versicherungsgesellschaften, Gerichte (insbesondere Sozialgerichte), Krankenversicherer und Gutachterkommissionen. Die Kostenabrechnung gutachterlicher Leistungen wird „je nach Auftraggeber" durch unterschiedliche Sätze bzw. Vereinbarungen geregelt.

- Für gutachterliche Leistungen im Auftrag der Unfallversicherungsträger (Berufsgenossenschaften) gilt das im Anhang A abgedruckte Abkommen Ärzte/Unfallversicherungsträger (Ärzteabkommen) in der ab 01.01.1991 gültigen Fassung.
- Gutachterliche Leistungen im Auftrag von Gerichten und Versorgungsämtern werden gemäß dem Gesetz über die Entschädigung von Zeugen und Sachverständigen (ZuSEG) abgerechnet. Die in der Anlage (zu § 5) genannten Entschädigungssätze zuletzt am 09.12.1986 angepaßt (BGGl.I, S. 2326).

Die Entschädigung eines Sachverständigen wird nach der für die Leistung erforderlichen Zeit bzw. der Qualität der Sachverständigenleistung bemessen.

Der Entschädigungssatz beträgt zur Zeit nach dem Grad der erforderlichen Fachkenntnisse, der Schwierigkeit, der Leistung, einem nicht anderweitig abzugeltenden Aufwand für die notwendige Benutzung technischer Vorrichtungen und den besonderen Umständen, unter denen das Gutachten zu erarbeiten war. Der Stundensatz wird einheitlich für die gesamte erforderliche Zeit bemessen, d. h. eigentliche Gutachtertätigkeit und weniger schwierige Teiltätigkeiten wie Diktieren des Gutachtens, Durchsicht der Reinschrift, Korrektur etc. werden gleich bemessen. Die letzte, bereits angefangene Stunde wird voll berechnet.

Der oben genannte Stundensatz kann bis zu 50% überschritten werden für ein Gutachten, in dem der Sachverständige sich im Einzelfall eingehend mit der wissenschaftlichen Lehre auseinanderzusetzen hat oder nach billigem Ermessen, wenn der Sachverständige durch die Dauer oder die Häufigkeit seiner Heranziehung einen nicht zumutbaren Erwerbsverlust erleiden würde oder wenn er seine Berufseinkünfte im wesentlichen als gerichtlicher oder außergerichtlicher Sachverständiger erzielt.

Zur Berechnung des Stundensatzes wird im allgemeinen unterschieden in:
- einfache,
- mittelschwierige,
- schwierige bis außerordentlich schwierige Gutachten.

Die Einteilung der Schwierigkeitsgrade erklärt sich folgendermaßen:

Es soll dadurch ein leistungsgerechter Bemessungsmaßstab angelegt werden, wobei grundsätzlich auf den Grad der erforderlichen Fachkenntnisse und der Schwierigkeit der Leistungen abgehoben wird.

Die sog. *einfachen Gutachten* können vom entsprechenden Facharzt ohne eingehende Überlegungen zur Kausalität bearbeitet werden, d. h. Zusammenhangsfragen sind hierbei nicht zu beantworten.

Mittelschwierige Gutachten sind solche, bei denen die diagnostischen bzw. ätiologischen Fragen oder die Beurteilung des Leistungsvermögens eingehende Überlegungen erfordern. Es handelt sich hierbei vor allem um sog. „Zustandsgutachten", in denen das Leistungsvermögen des Untersuchten im Rahmen der gesetzlichen Rentenversicherung oder Arbeitslosenversicherung sowie Leidensverbesserungen oder -verschlimmerungen bei Neufeststellungen in der Gesetzlichen Unfallversicherung oder Kriegsopferversorgung unter Berücksichtigung von Vorgutachten und Vorbefunden zu erörtern sind. Auch Gutachten, die weniger schwierige Zusammenhangsfragen betreffen, gehören hierher (Entscheidung des Landessozialgerichtes Nordrhein-Westfalen vom 28. 7. 1982).

Schwierige bzw. außerordentlich schwierige Gutachten liegen vor, wenn der Sachverständige umfassende und vielseitige bzw. vielschichtige oder verwickelte Überlegungen anstellen muß. Die Schwierigkeiten können mit den diagnostischen oder ätiologischen Fragen zusammenhängen, aber auch andere Gründe haben, z. B. durch eine verwirrende Vielzahl unklarer oder widerspruchsvoller Befunde oder anamnestischer Angaben bedingt sein.

In erster Linie sind hier schwierige Zusammenhangsfragen einzuordnen, die eine eingehende Auseinandersetzung mit Vorgutachten und Vorbefunden erfordern und soweit notwendig, die im Schrifttum vertretenen wissenschaftlichen Meinungen berücksichtigen.

„Zustandsgutachten" werden nur ausnahmsweise als schwierige Gutachten anzusehen sein, z. B. bei komplizierten widersprüchlichen Befragungen und deren diagnostische Anordnung. Zu den schwierigen Gutachten gehören in erster Linie die schwierigen Zusammenhangsgutachten, bei denen der Kausalzusammenhang einer Gesundheitsstörung mit einem Unfall oder mit einer Kriegsbeschädigung streitig ist, die zudem eine eingehende Auseinandersetzung mit Vorgutachten oder Vorbefunden erfordern und soweit notwendig, die im Schrifttum vertretene wissenschaftliche Lehrmeinung berücksichtigt (Entscheidung des Landessozialgerichts Nordrhein-Westfalen vom 28.7.1982).

Im Anhang B ist das Gesetz über die Entschädigung von Zeugen und Sachverständigen (ZuSEG) nebst Anlage in der derzeit gültigen Form abgedruckt.

Rentenversicherung

Für die Begutachtung im Rahmen der gesetzlichen Rentenversicherung gilt die im Anhang abgedruckte Honorarvereinbarung (s. Anhang C).

Private Versicherungsgesellschaften

Für die Kostenabrechnung gutachterlicher Leistungen im Auftrag privater Versicherungsgesellschaften gelten individuelle Vereinbarungen. Im allgemeinen ist die rechtliche Grundlage des Gebührenanspruchs für die Erstattung ärztlicher Berichte/Gutachten die Gebührenordnung für Ärzte (GOÄ), die die Vergütung für die beruflichen Leistungen der Ärzte regelt (vgl. § 1,1 GOÄ). Bezüglich der Höhe des Honoraranspruchs sei auf die Nummern 14–24 des Gebührenverzeichnisses verwiesen. Bei sehr schwierigen und umfangreichen Gutachten sind die Versicherungsgesellschaften im Einzelfall bereit, über den Gebührenrahmen der GOÄ hinauszugehen.

III. Spezielle urologische Begutachtung

Nierenerkrankungen, -verletzungen und -fehlbildungen

K.-H. Bichler und W. L. Strohmaier

Etwa 15–20% zu begutachtender urologischer Erkrankungen betreffen die Niere. Darunter finden sich Nierenschäden infolge von Verletzungen, entzündlichen Veränderungen (Pyelonephritis, Tuberkulose u.a.), Fehlbildungen sowie Tumoren. Zu der Begutachtung von Nierenschäden gehören fernerhin Folgeerscheinungen dieser Erkrankungen wie Hypertonus, Harnsteinbildung sowie Niereninsuffizienz (Glomerulonephritis und deren Folgeerscheinungen s. Kap. „Nephrologische Begutachtung").

Nierenverletzungen

Stumpfe Traumen

Hierbei handelt es sich um die überwiegende Ursache von Nierenverletzungen. Stumpfe Gewalt tritt am häufigsten bei Verkehrsunfällen, bei Arbeitsunfällen, aber auch in zunehmendem Maße beim Sport (z. B. Fußball, Reiten, Radfahren und Skifahren) auf [4, 8].

Nach Hodges et al. [25] können Nierenverletzungen in 3 Grade unterteilt werden:

- Grad 1: Leichte Verletzung (Kontusion, kleine Parenchymverletzung, subkapsuläres Hämatom),
- Grad 2: Schwere Verletzung (Parenchymverletzung größeren Ausmaßes, Ruptur der Nierenkapsel und/oder des Hohlsystems),
- Grad 3: Schwerste Verletzung (Nierenstielabriß, Organzertrümmerung) (Abb. 1).

Für die Begutachtung spielt neben der Akutsituation (z. B. Durchgangsarztbericht) die Beurteilung späterer Folgezustände wie Abflußbehinderungen, Funktionsminderung bzw. Organverlust und Bluthochdruck eine Rolle.

Offene Nierenverletzungen

Sie können die Folge von Spießungs- (Pfählung), Stich- und Schußverletzungen sein [4, 8]. Wenn auch die Nieren am häufigsten von stumpfen Traumen betroffen werden, so treten ausgedehnte offene Verletzungen oder penetrieren-

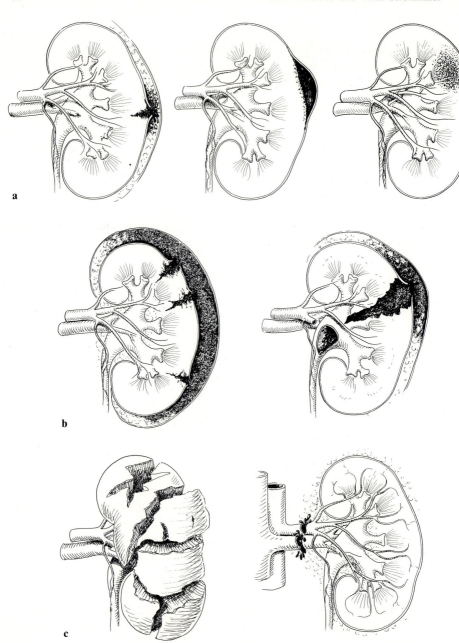

Abb. 1. a Nierenverletzungen, Grad 1: leichte Verletzungen. **b** Nierenverletzungen, Grad 2: schwere Verletzungen. **c** Nierenverletzungen, Grad 3: schwerste Verletzungen. (Mod. nach Peters 1977 [35])

de Wunden auch in Friedenszeiten nicht selten auf. Sie haben ihre Ursache in schweren Verkehrsunfällen mit ausgedehnten Weichteilverletzungen, Pfählungsverletzungen oder Schußverletzungen. Nach amerikanischen Angaben werden die Nieren in 5,9% der Pfählungsverletzungen und 7% der Schußverletzungen des Abdomen betroffen [4].

Bei den Pfählungs- bzw. Stich- oder Schußverletzungen der Niere sind leichtere von schwereren zu unterscheiden. Bei einfachen Pfählungs- bzw. Schußverletzungen, die das Parenchym bzw. das Hohlraumsystem nur an einer Stelle treffen, werden die Folgezustände geringerer Natur sein im Vergleich zu den schweren bzw. komplizierten Verletzungen, die eine breite Eröffnung des Hohlraumsystems verursachen oder gar den Nierenstiel betreffen.

Selten werden die Nieren bzw. die ableitenden Harnwege bei penetrierenden Verletzungen allein betroffen. 80% der offenen Nierenverletzungen sind kombiniert mit anderen intraabdominalen Läsionen. Als Beispiel hier eine Pfählungsverletzung, die in der Landwirtschaft im Sinne eines Polytraumas auftrat, wobei die Niere aber nur durch eine parenchymatöse Pfählung betroffen war (Abb. 2).

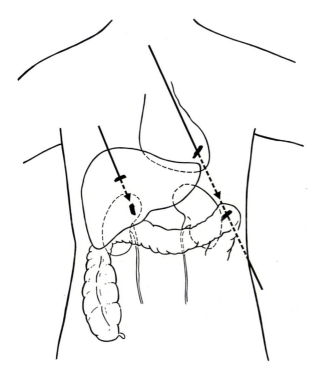

Abb. 2. Pfählungsverletzung der Niere durch eine Landmaschine (Patient 43 Jahre, männl.)

Nierenverletzungen im Rahmen von Polytraumata

Bei Mehrfachverletzungen (Polytraumata) treten Nieren- und Harnwegsverletzungen in 10–15% der Fälle auf. Wir fanden unter 48 Mehrfachverletzten mit Beteiligung von Nieren- und ableitenden Harnwegen 18mal die Niere als betroffenes Organ. Dabei waren die Unfallursachen zum überwiegenden Teil Verkehrsunfälle. Bei den Nierenverletzungen hielten sich Rupturen und Kontusionen in etwa die Waage [5]. Gutachterlich spielen neben der Erfassung des Ausmaßes der akuten Verletzung vor allem die Spätfolgen nach Polytraumen eine Rolle [31].

Spontanrupturen der Niere nach extremer Muskelaktion

Sie wurden von Uebermuth beschrieben [47]. Derartige Verletzungen können u.U. gutachterlich eine Rolle spielen.

Folgezustände nach Nierenverletzungen

Einnierigkeit, Hochdruckentwicklung, Harnstauungsniere (in Folge Einengung des Harnleiterabgangs), Destruktion des Hohlraumsystems, Harnwegsinfekt, Harnsteinbildung und in seltenen Fällen Nierenfistelbildung.

Folgeerscheinung nach Nierenoperation (Flankenschnitt). Im Arztrecht werden vom urologischen Gutachter hin und wieder Stellungnahmen zum Zusammenhang zwischen Flankenschnitt (Operation an der Niere) und nachfolgendem Muskelbauch verlangt. Verletzungen des N. ileohypogastricus bzw. ileoinguinalis kommen zwar selten vor, aber in Übereinstimmung mit Boeminghaus [11] bleibt festzuhalten, daß auch bei vorsichtiger Präparation „mehr oder weniger wichtige Äste dieser Nerven durchtrennt werden, weil sie den Schnittverlauf kreuzen und einfach nicht geschont werden können". Boeminghaus weist ferner auf die dem erfahrenen Operateur bekannte Tatsache hin, daß durch tiefgreifende Muskelnähte der Hauptnerv bzw. wichtige Äste mitgefaßt werden können. Das kann zu Narbenbrüchen und Paresen führen. Das Entstehen eines Muskelbauchs ist daher bei unterstellter Sorgfaltspflicht (Suchen nach Hauptästen, schonendes Präparieren) [32] eine nicht immer vermeidbare Komplikation des Flankenschnitts, über die folgerichtig auch präoperativ aufzuklären ist.

Diagnostisch spielt für die Begutachtung und Beurteilung der Nierenfunktion bzw. Folgeerscheinungen an der Niere nach Nierenverletzungen das AUR, die Sonographie (bei Entwicklung von Abflußbehinderungen durch retroperitoneale Narbenbildung) Computertomographie bzw. bei posttraumatisch entwickeltem Hypertonus eine digitale Subtraktionsangiographie (DSA) eine Rolle. Außerdem sind Untersuchungen des Serumkreatinins, der Elektrolyte, Harnsäure sowie Urinuntersuchung und Blutdruckkontrollen für die Begutachtung erforderlich. Zur seitengleichen Funktionsbestimmung sollte eine Nierenfunktionsszintigraphie durchgeführt werden.

Neben der im Vordergrund stehenden klinischen Diagnostik und ihrer Bedeutung für die akute Therapie sind aber auch im Zusammenhang mit der späteren Begutachtung eine ausreichende Dokumentation der akuten Nierenverletzung von besonderer Bedeutung (Anamnese, Inspektion, Prellmarken, Hautabschürfungen).

Entzündliche Nierenerkrankungen

Entzündungen der Niere, wie Pyelonephritis, Glomerulonephritis bzw. Tuberkulose machen eine gutachterliche Einschätzung des Körperschadens entsprechend der Nierenfunktionseinschränkung notwendig.

Die Nomenklatur eines Teils der entzündlichen Erkrankungen der Niere und der ableitenden Harnwege bereitet Schwierigkeiten. Einerseits werden die Begriffe Pyelonephritis bzw. Zystitis unterschiedlich gebraucht, andererseits ist eine strikte Trennung von Zystitis und Pyelonephritis aus klinischer Sicht problematisch. So findet man neben eindeutigen Formen in der Praxis häufig Infektionen, die nicht klar den typischen Bildern zugeordnet werden können. Eine Zystitis kann zwar in eine Pyelonephritis übergehen, die Entwicklung einer chronischen Form, insbesondere mit Beeinträchtigung der Nierenfunktion, ist jedoch seltener als früher angenommen.

Heute wird deshalb vielfach der Begriff „Harnwegsinfektion" statt der o.g. Bezeichnungen verwendet. Definitionsgemäß liegt ein Harnwegsinfekt vor, wenn bei klinischen Zeichen ≥ 100000 Keime/ml im Spontanurin (≥ 10000 Keime/ml im Katheterurin bzw. Keimnachweis überhaupt im Punktionsurin) gefunden werden können. Bei signifikantem Bakteriennachweis und fehlenden klinischen Zeichen spricht man von einer asymptomatischen Bakteriurie [10].

Der Harnwegsinfekt kann Folge verschiedener Schadensereignisse sein, die gutachterlich von Bedeutung sind (Abb. 3).

Darüber hinaus werden Harnwegsinfekte durch angeborene Harnwegsobstruktionen (z.B. Ureterabgangsstenosen oder Abflußbehinderungen bei Hufeisennieren) begünstigt. Auch erworbene Abflußbehinderungen durch Urolithiasis (und umgekehrte Beeinflussung!) oder infolge entzündlicher Nierenbecken- bzw. Harnleiterengen (z.B. Morbus Ormond) sind hier zu nennen.

Die Häufigkeit und Bedeutung der Pyelonephritis für den urologischen Gutachter macht eine ausführliche Besprechung des Gesamtkomplexes notwendig, d.h. ihre Entstehung, Form und Folgen.

Verschiedene Schweregrade bzw. Ausbildungsformen der Pyelonephritis können zur Beurteilung kommen. Von der akuten, ohne Restzustände ausgeheilten Pyelonephritis bis zur Schrumpfniere (atrophische Pyelonephritis) mit und ohne den Folgezuständen der interstitiellen Nierenentzündung (Niereninsuffizienz bzw. Hypertonus).

Gutachterlich von besonderem Interesse sind die Folgeerscheinungen der Nierenparenchymveränderungen wie Hypertonus, Harnsteinbildung, Schrumpfniere und Niereninsuffizienz.

Für die Ausbildung des renalen Hypertonus spielen Schrumpfungsprozesse (Atrophie) mit entsprechender Narbenbildung infolge chronischer Pyelone-

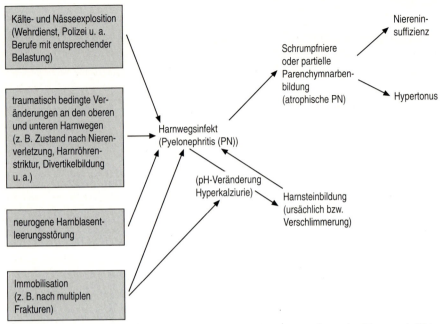

Abb. 3. Zusammenhänge zwischen Schädigungsereignissen, Entstehung des Harnweginfekts (*PN*) und seinen Folgezuständen

phritis eine große Rolle [42]. Ursachen der renalen Hypertonie können darüber hinaus differentialdiagnostisch sein: chronische Glomerulonephritis, diabetische Glomerulosklerose, verschiedene Formen der interstitiellen Nephritis, Zystennieren, ein- oder doppelseitige Nierenarterienstenose, Nierenerkrankungen wie Lupus erythematodes, Wegener-Granulomatose, Periarteriitis, Amyloidose, Plasmozytom (s. auch Kap. „Nephrologische Begutachtung").

Für die urologische Begutachtung von Hochdruckformen sind fernerhin Harnabflußbehinderungen infolge Urolithiasis, Hydro- bzw. Pyonephrose, benigne Prostatahyperplasie und Ureterstenose von Bedeutung. Harnleiterveränderungen sind mittelbar nicht selten von Belang bei der Zusammenhangsfrage Nierentrauma-Hypertonus.

Die häufigste Ursache der einseitigen kleinen Niere (mit Hypertonie) ist die Pyelonephritis. Die Begutachtung der kleinen Niere macht eine Abgrenzung von pyelonephritischen Veränderungen einerseits und angeborenen hypoplastischen Alterationen andererseits notwendig. Zur Differentialdiagnose dienen radiologische Verfahren.

Typische dabei zu findende Strukturen gibt Tabelle 1 wieder. Röntgenologische Methoden ergeben einen gewissen Anhalt, jedoch keine Sicherheit [46].

Pathologisch-anatomische Kriterien vermögen die Abgrenzung zwischen hypoplastischer und pyelonephritischer Niere deutlicher zu machen [49].

Bei der Hypoplasie finden sich kleine, regelmäßig gestaltete Nieren mit reduzierter Zahl von Renculi, in der pyelonephritischen Schrumpfniere dagegen sog. Strumafelder (atrophisch er-

Tabelle 1. Radiologische Kriterien der kleinen Niere

Pyelonephritische Schrumpfniere	Unregelmäßige Kontur, Einziehungen über den Kelchen, verplumpte Kelche
Hypopl./hypodispl. Niere	Glatte Kontur, häufig verminderte Kelchzahl, reniforme Gestalt
Refluxbedingte Wachstumshemmung	Reniforme Gestalt, normale Kelchzahl relativ zarte Kelche

weiterte Tubuli mit Kolloid gefüllt). Die Separierung der pyelonephritischen von der vaskulären Schrumpfniere ist kompliziert.

Der *renale Hypertonus* unterscheidet sich pathophysiologisch in parenchymatöse und vaskuläre Ursachen. Zu den parenchymatösen Veränderungen gehört in erster Linie die Pyelonephritis, Tuberkulose, Nierentumoren, Zystennieren und die Page-Niere. Vaskuläre Ursachen sind Arteriosklerose sowie fibröse Dysplasie. Zu den Ursachen für den renalen Hypertonus kommen noch hypoxische Schäden durch Harnstau, z. B. infolge Urolithiasis, Harnleiterenge, vesikouretralen Reflux und benigner Prostatahyperplasie.

Gutachterlich spielt die sog. Page-Niere eine besondere Rolle, da sie nach stumpfen Traumen bzw. traumatisch bedingten Extravasationen, Hämatomen bzw. Fibrosen oder auch operativ bedingt auftreten kann. Hierbei entstehen Ischämien durch intrarenale hämodynamische Veränderungen. Durch den extrarenalen Druck entsteht eine kortikale Ischämie, die zu einem arteriellen und venösen Druckabfall und darüber zu einer glomerulären Minderperfusion führt.

Für die gutachterliche Zusammenhangsfrage ist das Verständnis der Pathophysiologie der renalen Hypertonie als Folge einer Veränderung im Renin-Angiotensin-Aldosteron-System erforderlich. Die Regulation der Reninausscheidung wird durch Druck- und Volumenschwankungen hervorgerufen, und zwar über Rezeptoren im juxtaglomerulären Bereich. Stellgrößen sind Hypovolämie und Hypotonie (mit Salzverlust) (Abb. 4).

Die *Diagnostik* entzündlicher Veränderungen der Niere und ableitenden Harnwege erfordert die biochemische und bakteriologische Urinuntersuchung, Venenblutentnahme für die Bestimmung von Kreatinin, Harnstoff, Elektrolyte und Harnsäure. Renin- und Angiotensinbestimmungen im Nierenvenenblut sind im Zusammenhang mit der Subtraktionsangiographie bei der Bewertung von hochdruckwirksamen Nierenarterienstenosen von Bedeutung, ferner der Captopril-Test [14a]. Von den bildgebenden Verfahren sind Sonographie und Röntgenuntersuchungen der ableitenden Harnwege (intravenöses Pyelogramm mit Schichtaufnahmen) sowie ein Nierenfunktionsszintigramm erforderlich. Computertomographie (Nebennierentumor!) bzw. Subtraktionsangiographie (Nierenarterienstenose?) können angezeigt sein. Die Messung des Blutdrucks an beiden Armen (Kontrollmessungen!) ist erforderlich.

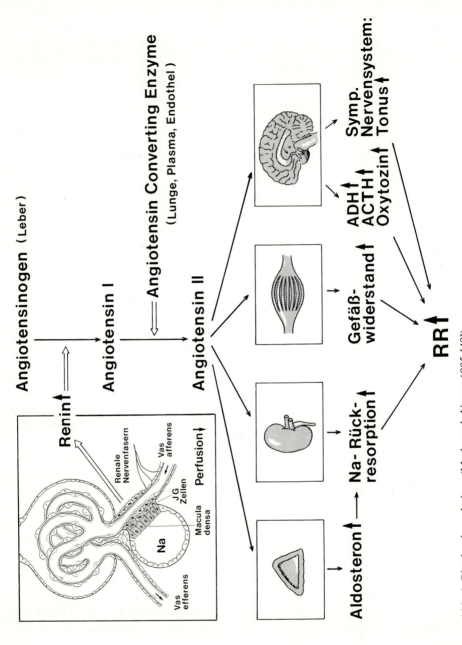

Abb. 4. Blutdruckregulation. (Mod. nach Unger 1985 [48])

Bei der Begutachtung von degenerativen bzw. entzündlich-degenerativen Nierenerkrankungen ist das Problem der Niereninsuffizienz und damit zusammenhängend der *Dialyse und Nierentransplantation* anzusprechen (s. dazu auch Kap. „Nephrologische Begutachtung"). Es ist festzuhalten, daß Patienten mit chronischem Nierenversagen keine schwere körperliche Arbeit mehr leisten sollten. Eine Einschätzung der MdE, abhängig vom Grad der Niereninsuffizienz, ist erforderlich. Die Einschätzung der MdE bei der Niereninsuffizienz ist abhängig von der endogenen Kreatininclearance bzw. dem Nierenfunktionsszintigramm. Bei einer Einschränkung auf nicht mehr als 50% der Norm liegt eine 30%ige MdE vor, bei einem Absinken auf beispielsweise 10–30 ml/min muß eine weit höhere MdE von 60–80% angenommen werden.

Bei der Nierentransplantation wird entsprechend den Anhaltspunkten im sozialen Entschädigungsrecht sowie nach dem Schwerbehindertengesetz eine Heilungsbewährung (2 Jahre) abgewartet. Für diesen Zeitraum ist eine MdE von 100% anzunehmen. Wenn die Niere 1 1/2–2 Jahre ohne Abstoßungszeichen funktioniert, kann von einer normalen Nierenfunktion entsprechend Einnierigkeit ausgegangen werden. Der weitere Verlauf der Begutachtung hängt dann von evtl. noch verbliebenen Funktionsstörungen ab. Auch unter Einbeziehung der notwendigen Immunsuppression ist aber von einer MdE von 50% als Dauer auszugehen.

Nierenfehlbildungen

Sie treten gutachterlich zumeist über ihre Folgezustände (Hydronephrose, Harnleiterstenose, Harnwegsinfekt, Urolithiasis, Hypertonus und Niereninsuffizienz) in Erscheinung. Die gutachterliche Zusammenhangsfrage wird dann gestellt, wenn beispielsweise ein Trauma eine mißgebildete Niere oder beide Nieren betrifft. Dabei kann es sich um eine hydronephrotische Umwandlung handeln oder das Auftreten entzündlicher Veränderungen bei durch Mißbildungen bedingter Abflußbehinderung oder auch Nierenfunktionseinschränkungen bei Zystennieren. Die primäre Aufgabe des Gutachters ist es hier, dem Auftraggeber die Zusammenhänge klarzumachen und die Bedeutung bzw. Gefährdung des mißgebildeten Organs aufzuzeigen sowie eine Wertung der möglicherweise durch das Trauma oder die Beschädigung aufgetretene Verschlimmerung vorzunehmen. Grundsätzlich bleibt festzuhalten, daß Mißbildungen, wie in Tabelle 2 angegeben, einen schicksalhaften Verlauf nehmen und zu Komplikationen auch ohne Beschädigung neigen [18, 23, 24, 37]. Dabei ist zu bedenken, daß nicht alle derartigen Mißbildungen mit einer entsprechenden Symptomatik auffallen. Um Anhaltspunkte zu geben, sind in Tabelle 2 Angaben der Literatur zum schicksalhaften Verlauf von Nierenmißbildungen aufgezeigt.

Auch hier gilt für die gutachterliche Beurteilung der zweifelsfreie Nachweis einer entsprechenden Gewalteinwirkung bzw. Schädigung auf das mißgebildete Organ. So kann es als Folge eines Traumas zu Hämatomen, entzündlichen Veränderungen an der Niere bzw. im Harnleiterbereich zu Abflußbehinderungen

Tabelle 2. „Schicksal" fehlgebildeter Nieren

Krankheitsbilder	Epidemiologie	Art der Komplikation	Zeitlicher Verlauf/Prognose
Malrotierte Nieren [15, 30]	1:900 Autopsien wbl.:männl. 2:1 (häufiger beim Turner-Syndrom)	– Harnstauung mit komplizierenden Infekten und Steinbildung	– Hydronephrose kann auftreten b. rezidivierenden Steinbildungen mit begleitendem Infekt aufgr. d. schlechten Urinabtransportes
Hufeisen-Nieren [15, 30]	1:300–500 Autopsien wbl.:männl. 2:1 (häufiger beim Turner-Syndrom)	– Oberbauchschmerzen bei aufrechter Körperhaltung (Rovsing-Syndrom)	– Etwa 70% bleiben symptomfrei – 13% haben persistierende Harnwegsinfektion oder Schmerzen – 17% leiden an rezidivierenden Steinerkrankungen, wobei etwa 25% dieser Steinträger operativ versorgt werden
Polyzystische Nieren – Degeneration (Zystennieren) Erwachsenentyp (autosomal dominant) [15, 19, 20]	1–3:10000 Autopsien	– Niereninsuffizienz, tödliche Urämie bei 50–60% – Hypertonie 50–70% – Pyelonephritiden selten	– Erste Symptome im 6. Lebensjahrzehnt – Bei schmerzhafter Makrohämaturie: nachfolgend Nephrektomie, Dialyse, Nierentransplantation
Ureterabgangsstenose [15, 20] a) Ureterabgangsfalte b) Ureteropelvine Obstruktion	a) bei 16% der Neugeborenen leicht ausgebildet, verschwindet meist m. d. Längenwachstum b) wbl.:männl. 2:1; 25% der Obstruktion werden vor d. 1. Lj. festgestellt	– Pyelonephritis – Nephrolithiasis – Hydronephrose	– Bei rechtzeitiger operativer Versorgung: 90–95% gutes bis sehr gutes postoperatives Ergebnis ohne Einschränkung der Nierenfunktion
Hypoplastische Niere [15]	1:500–1000 Autopsien	– Pyelonephritis, Nephrokalzinose – Schwere bilaterale Form kann Nierenversagen oder Hochdruck verursachen	– Abhängig von der vorh. Nierenfunktion – Wenig auffällig bei einseitiger Nierenhypoplasie – Doppelseitige Nierenhypoplasie führt häufig zum Tod schon im Kleinkindalter
Einseitige Nierenaplasie [15, 20]	0,6–2,7:1000 Autopsien wbl.:männl. 4:1	– Abhängig vom Zustand der kontralateralen Niere	– Durchschnittl. um 15–30% erhöhte Erkrankungsrate der Niere durch: Atypischen Nierenbeckengang, prävesikale Harnleiterengen, vesikoureteralen Reflux bzw. Nierenbeckenabgangsstenose

kommen. Auch die oben bereits beschriebene Veränderung im Sinne einer Page-Niere ist hier zu beachten.

Im Rahmen eines Gutachtens, das sich mit der Einschätzung bei einer mißgebildeten Niere zu beschäftigen hat, kann auch der Vorschlag eines operativen Eingriffs mitzubedenken sein. Hier spielt das Lebensalter des Patienten und die noch verbliebene Funktion der Niere eine Rolle.

Bei der Beurteilung von Nierenmißbildungen ist auch der Zustand der kontralateralen Niere in Betracht zu ziehen, so muß der Gutachter im Zusammenhang mit evtl. Therapievorschlägen auch eine Aussage über die zu erwartende Besserung bzw. Heilung machen.

Gutachterlich kommen vor allem folgende Mißbildungen zur Bearbeitung: Zystenniere, Hydronephrose und Hufeisenniere.

Als Beispiel für eine beidseitige Nierenmißbildung und komplizierende Begleiterkrankungen sei die folgende Begutachtung angeführt.

Bei dieser Patientin (G.S., 62 Jahre) (Abb. 5) war bereits in der Kindheit eine rezidivierende Urolithiasis aufgetreten. Die meisten Steine gingen spontan ab. Eine Unterpolresektion der rechten Niere war aber im Krankheitsverlauf notwendig.

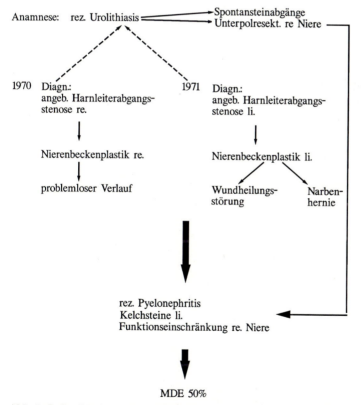

Abb. 5. G. S., 62 Jahre, weibl.: Begutachtung bei Harnleiterabgangsstenosen beiderseits mit komplizierenden Begleiterkrankungen

1970 und 1971 wurden bei der Patientin Nierenbeckenplastiken beidseits wegen angeborener Harnleiterstenosen durchgeführt. Auf der rechten Seite hatte sich ein problemloser postoperativer Verlauf ergeben. Wahrscheinlich infolge einer Wundheilungsstörung war auf der linken Seite eine Narbenhernie geblieben. Die Patientin kam zur Begutachtung der Minderung der Erwerbsfähigkeit wegen rezidivierend auftretenden Entzündungen der Niere bei nun wieder vorliegenden Kelchsteinen links. Zusätzlich fand sich eine deutliche Funktionseinschränkung der rechten Niere bei Zustand nach Unterpolresektion. Aufgrund des Verlaufs und der, infolge der Gutachtenuntersuchung erhobenen, Befunde wurde eine MdE von 50% aufgrund der verbliebenen Funktionseinschränkung rechts und Urolithiasis links bei rezidivierenden Pyelonephritiden anerkannt.

Neben der traumatisch bedingten Entstehung einer Hydronephrose können auch Harnleiterstenosen in Folge entzündlicher Veränderungen (Pyelonephritis, Tuberkulose) und Folgeerscheinungen von Entzündungen wie Harnsteinbildung, Abflußbehinderungen ursächlich sein. Bei obstruktiven Veränderungen ist daher vom Gutachter sehr sorgfältig zu klären, inwieweit die Pathogenese mit dem Schadensereignis in Einklang zu bringen ist bzw. eine bereits vorbestehende Mißbildung oder anderweitig hervorgerufene Abflußbehinderung zugrunde liegt.

Bei diesem Patienten (J. R., 27 Jahre) (Abb. 6) waren während des Wehrdienstes wiederholt auftretende Rückenschmerzen bei unauffälligem Urinstatus konservativ behandelt worden. Erst im weiteren Verlauf stellte sich bei erneut auftretenden Rückenschmerzen ein blutiger Urin ein. Durch entsprechende Diagnostik wurde eine angeborene Nierenbeckenabgangsste-

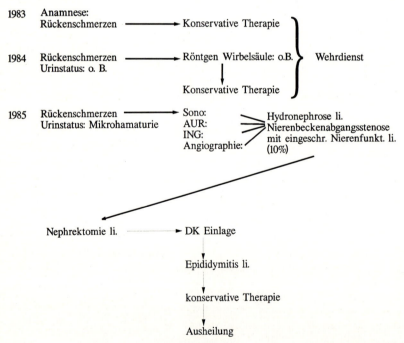

Abb. 6. J. R., 27 Jahre, männl.: Begutachtung zur Frage der Wehrdienstbeschädigung bei Nierenbeckenabgangsstenose, Nierenfunktionseinschränkung und Nephrektomie

nose bei Gefäßmißbildung mit eingeschränkter Nierenfunktion links (10%) und kompensatorischer Funktionsübernahme durch die rechte Niere diagnostiziert. Es wurde eine Nephrektomie links durchgeführt (wahrscheinlich aufgrund einer Dauerkathetereinlage während dieser Operation bildete sich eine Epididymitis links aus, die unter konservativen Maßnahmen ausheilte).

Von dem Patienten war geltend gemacht worden, daß die Nephrektomie Folge einer Wehrdienstbeschädigung sei. Diese Zusammenhänge konnten gutachterlich nicht festgestellt werden. Der Patient ist zwar aufgrund der Erkrankungen nicht mehr wehrdienstfähig, eine Wehrdienstbeschädigung lag jedoch nicht vor. Auch unter der Annahme, daß die rezidivierenden Nebenhodenentzündungen Folge einer Dauerkatheterbehandlung anläßlich der Nephrektomie wären, sind diese jedoch nicht als Wehrdienstbeschädigung einzustufen, da die Nephrektomie selbst keine nachteilige gesundheitliche Folge der Diagnose und Behandlung des Truppenarztes und somit kein WdB-bedingtes Leiden ist.

Die einseitige *Nierenaplasie* ist als Einnierigkeit zu bewerten. Erkrankungen der Einzelniere machen eine Einschränkung der Nierenfunktion denkbar.

Nephroptose

Hierbei handelt es sich um ein in der Regel anlagebedingtes Leiden, das bei Frauen häufiger vorkommt als bei Männern [26].

Im Vordergrund stehen bei den Patienten z. T. kolikartige, z. T. uncharakteristische Schmerzen seitenbezogen bzw. im Mittelbauch. In horizontaler Lage werden die Beschwerden meistens besser. Die Niere selbst ist im allgemeinen nicht schmerzhaft.

Die Nephroptose ist nicht Unfallfolge, sondern anlagebedingt. Gutachterlich tritt die Nephroptose nicht selten in Arztrechtsprozessen in Erscheinung. Hierzu ist festzuhalten, daß die Operationsindikation für eine Nephroptose besteht bei Kompression des Nierenhohlraumsystems bzw. Durchblutungsveränderungen der Niere. Im Nierenfunktionsszintigramm sollen eindeutige und reproduzierbare Störungen der Nierendurchblutung erkennbar sein. Ohne diese Kriterien wird heute von der Operation einer Nephroptose abgesehen. Bezüglich des Operationsergebnisses ist zu bedenken, daß die Beschwerden bei den Patienten nicht selten nach der Operation fortbestehen, die Operationsmethoden nicht ohne Komplikationen sind und bei einem evtl. ausbleibenden positiven Ergebnis der Operation (sprich Schmerzfreiheit) vom Behandelten die Frage nach einer fehlerhaften Therapie gestellt wird. Beispielhaft sei hier die Begutachtung eines derartigen Behandlungs- und Krankheitsverlaufs wiedergegeben) (Abb. 7).

Die *Diagnostik* bei der Begutachtung einer Nephroptose umfaßt ein Infusionsurogramm im Liegen und Stehen, bei Absinken um 2 Wirbelkörperhöhen in der 20-min-Aufnahme (Aufstau) kann eine Nephroptose angenommen werden, Sonographie (Stauung?), seitengetrennte Isotopenclearance (Liegen und Sitzen) zur Feststellung evtl. Durchblutungsveränderungen der Niere, fernerhin zur Klärung der Frage nach einer Urinabflußbehinderung. Von den Laborwerten sind die auf die Nierenfunktion bezogenen Parameter wie Kreatinin, Harnstoff, Elektrolyte, Harnsäure sowie der Urinstatus (Proteinurie?) erforderlich.

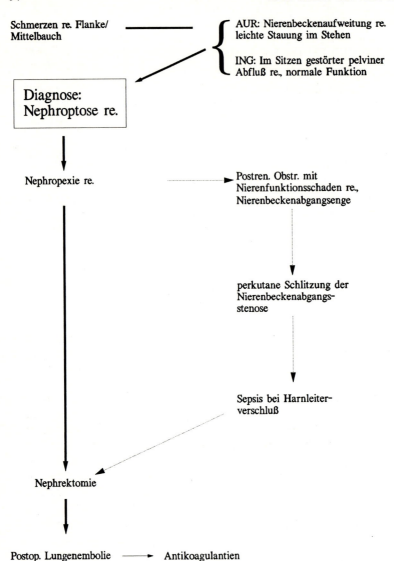

Abb. 7. Behandlungsverlauf nach Operation einer Nephroptose (A. Sch., weibl.). Die gutachterliche Bewertung ergab keinen Behandlungsfehler. Die komplizierten Operationsfolgen können trotz sorgfältiger Operationstechnik auftreten. Nach Entscheidung des Landgerichts lag ein ärztlicher Behandlungsfehler nicht vor

In Zweifelsfällen ist auch die Bestimmung der LDH im Urin (8 h-Portionen) im Liegen und Stehen (Tag und Nacht) zu bedenken.

Harnsteinbildung

Im Zusammenhang mit der Begutachtung von Nierenerkrankungen bzw. -verletzungen, auch mittelbar, ist die Entstehung von Harnsteinen Gegenstand urologischer Begutachtung. Für die Begutachtung der Zusammenhangsfrage sind Kenntnisse der Pathogenese der Harnsteine von Wichtigkeit. Wenn auch die Entstehung in ihrer Gesamtheit bis heute ungeklärt ist, so kennen wir doch zahlreiche Einzelfaktoren dieses Biomineralisationsprozesses und können daraus Verständnis und Nutzen für die Therapie, aber auch für die gutachterlich interessante Zusammenhangsfrage ziehen.

Die heute bekannten Harnsteinbildungsfaktoren im Bereich der Niere sowie in Frage kommende Stoffwechselstörungen, physikalisch-chemische Einflüsse, pathophysiologische Störungen (wie Streß) geben die Abb. 8 wieder.

Harnsteine entwickeln sich durch Kristallisation bzw. Aggregation von im Harn gelösten Salzen bzw. infolge tubulärer Defekte. Als Steinbildungsfaktoren kommen in Frage: Hyperkalziurie, Hyperphosphaturie, Hyperurikosurie verstärkte Ausscheidung von Oxalsäure sowie Cystin. Veränderungen des Urin-pH, Senkung der Zitratausscheidung, Einflüsse von Glukosaminoglykanen, Mukoproteinen (Uromukoid) bzw. serumidentischen Proteinen des Urins sind wahrscheinlich. Unbestritten sind die Einflußnahme von Harnwegsinfektionen auf die Entstehung von Harnsteinen. Im Zusammenhang mit den hier genannten Faktoren spielen endokrinologisch bedingte Erkrankungen wie Hyperparathyreoidismus, Kortisonapplikationen bzw. Vitamin D, aber auch Stoffwechselerkrankungen mit Urikosurie, primäre und sekundäre Oxalurie und Zystinurie, angeborene und erworbene Azidifizierungsstörungen im Bereich des Tubulus (renale tubuläre Azidose) sowie harnsaure Diathese eine Rolle für die Harnsteinbildung.

Gutachterlich ist die Frage von Bedeutung, inwieweit Harnsteine durch Traumatisierung der Niere bzw. der ableitenden Harnwege entstehen können. Bildung von traumatisch bedingten Harnsteinen als unmittelbare Unfallfolge ist nur bei entsprechender Parenchymverletzung bzw. Hohlraumverletzung mit entzündlichen Alterationen und Narbenbildung in diesem Bereich verständlich [18, 22]. Indirekte Harnsteinentstehung bei Traumen über die Ausbildung von Querschnittslähmung, Entwicklung von Harnwegsinfekten bzw. Immobilisation und Hyperkalziurie sind pathophysiologisch begründbar und ihr Zusammenhang ist anzuerkennen (Abb. 9). Eine länger dauernde Immobilisation bewirkt eine negative Kalziumbilanz mit vermehrter Kalziumausscheidung im Urin [6, 36, 43]. Für einen ausgeglichenen Knochenauf- und -abbau ist eine physiologische Belastung der jeweiligen Skelettabschnitte erforderlich, im Fall der Immobilisation überwiegt der Knochenabbau [17]. Eine ähnliche Wirkung hat auch längere Schwerelosigkeit (z.B. in der Raumfahrt) [17]. Die daraus re-

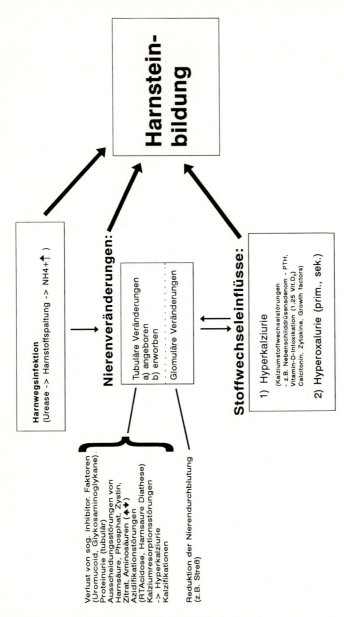

Abb. 8. Pathogenese der Urolithiasis

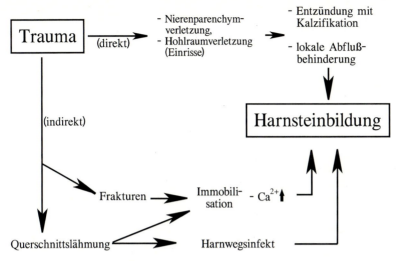

Abb. 9. Direkte und indirekte traumatische Faktoren der Harnsteinbildung

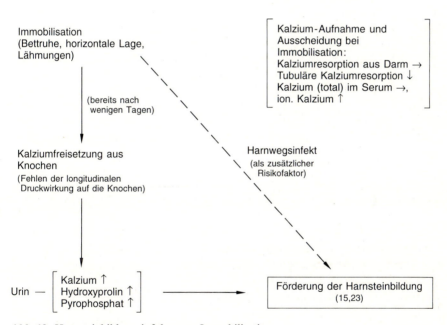

Abb. 10. Harnsteinbildung infolge von Immobilisation

sultierende Hyperkalziurie ist sicherlich ein Risikofaktor für die Steinbildung. Wie der Rückgang der Steinhäufigkeit bei immobilisierten Paraplegikern seit der Einführung einer suffizienten Harnwegsinfektbehandlung jedoch zeigt, ist für die Bildung von Harnsteinen bei Immobilisierten ein begleitender Harnwegsinfekt zumindest ein weiterer wichtiger Risikofaktor (Abb. 10).

Tabelle 3. Häufigkeitsverteilung der wichtigsten Harnsteinarten in sog. Industriestaaten. (Nach Schneider [41])

Steinart	Relative Häufigkeit [%]
Kalziumoxalat	45 – 86
Kalziumphosphat	2 – 20
Mg-Ammonium-Phosphat	2 – 20
Harnsäure	5 – 30
Cystin	1 – 3

Als Harnsteinbildungsfaktoren werden auch Fokalinfektionen (z. B. Tonsillitis, Zahnwurzelentzündung) angegeben. Ein solcher Zusammenhang ist mittelbar über eine hämatogen entstandene Pyelonephritis mit Chronifizierung und sekundärer Infektsteinbildung denkbar.

Auch erhebliche Streßsituationen können über den Mechanismus der Vasokonstriktion im Bereich der afferenten Gefäßversorgung zur Harnsteinbildung führen [27, 44].

Von nicht zu unterschätzender gutachterlicher Bedeutung ist die *Art der Harnsteine*. Grundsätzlich ist zu unterscheiden in Steine, die sich aus anorganischen Teilen zusammensetzen und organischen Konkrementen wie Harnsäure, Cystin bzw. sehr selten Xanthin. Nicht selten liegen auch Mischsteine vor. Einen Überblick über die Verteilung der wichtigsten Harnsteinarten in Industrieländern gibt Tabelle 3. Die anerkannten Methoden wie Röntgendiffraktion, Infrarotspektroskopie, Polarisationsmikroskopie und aufwendige chemische Untersuchungsmethoden erlauben zuverlässige Aussagen über die Natur bzw. die Quantität der chemischen Zusammensetzung des Konkrements. Einfachere Methoden haben zu große Fehlerbreiten und ermöglichen beispielsweise nicht die klare Abtrennung der Harnsäuresteine von Uraten [29].

Für die Pathogenese von Harnsteinen aus organischen Substanzen spielen Stoffwechselveränderungen bzw. Tubulusalterationen eine Rolle (Abb. 8). So wird beispielsweise beim Nachweis eines Harnsäure- oder Cystinsteins ein Kausalzusammenhang zwischen einem Unfall und der Harnsteinbildung abzulehnen sein. Allenfalls ist die Frage der Verschlimmerung eines bereits vorbestehenden organischen Harnsteinleidens zu diskutieren. Insbesondere bei den organischen Harnsteinen kommen Stoffwechseluntersuchungen mit Erfassung der sog. Säurestarre des Urin (Urin-pH $\leq$ 5,8), der Ausscheidung von Harnsäure und Cystin in Betracht. Der Harnsteinanalyse kommt somit für die Begutachtung von Steinerkrankungen große Bedeutung zu.

Für die Zusammenhangsbegutachtung stellt sich häufig die Frage des Einflusses von Harnwegsinfekten auf die Harnsteinbildung. Chronische Harnwegsinfekte (Pyelonephritis) können über Veränderungen im Tubulusapparat und entzündlich bedingte Obstruktionen der ableitenden Harnwege zur Harnsteinbildung führen (s. Abb. 3). So können entzündliche Prozesse an der Niere im Sinne einer Pyelonephritis Veränderungen im Bereich des distalen Tubulusabschnitts bedingen und hier Störungen im Sinne einer renalen tubulären Azidose mit Neigung zu Harnsteinbildung (Rezidiv) verursachen (s. Abb. 8).

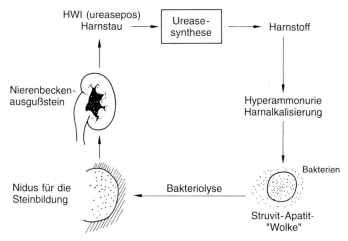

Abb. 11. Entstehung von Struvit-Steinen infolge von Urease-positiven Infekten. (Aus Bichler et al. 1985 [9])

Ureasepositive Infekte führen zur Ausbildung von Infektsteinen (Struvit) (Abb. 11). Zur Anerkennung der Zusammenhangsfrage ist hier die Sicherung der vom zu Begutachtenden gemachten Angaben über entsprechende Expositionen notwendig, darüber hinaus sind Recherchen bzw. Wahrscheinlichmachung des zeitlichen Zusammenhangs zwischen Exposition, Harnwegsinfekt und Steinbildung notwendig.

Bei Anerkennung entsprechender Kälte- und Nässeexposition sowie bakterieller Infektionen muß die Entwicklung von Infektsteinen anerkannt werden.

Gutachterlich wichtig ist die Frage, insbesondere wenn Verletzungen als Ursache der Harnsteinbildung behauptet werden, inwieweit bereits vor dem Trauma ein Harnsteinleiden bestand. Der Gutachter muß nach derartigen Veränderungen fragen bzw. recherchieren, um diese ggf. vorliegende Vorschädigung bei seinen kausalen Überlegungen berücksichtigen zu können. Hier kann sich die Situation ergeben, daß bereits früher Harnsteine spontan entleert oder operativ entfernt wurden. Außerhalb durchgeführte Harnsteinanalysen müssen angefordert werden. Bei der Analyse von noch im Besitz des Begutachteten befindlichen Konkrementen ist zu bedenken, daß die Originalität nicht immer sicher zu stellen ist. Täuschungsmanöver sind hier möglich.

In diesem Zusammenhang ist auch die Frage nach der Verschlimmerung eines bereits vor der Traumatisierung bestehenden Harnsteinleidens zu erwähnen. Diese ist dann zu bejahen, wenn es infolge der Traumatisierung zum nachweisbaren Aufflackern von Entzündungen gekommen ist bzw. die Traumatisierung an der steintragenden Niere nachweisbar ist (s. Abb. 9).

Eine gutachterlich bedeutende Frage ist die nach der *Wachstumszeit eines Harnsteins*. Wenn auch darüber keine korrekten Zahlenangaben vorliegen bzw. wohl auch kaum für den einzelnen Entstehungsprozeß (Biomineralisation!) gemacht werden können, so gibt es doch Anhaltszahlen, die es dem Gutachter ermöglichen, Wahrscheinlichkeiten herzustellen. So ist anzunehmen, daß sich Infektsteine in 4–6 Wochen entwickeln können, während für andere Harnsteine Monate bis Jahre angenommen werden. Für die gutachterlichen Belange wird im allgemeinen ein Zeitraum von bis zu 6 Monaten von der Harnsteinentstehung bis zur klinischen Manifestation ausgegangen.

Für die gutachterliche *Diagnostik* sind röntgenologische Untersuchungen mit Ausscheidungsurogramm, Schichtaufnahmen zur Lokalisation des Konkrements und sonographische Untersuchung erforderlich. An Labormethoden sind im Serum die Bestimmung der Elektrolyte, insbesondere Kalzium, evtl. auch Bestimmung des ionisierten Kalziums, außerdem Phosphat, Harnsäure, Kreatinin erforderlich. Im Urin ist neben der Bestimmung der biochemischen Parameter wie Eiweiß, Zucker, Hämoglobin und pH-Wert die Erfassung von Leukozyten, Erythrozyten notwendig. Als Steinbildungsfaktoren sind die Ausscheidung von Kalzium, Phosphat, Oxalsäure und Harnsäure im Urin zu bestimmen. Bei der mikrobiologischen Untersuchung sollte der Nachweis ureasepositiver Keime bedacht werden [2, 7].

Falls sich aus labortechnischen Gründen die hier aufgezeigten Parameter nicht bestimmen lassen bzw. erscheint es dem Gutachter nicht erforderlich, so sind jedoch als Mindestforderung das Serumkalzium, anorganisches Phosphat, Harnsäure und Kreatinin sowie das Urin-pH und die Kalzium- bzw. Posphatausscheidung im Urin notwendige Parameter, die eine sichere Begutachtung von Harnsteinerkrankungen ermöglichen.

Nierentumoren

- Nierenzellkarzinom,
- Nierenbeckenkarzinom/Urothelkarzinom,
- Nephroblastom (maligne/benigne),
- Nierenmetastasen anderer Primärkarzinome bzw. Absiedelung maligner Lymphome.

Eine der wichtigsten Fragen bei der gutachterlichen Bearbeitung von Nierentumoren ist die nach der Kausalität zwischen einem einmaligen Unfallereignis und der Tumorbildung. Generell ist diese Frage zu verneinen [49]. Wenn die Frage des Zusammenhangs zwischen Trauma und Nierentumorbildung überhaupt diskutiert werden soll, so ist im Einzelfall eine kritische Beurteilung erforderlich, die folgende wichtige Punkte berücksichtigen muß: es ist zunächst zu fordern, daß die Gewalteinwirkung jene Körperstelle trifft, an der sich der Tumor entwickelt, die Traumatisierung muß adäquat sein und der Zeitraum zwischen der Gewalteinwirkung und den ersten auf die Geschwulstbildung zu beziehenden Symptome muß mit den allgemeinen Erkenntnissen der Tumorentstehung in Einklang zu bringen sein. Darüber hinaus müssen bei längeren Zeiträumen Brückensymptome feststellbar sein. Tumoren nach Traumen sind beobachtet worden, es fragt sich aber, ob es sich hierbei nicht um Traumen bei bereits vorhergehender Tumorbildung handelt [49]. Grundsätzlich ist festzuhalten, daß ein solcher Nachweis für die direkte Entstehung eines Nierenzellkarzinoms bzw. Urothelkarzinoms oder anderer Tumoren der Nieren unmöglich erscheint. Darüber hinaus sind exogene oder endogene Toxine, die zur Entstehung eines Nierenzellkarzinoms führen können, derzeit epidemiologisch nicht bekannt.

Anders sehen die Verhältnisse bei der indirekten Entstehung eines Urothelkarzinoms im Nierenbecken und evtl. Übergreifen auf das Nierenparenchym aus. Für die Entwicklung des Urothelkarzinoms sind chemische Verbindungen wie Naphthylamin, Benzidin, Aminobiphenyl und Nitrobiphenyl gesichert [13]. Urothelkarzinome des Nierenbeckens sind als Berufskrankheit anzuerkennen, wenn der Zusammenhang mit der beruflichen Exposition durch derartige aromatische Amine gesichert ist (BeKV Nr. 1301) (s. hierzu auch den Abschnitt „Blasentumoren", S. 130). Auch Substanzen wie Toluidin werden als potentielle Urothelkarzinogene diskutiert [30]. Darüber hinaus gelten eine Reihe Substanzen aus der Arbeitswelt, insbesondere aus der farb-, gummi-, textil- und kohleverarbeitenden Industrie sowie aus dem Druckereigewerbe als Urothelkarzinogene. Es muß jedoch festgehalten werden, daß hier im Gegensatz zu den o.g. Substanzen gesicherte kausalgenetische Beziehungen nicht festgestellt werden können. Mit Kunze [30] ist auszuführen, daß als Kausalgenetik ein multifaktorielles Kanzerisierungsgeschehen im Sinne einer Plurikarzinogenese von erheblicher Bedeutung für die Induktion von Harnwegstumoren ist. In diesem Zusammenhang ist auch zu erwähnen, daß außerberufliche Umwelteinflüsse sowie Lebensgebräuche für die Urothelkarzinogenese von Bedeutung sind. Hier ist Rauchen und Analgetikaabusus zu nennen [30].

So bedarf der Einfluß von Phenazetin ausführlicher Erwähnung. Hultengren [26] hat erstmalig im Jahre 1965 über Nierenbeckentumoren bei Patienten berichtet, die einen jahrelangen Abusus mit phenazetinhaltigen Analgetika getrieben haben. Es gilt heute als gesichert, daß bei einem Phenazetinabusus von 2,5 g Phenazetin/Tag und einem minimalen Gesamtzeitraum des Abusus von 5 Jahren mit einer Entstehung eines Nierenbeckenkarzinoms zu rechnen ist. Die Tumorinduktionszeit wird nach Rutishauser et al. [40] mit 20 Jahren angegeben.

Unter Medikamenten, die für die Entstehung von Urothelkarzinomen angeschuldigt werden, sind fernerhin Cyclophosphamidderivate und Chlornaphazin zu nennen [13].

Von 2 Substanzen ist im Zusammenhang mit der Pathogenese des Nierenbeckenkarzinoms noch zu sprechen, und zwar handelt es sich um Nitrate bzw. Nitrite, die im Grundwasser auftauchen können, insbesondere bei insuffizienter Trinkwasseraufbereitung bzw. nichtausreichenden Wasserschutzzonen. Die Substanzen werden zu Nitrosaminen metabolisiert, die als mögliche Karzinogene auf das Urothel einwirken.

Für den Gutachter besteht daher die Verpflichtung, eine korrekte Arbeitsplatz- bzw. Umweltanamnese zu erheben, um die hier aufgeführten Substanzen bei einer Zusammenhangsbegutachtung zu berücksichtigen, insbesondere für die Eruierung einer Berufserkrankung.

Kausalpathogenetisch können langanhaltende Nierenbeckenentzündungen mit und ohne Urolithiasis eine Rolle bei der Tumorentwicklung im Nierenbecken spielen.

Im Zusammenhang mit den entzündlichen Erkrankungen ist auch die in der Balkanregion vorkommende sog. Balkannephropathie als karzinogener Mechanismus anzusehen.

Die *Diagnostik* bei gutachterlicher Untersuchung von Patienten mit Nierentumoren umfaßt neben der Sonographie und röntgenologischen Untersuchung mit AUR Computertomographie bzw. Angiographie auch die Röntgenuntersuchung des Thorax. Das Labor hat neben den Serumparametern Blutsenkungsgeschwindigkeit, Elektrophorese, Bilirubin, Transaminasen, Urinstatus, Kreatinin auch die Elektrolyte zu erfassen. Bei Vorliegen eines Urothelkarzinoms des Nierenbeckens ist die urinzytologische Untersuchung erforderlich. Bei Vorliegen einer beruflichen Exposition unter Entwicklung eines Nierenbeckenkarzinoms ist für die Begutachtung auch die Durchführung von Mutagenitätstests (Amestest) anzuraten [33].

Die gutachterliche Bewertung zur Ermittlung der MdE bei Nierenerkrankungen

Nierenverletzungen bzw. deren Folgezustände richten sich nach der Nierenfunktionseinschränkung. Führt die Nierenverletzung zur Entfernung der Niere, wird eine MdE von 25% gewährt, wobei zu bedenken ist, daß bei Erkrankung der Restniere, wodurch auch immer, eine höhere MdE, bis zu 100% zu gewähren ist. Hierbei ist zu beachten, daß nach Entfernung der kranken Niere die Funktion von der kontralateralen Seite übernommen wird. Eine Schädigung dieser Restniere aber sehr rasch zu Dekompensationen der gesamten Nierenfunktion führen wird. In diesem Zusammenhang ist bei Vorliegen einer Restniere auch das Lebensalter des Patienten für die Begutachtung von Bedeutung. So wird es fraglos bei einem jüngeren Menschen zu einer vollen Dekompensation der Nierenfunktion kommen, während bei älteren mit bereits bestehender Arteriosklerose eine wesentliche Einschränkung der Kompensationsfähigkeit bestehen kann.

Nierenverletzungen bzw. deren Folgeschäden

– Entfernung einer Niere	25%
– Funktionsschädigung der Restniere	bis zu 100%
– Nierenparenchymschäden bzw. Niereninfarkte:	10–30%
– Entzündliche Parenchymveränderungen, Hochdruck, Harnsteinbildungen, Urinfistel:	20–70%
– Harnabflußbehinderungen durch narbige bzw. entzündliche Veränderungen: bei einseitigem Vorkommen ohne wesentliche Funktionseinschränkung:	10–20%
bei Harnstauung mit Funktionseinschränkung der Niere	20–40%
bei doppelseitigem Harnstau mit Funktionseinschränkung	40–80%

Pyelonephritis (Harnwegsinfekt)

– Pyelonephritis einseitig, abgeheilt und ohne Komplikationen:	0%
– Pyelonephritis mit Hypertonie:	20%
– pyelonephritische Schrumpfniere, einseitig mit Hypertonus	40–80%
– Pyelonephritis doppelseitig mit röntgenologischen Veränderungen	50%
– Pyelonephritis doppelseitig mit Funktionseinschränkung und Hypertonie	70–100%
– Schrumpfniere doppelseitig mit Hypertonie	100%

Niereninsuffizienz (mit Dialyse und Transplantation)
(s. S. 122 ff., Kap. „Nephrologische Begutachtung")

Nierenfehlbildungen
(wie Hydronephrose, Zystenniere, Hufeisenniere und Beckenniere)

– Ohne wesentliche Beschwerden und Funktionseinschränkungen	0–10%
– bei mäßiggradiger Nierenfunktionseinschränkung	30–40%
– doppelseitige Hydronephrosen bei geringer Funktionseinschränkung	30%
– doppelseitige Hydronephrose mit Nierenfunktionsminderung	40–80%
– Zystennieren mit Nierenfunktionseinschränkung	70–100%
– Aplasie der Niere	20%
– bei Funktionseinschränkung der Einzelniere	50–100%
– Nephroptose	20%

Harnsteinbildung

- ohne Funktionsstörung
  (mit hin und wieder bestehenden Koliken
  bzw. häufigen Koliken)   0 – 20%
- Harnstein (Spontanabgang oder Steinentfernung)
  mit Funktionsstörung der Niere, Harnwegsinfekt   30 – 50%
- rezidivierende Harnsteinbildung mit Funktionsstörung und Harnwegsinfekt   50 – 70%
- doppelseitige Nieren- und Harnleitersteine
  (mit Funktionsstörung und Harnwegsinfekt
  bzw. Hypertonie)   50 – 100%

Bösartige Nierentumoren (Nierenzellkarzinom, Nierenbeckenkarzinom u. a.)

Entsprechend den Anhaltspunkten des BMA von 1983 in den ersten 5 Jahren in Abhängigkeit von der Heilungsbewährung:
- Bei Entfernung im Frühstadium   60%
- Entfernung in anderen Stadien   80 – 100%.

Literatur

1. Apperson JW, Wechsler H, Lattimer JK (1962) The frequent occurrence of both renal calculi and renal calcifications in tuberculous kidneys. J Urol 87:634
2. Behrendt WA, Bichler K-H, Schulze HS, Ideler V (1977) Ein verbessertes diagnostisches Schnellverfahren zur Erkennung von Infektionen mit harnstoffspaltenden Keimen im Urin. Fortschr Urol Nephrol 9:218
3. Berufskrankheitenverordnung (Anlage 1) BeKC (1976) (BGBl 1, S. 3329)
4. Bichler K-H (1979) Offene Verletzungen der Niere und der ableitenden Harnwege. 42. Jahrestagung d Dtsch Ges f Unfallheilkunde e. V. Berlin 1978. Hefte Unfallheilkd 138:52
5. Bichler K-H (1988) Polytrauma. Spezielle Probleme und Therapie aus Sicht des Urologen. Wiss Symp d. Ver für berufsgenossenschaftliche Heilbehandlung. Vortrag Heidelberg/Tübingen 1988
6. Bichler K-H, Schultheis HM, Fischer M (1975) Harnsteinbildung bei Immobilisation. In: Bolck F (Hrsg) IV. Jenaer Harnsteinsymposium. Wissenschaftliche Beiträge der Friedrich-Schiller-Universität Jena, S 200–202
7. Bichler K-H, Behrendt WA, Haussmann A, Schultze HS, Harzmann R (1980) Nachweis harnstoffspaltender Keime im Urin bei Steinpatienten. Urol Int 35:421
8. Bichler K-H, Harzmann R, Flüchter SH, Halim S (1984) Offene Verletzungen der Niere und ableitenden Harnwege. Verh DGU:116–119
9. Bichler K-H, Strohmaier WL, Korn S (1985) Urolithiasis im Kindesalter. Monatsschr Kinderheilkd 133: S 258
10. Bichler K-H, Strohmaier WL, Wechsel H (1992) Harnwegsinfektionen. In: Infektionskrankheiten – Epidemiologie und Therapie im Wandel der Zeit – Themen zur Ärztlichen Fortbildung. Bezirksärztekammer Südwürttemberg, Bd 13, Tübingen

11. Boeminghaus H (1971) Urologie. Operative Therapie – Indikation – Klinik, Bd I, 4. Aufl. Banaschewski, München
12. Bröring S, Bausch W, Bichler K-H (1979) Wertigkeit quantitativer Harnsteinanalysen (Polarisationsmikroskopie und Röntgendiffraktion). Fortschr Urol Nephrol 14:312–314
13. Clayson DB (1921) Recent research into occupational bladder cancer. In: Connolly JG (ed) Carcinoma of the bladder. Raven, New York, pp 13–24
13a. Franz HE, Risler T (1993) Klinische Nephrologie, Handbuch für Klinik und Praxis. ecomed, Landsberg 1993
14. Eck H (1969) Nierenstein, Nierenbeckenkarzinom und Begutachtung. Bruns Beitr Klin Chir 201:31
15. Glenn JF (Hrsg) (1991) Urologic surgery, 4th edn. Harper & Row, New York
16. Gow JG (1970) Results of treatment in a large series of cases of genitourinary tuberculosis and the changing pattern of the disease. Br J Urol 42:647
17. Haos HG (1979) Calciumhormone, Skelett und Mineralstoffwechsel. In: Siegenthaler W (Hrsg) Klinische Pathophysiologie, 4. Aufl. Thieme, Stuttgart, S 335–359
18. Harrison JH, Gittes RF, Perlmutter AD, Stamey TA, Walsh PC (1992) Campbell's urology, 6th edn. Saunders, Philadelphia
19. Haßelbacher K (1966) Das Harnsteinleiden in seiner Bedeutung für die praktische ärztliche Tätigkeit. Steinkopf, Dresden
20. Heath H, Earll JM, Schaaf M, Piechocki JT, Li TK (1972) Serum ionized calcium during bed rest in fracture patients and normal men. Metabolism 21:7
21. Hegemann M, v Hundelshausen B, Schneck H, Barthlen W, Pfab R, Schütz W (1983) Urogenitalverletzungen bei polytraumatisierten Patienten. Verh DGU:83–85
22. Heise GW, Haßelbacher K (1969) Das urologische Gutachten. Thieme, Leipzig
23. Heptinstall RH (1974) Pathology of the kidney, 2nd edn. Little, Brown, Boston
24. Hill GS (1989) Uropathology. Churchill Livingstone, Edinburgh
25. Hodges CV, Gilbert DR, Scott WW (1951) Renal trauma. J Urol 66:627
26. Hultengren N, Lageren C, Ljungqvist A (1965) Carcinoma of the renal pelvis in renal papillary necrosis. Acta Chir Scand 130:314
27. King SE, Baldwin DS (1956) Production of renal ischemia and proteinuria in man by the adrenal medullary hormones. Am J Med 20:217
28. Kneise O, Schober KL (1963) Die Röntgenuntersuchung der Harnorgane. Thieme, Leipzig
29. Korn S, Bichler K-H, Eipper E, Henzler B, Schreiber M (1993) Methodischer Vergleich von Harnsteinanalysen. Urologe [A] 32:232–236
30. Kunze E (1984) Die multifaktorielle Mehrstufenkarzinogenese am Harnblasenurothel. In: Bichler K-H, Harzman R (Hrsg) Das Harnblasenkarzinom. Springer, Berlin Heidelberg New York Tokyo, S 37–62
31. Mellin HE, Zink RA, Marx FJ, Oberneder R, Hamperl D (1983) Urologische Spätkomplikationen nach Politrauma. Verh DGU:132–133
32. Montague DK, Straffon RA (1976) Complications of renal surgery. In: Smith RB, Skinner DG (eds) Complications of urologic surgery. Prevention and management. Saunders, Philadelphia, pp 54–86
33. Norpoth K (1984) Grundlagen der Prävention bösartiger Uroheltumoren. In: Bichler K-H, Harzmann R (Hrsg) Das Harnblasenkarzinom. Epidemiologie, Pathogenese, Früherkennung. Springer, Berlin Heidelberg New York Tokyo, S 1–13
34. Pacovsky V (1975) Kalziummetabolismus bei Immobilisation. In: Bolck F (Hrsg) IV. Jenaer Harnsteinsymposium. Wissenschaftliche Beiträge der Friedrich-Schiller-Universität, Jena
35. Peters PC, Bright TC (1977) Blunt Renal Injuries. Urol Clin North Am 4:19
36. Rauschelbach H-H (1983) Anhaltspunkte für die ärztliche Begutachtung Behinderter nach dem Schwerbehindertengesetz. Der Bundesminister für Arbeit und Sozialordnung (Hrsg) Köln, Bonn

37. Remmele W (Hrsg) (1984) Pathologie, Bd 3: Urogenitalorgane, Endokrine Organe, Kinderpathologie, Bewegungsapparat, Haut. Springer, Berlin Heidelberg New York Tokyo
38. Robertson WG, Peacock M (1985) Pathogenesis of urolithiasis. In: Schneider HJ (ed) Urolithiasis. Springer, Berlin Heidelberg New York Tokyo, pp 185–334
39. Rockstroh H (1967) Das Lebensschicksal der Einnierigen. VEB Volk u Gesundheit, Berlin
40. Rutishauser G, Mihatsch MJ, Rist M (1984) Tumoren der Harnwege bei Analgetika-Abusus. In: Bichler K-H Harzmann R (Hrsg) Das Harnblasenkarzinom – Epidemiologie, Pathogenese, Früherkennung. Springer, Berlin Heidelberg New York Tokyo, S 14–24
41. Schneider HJ (1985) Epidemiology of urolithiasis. In: Schneider HJ (ed) Urolithiasis. Springer, Berlin Heidelberg New York Tokyo, pp 138–184
42. Schultheis T (1965) Die urologische Begutachtung und Dokumentation. Springer, Berlin Heidelberg New York (Handbuch der Urologie, Bd VII/2)
43. Smith PH, Cook JB, Robertson WG (1969) Stone formation in paraplegia. Paraplegia 7:77
44. Starr I (1926) The production of albuminuria by renal vasoconstriction in animals and man. J Exp Med 43:31
45. Stockamp K (1979) Pathophysiologie der neurogenen Blasendysfunktion. In: Stöhrer M (Hrsg) Urologie bei Rückenmarksverletzungen. Springer, Berlin Heidelberg New York, S 19–26
46. Strohmaier WL, Bichler K-H, Flüchter SH (1986) Behandlung der unilateralen kleinen Niere. Tagung der Arbeitsgemeinschaft Kinderurologie der DGU, Frankfurt
47. Uebermuth H (1969) Richtlinien für die urologische Begutachtung. Barth, Leipzig
48. Unger T (1985) Änderungen des Neurotransmitter und Neuromodulation. Neurogene Faktoren. In: Ganten D, Ritz E (Hrsg) Lehrbuch der Hypertonie. Schattauer, Stuttgart, S 64–72
49. Zollinger HU (1966) (Hrsg) Niere und ableitende Harnwege. Springer, Berlin Heidelberg New York (Spezielle pathologische Anatomie, Bd 3)

Verletzungen und Erkrankungen des Harnleiters

K.-H. BICHLER

Harnleiterverletzungen treten zumeist als offene Verletzungen auf, z. B. durch Stich, Pfählung oder Schuß [1]. Die stumpfe Verletzung ist selten. Infolge von Nierenverletzungen bzw. Traumatisierung des Retroperitoneums und Auftreten erheblicher Blutungen kann es sekundär zu narbigen Verziehungen bzw. Einbeziehen des Harnleiters in phlegmenöse Prozesse kommen. Pyelektasien bzw. sekundäre Hydronephrosen können sich bilden.

Insgesamt sind unfallbedingte Harnleiterverletzungen selten. Nach Marx liegt die Inzidenz bei 0,15% [10]. Neben den unfallbedingten Verletzungen des Harnleiters spielen für den Gutachter iatrogene Traumatisierungen des Ureters eine Rolle. Dies sind in erster Linie Verletzungen des Harnleiters bei gynäkologischen Operationen, Operationen in der Abdominalchirurgie, der Gefäß- und Neurochirurgie, aber nicht zuletzt auch in der Urologie (z. B. nach retrograden Sondierungen bzw. der seit etwa 10 Jahren angewandten Ureterorenoskopie) [2, 5]. So fanden wir bei einer Literaturauswertung unter 998 Ureterorenoskopien in 8,7% Perforationen des Harnleiters [3, 5–9, 12, 13].

Nach Schmidt und Stark traten in 1–3 von 1000 der abdominalen bzw. vaginalen Hysterektomien Harnleiterverletzungen auf [11]. Harnleiterverletzungen sind daher nicht selten Gegenstand von arztrechtlichen Begutachtungen, insbesondere bei Folgeerscheinungen wie Harnstau, Urinphlegmone bzw. Urosepsis und Ureterscheidenfistel. Hier sind es zum einen die Fragen der Operationsaufklärung, zum anderen Fragen nach Behandlungsfehlern (Indikation, Vorschaden u. a.). So ist vor entsprechenden gynäkologischen Operationen der aufklärende Hinweis auf mögliche Harnleiterverletzungen und deren Folgen dringend erforderlich. Der Gutachter hat zur Häufigkeit des Auftretens bzw. der Risikofrequenz Stellung zu nehmen. Im Zusammenhang mit der Sorgfaltspflicht bzw. Behandlungsfehlern kann der Gutachter auch mit der Frage der präoperativen Diagnostik, d. h. der Notwendigkeit von röntgenologischen Voruntersuchungen (Urogramm) bzw. Ureterschienung, konfrontiert werden. Insbesondere die Frage der Sorgfaltspflicht bzw. des Behandlungsfehlers wird im Zusammenhang mit der operativen Harnleiterverletzung gestellt. So wird im Fall eines Rezidiveingriffs in Gynäkologie oder Abdominalchirurgie, insbesondere nach Strahlenveränderungen, das Auftreten einer Harnleiterverletzung im gutachterlichen Zusammenhang einfach zu begründen sein, während bei einer unkomplizierten Hysterektomie für den Operateur eine erhebliche Beweislast besteht. Festgehalten werden muß aber, daß trotz aller Sorgfalt und Umsicht bei Operationen am Harnleiter (insbesondere endourologischen Maßnahmen) Schäden auftreten können.

Entzündliche Prozesse als Ursachen von Harnleiterstenosen bzw. Folgezuständen von derartigen Veränderungen wie Stauungsniere und Urolithiasis sind häufiger als Ureterverletzungen. Ursachen der Harnleiterentzündungen können neben unspezifischen bakteriellen auch spezifische Entzündungen wie Tuberkulose und Filiariasis sein (s. hierzu auch das Kap. „Parasitäre Erkrankungen").

Abakterielle entzündliche Veränderungen im Sinne des Morbus Ormond können ebenfalls zu erheblichen ureteralen bzw. periureteralen Veränderungen mit Komplikationen wie Stauungsniere bzw. Niereninsuffizienz führen. Auch Strahlenbehandlungen können entzündliche und narbige Veränderungen am Harnleiter hervorrufen.

Im Zusammenhang mit einer Urolithiasis finden sich entzündliche ureterale und periureterale Veränderungen („Steinbett"). Andererseits treten Komplikationen wie Harnstau, Harnwegsinfekt und Urolithiasis häufig bei Harnleitererkrankungen mit entsprechenden Wandveränderungen auf und spielen gutachterlich eine Rolle. Auch angeborene Veränderungen des Harnleiters, wie Megaureter, Reflux, Doppelbildung, können für den Gutachter insbesondere differentialdiagnostisch eine Rolle spielen.

Die Ursache des erworbenen Refluxes können entzündliche, traumatische bzw. neurogene Erkrankungen der Harnblase sein bzw. eine iatrogene Verursachung (instrumentelle Untersuchungen bzw. operative Eingriffe am Harnleiterostium bzw. an der Harnblase).

Harnleitertumoren kommen nicht selten zusammen mit einem Urothelkarzinom der Harnblase vor. Multiples Auftreten ist charakteristisch für das Urothelkarzinom. Hierbei kann es zu einzelnen oder zahlreichen Tumorbildungen in Harnleiter und Nierenbecken neben dem Befall der Harnblase kommen. Wie im Abschnitt „Nierentumoren" (S. 101) erwähnt, können hier Substanzen wie Naphtylamin bzw. Phenazetinabusus bzw. andere krebserzeugende Substanzen eine Rolle spielen. Entsprechende anamnestische Recherchen sind notwendig, um evtl. Berufserkrankungen zu erfassen.

Diagnostik. Neben dem Urinstatus Bestimmung der Retentionswerte wie Kreatinin, Harnstoff, der Elektrolyten Natrium, Kalium, Kalzium kommt auch der Erfassung dysproteinämischer Veränderungen (Morbus Ormond!) eine Rolle zu bzw. der Erfassung von spezifischen entzündlichen Veränderungen, z. B. der Tuberkulose. Urogramm, Urethrogramm, Isotopennephrogramm und evtl. retrograde Urethrozytoskopie sind zur Erfassung typischer Befunde am Harnleiter erforderlich.

Für die gutachterliche Bewertung von Harnleiterverletzungen sind insbesondere die Wirkungen auf die betreffende Niere von entscheidender Bedeutung.

Gutachterliche Bewertung zur Ermittlung der MdE bei Harnleiterverletzungen und -entzündungen

- Harnstauung einseitig
  ohne wesentliche Funktionseinschränkung 10–20%
- Harnstauung mit Funktionsstörung 20–40%
- doppelseitige Harnleiterschädigung
  mit geringer konsekutiver Nierenveränderung 20–40%
- doppelseitige Harnleiterschädigung
  mit erheblicher Funktionsstörung (und Harnwegsinfekt) 40–80%
- Harnleitergeschwülste
  (Verlust von Harnleiter und Niere) 70%
- (für 5 Jahre), danach bei Rezidivfreiheit 30%.

Literatur

1. Bichler K-H (1992) Erkrankungen der Harnwege und des männlichen Genitales. In: Marx HH (Hrsg) Medizinische Begutachtung, 6. Aufl. Thieme, Stuttgart, S 426–447
2. Bichler K-H, Halim S (1986) Ureterorenoscopy in the treatment of ureteral stones. Urol Int 41:369
3. Blute ML, Segura JW, Patterson DE (1988) Ureteroscopy. J Urol 139:510
4. Huffman JL (1989) Ureteroscopic injuries to the upper urinary tract. Urol Clin North Am 16:249
5. Huffman JL, Bagley DH, Schoenberg HW, Lyon ES (1983) Transurethral removal of large ureteral and renal pelvic calculi using ureteroscopic ultrasonic lithotripsy. J Urol 130:31
6. Keating MA, Niall HM, Young HH, Kerr WS, O'Leary MP, Dretler SP (1986) Ureteroscopy: the initial experience. J Urol 135:689
7. Kramolowsky EV (1987) Ureteral perforation during ureterorenoscopy: treatment and management. J Urol 138:36
8. Lingeman JE, Sonda LP, Kahnoski RJ et al. (1986) Ureteral stone management: emerging concepts. J urol 135:1172
9. Lytton B, Weiss RM, Green DF (1987) Complications of ureteral endoscopy. J Urol 137:649
10. Marx FJ (1986) Begutachtung von Erkrankungen und Verletzungen der Harnröhre und der Harnleiter. In: Bichler K-H (Hrsg) Begutachtung und Arztrecht in der Urologie. Springer, Berlin Heidelberg New York Tokyo, S 56–69
11. Schmidt H, Stark G (1981) Ergebnisse der Erhebungen postoperativer Komplikationen. In: Stark G (Hrsg) Problematik der Qualitätssicherung in der Gynäkologie. Demeter, Gräfelfing
12. Schultz A, Kristensen K, Bilde T, Eldrup J (1987) Ureterorenoscopy: results and complications. J Urol 137:865
13. Weinberg J Jr, Ansong K, Smith AD (1987) Complications of ureterorenoscopy in relation to experience: report of survey and author experience. J Urol 137:384

Nephrologische Begutachtung

T. RISLER

Die Nieren erhalten ihre Bedeutung aus ihrer zentralen Lage im Kreislauf und der daraus erwachsenden Funktionen: Elimination der harnpflichtigen Substanzen einerseits und der Erhaltung der Homöostase andererseits. Sie sind nicht zuletzt endokrin aktiv. Das Erythropoetin als Stimulator der Blutbildung hat Einfluß auf den Gesamtorganismus.

Seit Anfang der 60er Jahre lassen sich die Nieren funktionell ersetzen. Die extrakorporale Dialyse – besser noch die kontinuierlich ambulante Peritonealdialyse – vermögen zwar nicht ideal, aber lebenserhaltend, die Eliminationsfunktion, in geringerem Maße auch die Homöostase zu erhalten. Moderne molekularbiologische Techniken haben es ermöglicht, das Hormon der Niere, das Erythropoetin, für die Therapie der renalen Anämie herzustellen. Trotz dieser Fortschritte beim Ersatz des Organs durch ein künstliches oder auch durch ein Transplantat ist der Verlust der Nierenfunktion mit einer Einbuße an Lebensqualität und Lebenserwartung verbunden.

Aus dieser zentralen Rolle der Nieren für den Organismus ergibt sich ihre gutachterliche Bedeutung.

Meist stellt sich die Frage: Sind die Nieren direkt oder indirekt durch äußere Umstände (Wehrdienst, Gefangenschaft, Unfall) geschädigt worden. Das direkte Nierentrauma wird von Urologen abgehandelt. Als Nephrologen interessiert uns mehr die Beteiligung der Nieren etwa an den Folgen eines Unfalls wie etwa die Crush-Niere, die Nephrotoxizität eines Kontrastmittels oder der Zusammenhang einer klassischen Nierenerkrankung wie der Glomerulonephritis mit einem schädigenden Ereignis einschließlich der dadurch bedingten Minderung der Erwerbsfähigkeit.

Natürlich folgt die *Diagnostik der Nierenerkrankungen* den üblichen ärztlichen Regeln. Eine große Bedeutung kommt der Anamnese zu, da frühere Erkrankungen, bekannte Begleiterkrankungen und natürlich Lebensgewohnheiten auf eine Beteiligung der Nieren hinweisen können. Die körperliche Untersuchung muß sich zwangsläufig meist auf sekundäre Veränderungen konzentrieren, da die Nieren nur in Ausnahmefällen, bei erheblicher Vergrößerung, palpabel sind.

Obwohl viele blutchemische Parameter die Diagnose einer Nierenerkrankung nahelegen, weist ein entsprechend pathologisch veränderter Urin unzweifelhaft auf die Nieren als Ursache hin und umgekehrt ist ein normaler Urin bei differentialdiagnostischen Schwierigkeiten immer ein Argument gegen eine Beteiligung der Nieren.

Der Urin ermöglicht relativ zuverlässig Rückschlüsse auf eine primäre oder sekundäre Nierenerkrankung. Ein rot gefärbter Urin ist vieldeutig und kann eine Makrohämaturie, eine Hämoglobinurie, eine Myoglobinurie oder eine Verfärbung des Urins etwa auf Grund von Medikamenten bedeuten. Sind im Urinsediment Erythrozyten vorhanden, so kann deren Herkunft (Nieren oder ableitende Harnwege) durch eine genauere morphologische Analyse (Akanthozyten?) oder den Nachweis von Erythrozytenzylindern wahrscheinlich gemacht werden. Sind keine roten Blutkörperchen nachweisbar, wird die Untersuchung auf freies Hämoglobin oder Myoglobin eine Hämolyse oder Myolyse wahrscheinlich machen. Eine harmlose Verfärbung des Urins läßt sich per exclusionem vermuten, wenn der Patient entsprechende Medikamente oder etwa rote Beete in größeren Mengen zu sich genommen hat.

Die Proteinurie ist ein weiteres Symptom für eine Erkrankung der Glomeruli oder des Niereninterstitiums, wobei eine Eiweißausscheidung von mehr als 3,5 g/24 h eher für eine glomeruläre Ursache spricht. Genaueren Aufschluß (glomeruläre/tubuläre Proteinurie) gibt die elektrophoretische Trennung der Urineiweiße. Aber auch die gering über der Norm liegende Ausscheidung von Albumin (Mikroalbuminurie) ist ein wichtiges Symptom, das ein Zeichen für eine renale Frühschädigung sein kann. Die gleiche Aussagekraft könnte der Nachweis topographisch zuzuordnender Enzyme (NAG) oder Antigene erlangen, der bisher nur ungenügend gelingt und in der Klinik keine Bedeutung hat.

Die Diagnostik von Infektionen der Niere und der ableitenden Harnwege stützt sich neben der klinischen Symptomatik auf den Nachweis von polymorphkernigen Leukozyten und Bakterien im Urin. Wird eine „sterile" Leukozyturie diagnostiziert, besteht der Verdacht auf eine Infektion mit Erregern, die mit den üblichen mikrobiologischen Methoden nicht nachgewiesen werden wie die Tuberkelbakterien oder die Chlamydien. Andererseits bedeutet eine Leukozyturie nicht zwingend den Nachweis von polymorphkernigen oder neutrophilen Granulozyten. Das gefärbte Sediment gibt Aufschluß darüber, ob nicht Lymphozyten oder eosinophile Leukozyten eher auf eine nichtinfektiöse, interstitielle Nephritis hindeuten. Wie bei der Abklärung der Hämaturie gibt der Nachweis von Leukozytenzylindern einen sicheren Hinweis auf eine Nierenbeteiligung.

Im Gegensatz zur Urindiagnostik gibt die laborchemische Untersuchung des Bluts keine Hinweise auf spezifisch renale Affektionen, aber gute Parameter für die Nierenfunktion. Blutbild, Serumelektrolyte, Säure-Basen-Status, Glukose und auch Enzyme erlangen nur zusammen mit Urinbefunden und entsprechender Symptomatik diagnostische Bedeutung. Kreatinin, Harnstoff und Harnsäure werden als Stoffwechselendprodukte renal ausgeschieden. Wegen ihres sehr unterschiedlichen Ausscheidungsmechanismus und ihrer unterschiedlichen Generationsrate eignet sich nur das Kreatinin als Parameter für die Nierenfunktion. Während Serumkonzentrationen von über 1,5 mg% für eine manifeste Niereninsuffizienz sprechen, sollte bei geringeren Konzentrationen die Kreatininclearance zur genaueren Analyse der Nierenleistung benützt werden. Die obere Grenze der Norm für die Kreatininserumkonzentration von 1,3 mg% kann bei einem großen Patienten mit erheblichem Muskelstoffwechsel normal sein, für einen anderen Patienten aber schon den Verlust von 50% der ursprünglichen Nierenfunktion bedeuten.

Die bildgebenden Verfahren sind diagnostisch von großer Bedeutung, sollten allerdings gezielt und abgestuft eingesetzt werden. Die sonographische Untersuchung der Nieren und der ableitenden Harnwege ist wegen ihrer teilweise richtungweisenden, teilweise unterstützenden Aussagekraft für die Diagnostik und die geringe Belästigung des Patienten zu einem Routineverfahren geworden. Insbesondere läßt sich die Größe und evtl. Seitendifferenzen der Nieren gut darstellen. Während größere Tumoren, Zysten der Niere oder ein Aufstau in den ableitenden Harnwegen sonographisch gut diagnostiziert werden können, sind parenchymatöse Veränderungen bei Glomerulonephritis oder interstitieller Nephritis nur ungenau aus dem Reflexmuster des Ultraschallbilds abzulesen.

Die Indikation für die Ausscheidungsurographie beschränkt sich aufgrund der Fortschritte der sonographischen Diagnostik auf Veränderungen der ableitenden Harnwege insbesondere bei dem Verdacht auf eine chronische Pyelonephritis. Die Computertomographie der Nieren ist der Sonographie in der Diagnose auch kleinerer Prozesse in der Niere und deren Beziehung zur Umgebung der Niere überlegen, kann aber ebensowenig Aussagen über die Dignität glomerulärer oder interstitieller Veränderungen machen. Die Indikation zur Kernspintomographie unterscheidet sich zunächst nicht wesentlich von der zur Computertomographie, vermeidet aber die Strahlenbelastung. Es bedarf weiterer gezielter Untersuchungen, um Differentialindikationen zu definieren.

Die szintigraphische Diagnostik beschränkt sich auf die Nierenfunktion. Sowohl die glomeruläre Filtrationsrate wie auch die Nierendurchblutung können ohne große Belastung der Patienten seitengetrennt gemessen werden. Besondere Bedeutung kommt der Szintigraphie insbesondere in Kombination mit der Gabe von Captopril bei der Diagnose einer renovaskulären Hypertonie zu. Die Sicherung dieser Diagnose ist gleichzeitig die Hauptindikation für eine Angiographie der Nieren. Die technischen Fortschritte der Bildverarbeitung haben die Wertigkeit der Angiographie als „Goldstandard" bestätigt. Die venöse digitale Subtraktionsangiographie ist wegen unzureichender Kontrastmittelanflutung und dadurch bedingter geringer Aussagekraft kein Ersatz für eine arterielle DSA in 2 Ebenen oder die direkte Nierenangiographie.

Tabelle 1 gibt Auskunft über den Wert einzelner Methoden für die Sicherung der Diagnose von Syndromen der Nephrologie.

Anhand der wichtigsten Syndrome der Nephrologie soll deren Bedeutung für die medizinische Begutachtung diskutiert werden.

Glomerulopathien

Das pathogenische Prinzip der Glomerulonephritiden ist das Auftreten von Antigenen exogener wie auch endogener Natur, die einmal primär im Plasma, aber auch in den Nieren nachweisbar sein können. Gegen die Antigene werden Antikörper bzw. Autoantikörper gebildet und gleichzeitig die verschiedenen Systeme der immunologischen Abwehr mobilisiert durch Aktivierung von

Tabelle 1. Darstellung der möglichen bzw. notwendigen diagnostischen Maßnahmen bei verschiedenen nephrologischen Krankheitsbildern

Krankheitsbild	Urin: Erythrozyten (Akantozyten)	Neutrophile Granulozyten	Lymphozyten	Eosinophile	Zylinder	24-h-Volumen	Mikroalbuminurie	Urinelektrophorese	Urinelektrolyte	Nykturie	Polakisurie	Osmolalität	Blut: Blutsenkung	Hämoglobin	Kreatinin	Harnstoff	Harnsäure	Ges. Eiweiß	Albumin	Serumelektrophorese	Elektrolyte (Na, K, Ca)	Anorg. Phosphat	Alk. Phosphatase	Säure-Basen-Status	Komplement	DNS-Antikörper, ANCA	Bildgebende Verfahren: Sonographie	I.v.-Urogramm + Leeraufnahme	Computertomographie	Kernspintomographie	Szintigraphie (+Captopril)	Rö-Thorax	Arterielle Hypertonie	Captoriltest	Audiometrie	Augenhintergrund	Nierenbiopsie
Akute Glomerulonephritis	×				×	×							×		×	×		×	×	×					×	×	×					×	×				×
Rapid-progressive Glomerulonephritis	×				×	×							×		×	×		×	×	×					×	×	×					×	×				×
Nephrotisches Syndrom	×				×	×	×	×					×		×	×		×	×	×					×	×	×					×	×				×
Asymptomatische Urinveränderungen	×				×	×	×	×					×		×	×		×	×	×					×	×	×					×	×				×
Chronische Glomerulonephritis						×									×	×											×					×	×				
Interstitielle Nephritis	×		×	×	×										×	×									×	×	×					×	×				×
Akutes Nierenversagen prärenal						×			×			×		×	×	×					×			×			×					×	×				
Akutes Nierenversagen renal					×	×			×			×		×	×	×	×		×		×			×			×					×	×				×
Akutes Nierenversagen postrenal						×			×			×		×	×	×	×				×			×			×	×				×	×				
Hepatorenales Syndrom						×			×			×		×	×	×	×	×	×	×	×			×			×					×	×				
Hydronephrose						×				×		×			×	×					×						×	×	×	×		×	×				
Akute Pyelonephritis	×	×			×				×				×		×	×											×	×				×	×				
Chronische Pyelonephritis	×	×			×				×				×		×	×											×	×	×	×		×	×				
Analgetikanephropathie	×	×			×					×					×	×	×										×	×	×			×	×				
Zystennieren	×														×	×					×						×	×	×	×		×	×				
Alport-Syndrom	×				×										×	×											×						×		×		
Diabetische Nephropathie						×	×								×	×		×	×	×		×					×						×			×	×
Nierensteine															×	×	×					×	×				×	×	×	×	×	×	×				
Nierentumor													×		×	×					×						×	×	×	×	×	×	×				×
Chronische Niereninsuffizienz						×		×		×			×	×	×	×	×	×	×	×	×	×	×	×		×	×					×	×			×	
Nierenarterienstenose															×	×		×	×								×				×	×	×	×			
Arterielle Hypertonie					×		×								×	×					×						×				×	×	×	×		× ×	

Tabelle 2. Klinische Einteilung der Glomerulopathien

Primäre Glomerulopathien	Akute Glomerulonephritis
	Rapid progressive Glomerulonephritis
	Nephrotisches Syndrom
	Asymptomatische Veränderungen des Urins
	Chronische Glomerulonephritis
Sekundäre Glomerulopathien	Systemerkrankungen (z. B. Lupus erythematodes, M. Wegener)
	Hereditäre Glomerulopathien (z. B. Alport-Syndrom)

Thrombozyten, Aktivierung der Komplementkaskade auf dem klassischen und alternativen Weg wie auch durch Einwandern von immunkompetenten Zellen [1].

Die Einteilung der verschiedenen Glomerulonephritiden wird heute allgemein nach der Symptomatik vorgenommen [2] (Tabelle 2). Zusätzlich wird zwischen primären und sekundären Formen unterschieden. Entscheidend für die Diagnose ist die Histologie (einschließlich Immunhistologie und Elektronenmikroskopie) der Glomerulonephritis, da nur sie die zugrundeliegende Erkrankung zweifelsfrei festlegen kann.

In diesem Zusammenhang ist das Problem der Nierenbiopsie aus gutachterlichen Indikationen von großer Bedeutung. Die Nierenbiopsie ist ein invasives Verfahren, zu dem der zu Begutachtende seine Zustimmung geben muß. Das Risiko der Nierenbiopsie ist durch die heute allgemein übliche Anwendung der ultraschallgesteuerten Punktionstechnik geringer geworden. Doch muß der zu Begutachtende darüber aufgeklärt werden, daß die zu befürchtende Komplikation der Nierenbiopsie primär die Blutung ist. Obwohl mit den sonographischen Methoden in 60–80% der Fälle eine geringe perirenale Blutung nachzuweisen und eine Mikrohämaturie unumgänglich ist, so ist ihre Bedeutung gering. Lediglich in weniger als 1% der Fälle kommt es zu einer größeren Blutung, die eine operative Revision der Punktionsstelle notwendig macht. In ca. 0,5% der Fälle ist mit einem Verlust der Niere zu rechnen. Ein letaler Ausgang der Nierenbiopsie muß in ca. 0,1% der Fälle angenommen werden.

Kontraindikationen der perkutanen Nierenbiopsie sind:
- Hämorrhagische Diathese,
- RR >150/100 mmHg,
- anatomische oder funktionelle Einzelniere
  (Ausnahme: Transplantatniere),
- Zystennieren,
- erhebliche Arteriosklerose,
- Infektion der Niere und des Nierenbeckens,
- Schrumpfnieren bei chronischer Niereninsuffizienz.

Daraus ergibt sich, daß die Indikation zur Nierenbiopsie, die entsprechend der gutachterlichen Fragestellung genau abgewogen und mit dem Patienten besprochen werden muß. Neben den Kontraindikationen (s. Aufzählung oben) ist das Risiko einer Nierenbiopsie bei eingeschränkter Nierenfunktion zu beachten. Da der Verlust einer Niere bei einer bereits bestehenden Einschränkung der Nierenfunktion auf ca. 20% (Serumkreatinin 3–4 mg%) für den Patienten eine Dialysebehandlung notwendig machen würde, ist die Indikation entsprechend sorgfältiger zu überprüfen. Bei einer chronischen Niereninsuffizienz mit einem Kreatinin von jenseits 2 mg% bestehen praktisch keine Therapiemöglichkeiten mehr, da irreversible Veränderungen, besonders eine interstitielle Fibrose, eingetreten sind. Daher ist die Bedeutung einer Diagnose, um evtl. die Prognose abzuleiten, genau abzuwägen. Eine Ausnahme macht hier die rapid progressive Glomerulonephritis, bei der auch eine eingeschränkte Nierenfunktion durchaus noch therapeutische Möglichkeiten bietet. Hier sollte die in diesen Fällen normale Nierengröße für die Indikation entscheidend sein.

Akute Glomerulonephritis

Die akute Glomerulonephritis ist eine fieberhafte Erkrankung, die gekennzeichnet ist durch eine Hämaturie und meist geringgradige Proteinurie. Im Verlauf können Ödeme, eine Hypertension sowie eine Oligurie entstehen. In Einzelfällen ist der Verlauf durch eine Kreislaufinsuffizienz oder durch eine Enzephalopathie kompliziert.

Die Einteilung der akuten Form der Glomerulonephritis ist aus der Tabelle 3 zu entnehmen.

Für die gutachterliche Fragestellung besonders wichtig sind die postinfektiösen Glomerulonephritiden, die nach Streptokokkeninfekten oder auch nach Infektionen mit Viren und Parasiten auftreten können. Während bei der Poststreptokokkenglomerulonephritis eine Latenzzeit zwischen Infektion und Auftreten der Glomerulonephritis von 7–21 Tagen gefordert wird, ist diese Latenzzeit nicht sicher vorauszusagen, wenn es sich um andere Infektionen handelt. Um einen ursächlichen Zusammenhang zwischen Infekt und Glomerulonephritis anzunehmen, sollte die Latenzzeit jedoch nicht länger als 6 Wochen betragen. Die Feldnephritis, die in vielen Gutachten eine Rolle spielt, ist eine postinfektiöse Glomerulonephritis und muß als solche bewertet werden. Die anderen in der Tabelle aufgeführten Glomerulonephritiden, wie auch die im Verlauf von Systemerkrankungen auftretenden, sind ursächlich nicht mit der nötigen Wahrscheinlichkeit auf ein schädigendes Ereignis zurückzuführen. Schlechte Lebensbedingungen können jedoch zu einer Verschlimmerung auch

Tabelle 3. Akute Glomerulonephritis

Poststreptokokken-Glomerulonephritis
Postinfektiöse Glomerulonephritis
- Bakterien: Endokarditis, Sepsis, Typhus, Lues II, Pneumokokken, Meningokokken, Klebsiellen, Leptospiren
- Viren: Hepatitis B, Mononukleose, Mumps, Varizellen, Coxsackie, Echo, Zytomegalie
- Parasiten: Malaria, Toxoplasmose

dieser Erkrankungen beitragen. Gutachterlich kann eine akute Glomerulonephritis nur dann anerkannt werden, wenn ein Infekt der Nierenerkrankung vorausgeht.

Beispiel: Ein 65jähriger Patient kommt zur Begutachtung wegen einer chronischen Niereninsuffizienz, die im Zusammenhang mit einer während der Gefangenschaft 1945 durchgemachten akuten Glomerulonephritis gesehen wird.

Aus den Akten des Lazaretts geht hervor, daß der Patient 1945 mit erheblichen Ödemen und einer Hypertonie aufgenommen wurde. Bei ihm wurde eine Hämaturie und eine mäßiggradige Proteinurie bei normaler Nierenfunktion diagnostiziert. Unter mehrwöchiger Bettruhe normalisierte sich der Zustand des Patienten bis auf eine auch bei Entlassung aus dem Lazarett nachweisbare geringgradige Proteinurie.

5 Jahre später wurde der Patient wegen eines Bagatellunfalls in eine Klinik eingewiesen und dort erneut untersucht. Damals bestanden keinerlei Hinweise für eine Persistenz der Glomerulonephritis. Insbesondere wurde der Blutdruck normal und der Urin unauffällig gefunden. Seit Anfang der 60er Jahre wurde vom Hausarzt mehrfach ein erhöhter Blutdruck gemessen mit Werten bis zu 180/105 mmHg. Der Blutdruck wurde damals registriert, aber nicht behandelt. 1975 wurde erstmals eine Einschränkung der Nierenfunktion mit einer geringgradigen Proteinurie bei einer Routinekontrolle beim Hausarzt festgestellt. Es bestand nach wie vor eine mäßiggradige Ruhehypertonie und eine damals zusätzlich diagnostizierte Belastungshypertonie. Im Echokardiogramm fanden sich eine kardiale Hypertrophie sowie im Augenhintergrund deutliche hypertensive Veränderungen.

1985 kam der Patient zu uns zur Begutachtung mit der Frage nach einem Zusammenhang zwischen der während der Gefangenschaft durchgemachten akuten Glomerulonephritis und der jetzt nachweisbaren Einschränkung der Nierenfunktion auf ca. 20% der Norm.

Gutachterlich mußte die Niereninsuffizienz auf die lange bestehende nicht ausreichend therapierte arterielle Hypertonie zurückgeführt werden. Da Brückensymptome zwischen der akuten Glomerulonephritis während der Gefangenschaft und dem ersten Auftreten von Symptomen einer Nierenerkrankung fehlten, ist ein Zusammenhang zu verneinen. Dem Patienten wurde eine MdE von 70% zugestanden, weil neben dem Funktionsverlust der Niere nach wie vor eine arterielle Hypertonie sowie eine mäßiggradige Anämie mit Hb-Werten um 10 g% bestanden.

Rapid progressive Glomerulonephritis

Die rapid progressive Glomerulonephritis ist charakterisiert durch eine sich rasch entwickelnde Oligurie/Anurie, wobei die Prognose ungünstig zu stellen ist. Auch hier steht die Proteinurie und Hämaturie im Vordergrund. Nur selten wird gleichzeitig eine Hypertonie beobachtet. Sehr häufig findet sich ein grippeähnliches Vorstadium ca. 2 Wochen vor Beginn der renalen Symptomatik, die wie eine akute Glomerulonephritis imponieren kann.

Die Einteilung der rapid progressiven Glomerulonephritis entsprechend der histologischen und immunhistologischen Diagnostik ist aus Tabelle 4 zu entnehmen.

Nach gutachterlichen Gesichtspunkten sind auch hier die Infektionskrankheiten als Ursache von Bedeutung. Ähnlich wie bei der akuten Glomerulonephritis ist ein vorangehender Infekt als gesicherte Ursache für eine rapid progressive Glomerulonephritis zu fordern. Geht kein Infekt voraus und stellt sich histologisch eine andere eigenständige Form der rapid progressiven Glomerulonephritis (z. B. eine Antibasalmembrannephritis, ein Goodpasture-Syndrom,

Tabelle 4. Rapid-progressive Glomerulonephritis

Typ I: Antibasalmembran Nephritis (lineare Immunfluoreszenz)
  – ohne Hämoptoe
  – mit Hämoptoe (Goodpasture-Syndrom)
Typ II: Immunkomplexnephritis (granuläre Immunfluoreszenz)
  – Lupus Erythematodes
  – Purpura Schönlein-Henoch
  – Kryoglobulinämie
  – postinfektöse Glomerulonephritis
Typ III: ohne immunhistologische Phänomene
  – M. Wegener
  – Mikroskopische Polyarteritis

eine Wegener-Granulomatose, ein Lupus erythematodes) heraus, so ist ein ursächlicher Zusammenhang zwischen dem schädigenden Ereignis und der rapid progressiven Glomerulonephritis nicht anzunehmen. Zumindest zweifelhaft ist der Zusammenhang zwischen der Exposition gegenüber organischen Lösungsmitteln und dem Auftreten einer rapid progressiven Glomerulonephritis, wie dies von einzelnen Autoren beschrieben worden ist.

Nephrotisches Syndrom

Auch die klinische Diagnose eines nephrotischen Syndroms verpflichtet den Gutachter nach der zugrundeliegenden Erkrankung zu fahnden. Die Symptomatik: eine Proteinurie von mehr als 3,5 g/24 h/1,73 m² Körperoberfläche, eine Hypoproteinämie, eine Hyperlipidämie und Ödemen umreißen lediglich das klinische Bild. Als Ursachen für das nephrotische Syndrom kommen die in Tabelle 5 aufgeführten Glomerulonephritiden, metabolische Störungen und Systemerkrankungen, infektiöse Ursachen sowie auch toxische Schädigungen in Betracht. Durch eine aufwendige Labordiagnostik kann evtl. aufgrund der im Plasma gemessenen Proteinverschiebungen, der Zeichen der Komplementaktivierung, dem Verlust von Gerinnungsfaktoren sowie dem Defizit an Transportproteinen in einzelnen Fällen auf bestimmte Formen der Glomerulonephritis zurückgeschlossen werden. Letztlich beweisend ist nur die Nierenmorphologie.

Gutachterlich von Bedeutung ist beim nephrotischen Syndrom nicht nur die vorangehende Infektionskrankheit, die im ursächlichen Zusammenhang mit der Erkrankung stehen kann. Auch die sekundäre Amyloidose nach länger bestehenden Entzündungen, z. B. eine Osteomyelitis, aber auch toxische Einwirkungen, z. B. Schwermetalle oder toxische Medikamente, können im ursächlichen Zusammenhang mit der Erkrankung stehen und müssen vom Gutachter gewürdigt werden. Andererseits können auch Folgeerkrankungen, z. B. Thrombosen und Lungenembolien aufgrund eines Antithrombin-III-Mangels oder vorzeitig auftretende Arteriosklerose aufgrund einer über längere Zeit

Tabelle 5. Einteilung des nephrotischen Syndroms

Primäre Glomerulo- nephritiden	Minimal-change-Glomerulonephritis mesangioproliferative Glomerulonephritis IgA-Nephropathie fokal segmental sklerosierende Glomerulonephritis membranöse Glomerulonephritis, membranoproliferative Glomerulonephritis (Typ I und II) selten: rapid progressive Glomerulonephritis
Sekundäre Glomerulo- nephritiden	
Infektionen	Endokarditis, Shuntnephritis, Lues II, Lepra, Hepatitis B, Mononukleose, Malaria, HIV
Pharmaka	Penicillamin, organisches Gold, Quecksilber, Heroin, Probenicid, ACE-Hemmer, Perchlorat, Immunsera, Kontrastmittel
Malignome	M. Hodgkin, Non-Hodgkin-Lymphome, Leukämien, Karzinome, Melanom, Wilms-Tumor
Systemerkrankungen	Lupus erythematodes, Purpura-Schoenlein-Henoch, Vaskulitiden, Goodpasture-Syndrom, Sklerodermie, Dermatomyositis, Amyloidose, Sarkoidose, Sjögren-Syndrom, rheumatoide Arthritis
Hereditär	Diabetes mellitus, Alport-Syndrom, Sichelzellanämie, M. Fabry, Nail-Patella-Syndrom, Lipodystrophie, angeborenes nephrotisches Syndrom
Verschiedene	Präeklampsie, Thyreoiditis, Myxödem, Nierenarterienstenose, Hydronephrose, chronische Transplantatabstoßung

bestehenden Hyperlipoproteinämie, als Folge des nephrotischen Syndroms von Bedeutung sein.

Beispiel: Ein 35jähriger Patient wird vom Sozialgericht zur Begutachtung überwiesen. Aufgrund eines therapieresistenten nephrotischen Syndroms mit erheblichen Ödemen und einer fulminanten Lungenembolie ist der Patient nicht mehr arbeitsfähig.

Aus der Anamnese ist zu erfahren, daß der Patient im Alter von 20 Jahren auf einer Dienstreise einen Autounfall erlitt, bei dem er sich eine offene Unterschenkelfraktur zuzog. Trotz operativer Versorgung kam es zum Auftreten einer chronischen Osteomyelitis, die bis zum Zeitpunkt der Begutachtung immer wieder diagnostiziert wurde. 1 Jahr vor der Aufnahme in unsere Klinik wurde bei dem Patienten erstmals eine Proteinurie von 3 g/24 h nachgewiesen. Bei Kontrollen vermehrte sich die Eiweißausscheidung auf bis zu 25 g/24 h. In einem auswärtigen Krankenhaus wurde der Patient nierenbiopsiert. Es fand sich histologisch der eindeutige Nachweis einer Nierenamyloidose.

Bei der klinischen Untersuchung in unserer Klinik fanden wir den Patienten in ausreichendem AZ, EZ und KZ. Bei kleinster Belastung war eine Dyspnoe nachweisbar. Es fanden sich mäßiggradige Unterschenkelödeme sowie ein postthrombotisches Syndrom des linken Beins, an dem die Narben vor 15 Jahren reizlos waren.

Laborchemisch fiel eine deutlich erhöhte BSG, eine geringgradige Anämie, normale Nierenfunktionswerte, ein eingeschränktes Gesamteiweiß auf 4,0 g% sowie eine Proteinurie von 15 g/24 h auf. Die Sonographie der Nieren zeigte große Organe mit einem Längsdurchmesser von 13 cm. Im EKG wurde bei Sinusrhythmus und Rechtsverspätung ein Steiltyp aufgezeichnet. Ansonsten war das EKG unauffällig. Echokardiographisch fand sich eine deutliche Vergrößerung des rechten Ventrikels sowie Zeichen der Stauung in der V. cava. Es wurde ein Rechtsherzkatheter durchgeführt, bei dem sich eine eigenständige pulmonale Hypertonie bei normalen pulmonal-kapillären Drücken zeigte.

Als Diagnosen wurden die Nierenamyloidose sowie der Zustand nach fulminanter Lungenembolie mit Rechtsherzbelastung und Rechtsherzinsuffizienz bei pulmonaler Hypertonie diagnostiziert.

Gutachterlich muß sowohl die Nierenamyloidose wie auch die aus dem nephrotischen Syndrom als Komplikation hervorgegangene Lungenarterienembolie im Zusammenhang mit dem Unfall vor 15 Jahren mit folglicher Osteomyelitis gewertet werden. Da eine körperliche Belastung von 50 W bereits zu einer exzessiven pulmonalen Hypertonie führte, wurde dem Patienten eine MdE von 100% zuerkannt und die Erkrankung ursächlich im Zusammenhang mit dem Unfall gewertet.

Asymptomatische Veränderungen des Urins

Die asymptomatischen Veränderungen des Urins sowie eine geringgradige Proteinurie oder eine Hämaturie machen dem Gutachter im allgemeinen große Schwierigkeiten. Nach Ausschluß einer Blutungsquelle im Bereich der ableitenden Harnwege durch den Urologen ist der nephrologische Gutachter auf Vermutungen, die Grundkrankheit betreffend, angewiesen, sofern keine Nierenbiopsie vorliegt. Diese Nierenbiopsie zeigt in solchen Fällen sehr häufig den Befund einer IgA-Nephropathie (M. Berger), einen Normalbefund oder den Zustand nach Defektheilung einer primären Glomerulonephritis:

Morphologischer Befund:
- Normalbefund (evtl. elektronenoptisch sichtbare Basalmembranveränderungen),
- IgA-Nephropathie,
- postinfektiöse Glomerulonephritis,
- fokal segmental proliferierende Glomerulonephritis,
- membranoproliferative Glomerulonephritis.

Auch hier kann ein sicherer Zusammenhang nur zwischen einer Infektion und einer postinfektiösen Glomerulonephritis gesehen und gutachterlich verwertet werden.

Andererseits kann eine Nierenbiopsie bei einer über Jahre asymptomatisch verlaufenden geringen Hämaturie oder Proteinurie eine Diagnose erbringen, die prognostisch häufig sehr schwer zu beurteilen ist, an Bedeutung für den Patienten aber nicht zu unterschätzen ist, wenn es z. B. um den Abschluß einer Krankenversicherung geht.

Chronische Glomerulonephritis

Die chronische Glomerulonephritis ist als das Folgestadium aller oben beschriebenen Erkrankungen anzusehen. Eine mehr oder weniger bedeutsame Einschränkung der Nierenfunktion geht einher mit einer wechselnden Protein- und Hämaturie und sehr häufig mit einer arteriellen Hypertonie. Die Prognose der chronischen Glomerulonephritis ist ganz entscheidend abhängig von der histologisch gesicherten Grundkrankheit.

Während die Minimal-change-Glomerulonephritis die beste Prognose aufweist, hat die rapid progressive Glomerulonephritis die schlechteste Prognose. Die gutachterliche Bedeutung der zunehmenden Niereninsuffizienz wird weiter unten bei der Besprechung der chronischen Niereninsuffizienz behandelt werden. Ist eine Glomerulonephritis ohne Funktionseinschränkung anzuerkennen, so ist nach dem Entschädigungsrecht eine MdE von 20% festzusetzen. Zusätzlich gilt aber, daß eine chronische Glomerulonephritis, auch wenn kein gesicherter Zusammenhang zwischen einem schädigenden Ereignis und der Erkrankung zu erkennen ist, eine „Kann-Versorgung" nach sich zieht, da nach wissenschaftlichen Grundsätzen eine Ursache der Erkrankung unbekannt ist.

Interstitielle Nephritis

Unter der Bezeichnung *interstitielle Nephritis* faßt man eine Vielzahl sehr unterschiedlicher Erkrankungen, die das Niereninterstitium betreffen, zusammen. Auch hier hat sich eine Einteilung entsprechend der klinischen Symptomatik bewährt (Tabelle 6).

So ist in vielen Fällen deutlich zu unterscheiden zwischen einer Beteiligung der proximalen Tubuli (renale und tubuläre Azidose Typ II, Fanconi-Syndrom), der distalen Tubuli (renal-tubuläre Azidose, Typ I, Salzverlust, Hyperkaliämie, Verlust des Konzentrationsvermögens) sowie der Sammelrohre (Verminderung der Urinkonzentration).

Tabelle 6. Interstitielle Nephritis

Betroffen	Klinik	Ursache
Proximaler Tubulus	Renal-tubuläre Azidose (Typ II) Fanconi-Syndrom	Plasmozytom (auch dist. Tubulus) Paroxysmal nächtliche Hämoglobinurie Schwermetalle (Platin, Gold etc.)
Distaler Tubulus	Renal-tubuläre Azidose (Typ I) Salzverlust Hyperkalimämie verminderte Urinkonzentration	Amyloidose Medikamente (z. B. Methycillin) Hyperkalzämie – prim. Hyperparathyreoidismus – Milch-Alkali-Syndrom Zystennieren Lupus erythematodes akute Transplantatabstoßung Sarkoidose Sjögren-Syndrom Balkan-Nephritis
Sammelrohre	Verminderte Urinkonzentration	Analgetika-Nephropathie akute Pyelonephritis Obstruktive Nephropathie bei: – Hyperurikosurie – Hyperoxalurie Zystennieren, Schwammniere hypokaliämische Nephropathie Sichelzellanämie

Entsprechend der tabellarischen Zusammenstellung wird klar, daß durch Einwirkung von Schwermetallen wie z. B. dem Platin bei der zytostatischen cis-Platintherapie der Beteiligung des proximalen Tubulus gutachterliche Bedeutung zukommen kann. Das gleiche gilt für die interstitielle Nephritis und Antibiotikagabe (z. B. Methycillin), wobei primär der distale Tubus betroffen ist.

Gutachterlich von besonderer Bedeutung ist jedoch die Diagnose der interstitiellen Nephritis mit Beteiligung der Sammelrohre, wobei zuerst lediglich die Urinkonzentration herabgesetzt ist. Hier kommt einmal die Analgetikanephropathie in Frage, die auftritt nach langjähriger Einnahme von Analgetika, nicht nur des Phenacetins. Gutachterlich kann z. B. ein Zusammenhang zwischen einer Hirnverletzung mit folglichen chronisch auftretenden Kopfschmerzen und einem Analgetikagebrauch von Bedeutung sein.

Beispiel: Eine 58jährige Patientin wird vom Sozialgericht zur Begutachtung eingewiesen mit der Frage eines Zusammenhangs zwischen dem Schädel-Hirn-Trauma, das sie sich zuzog, als sie als Kind im Kriege verschüttet wurde und einer Niereninsuffizienz, die inzwischen den Einsatz der Hämodialyse notwendig gemacht hat.

Aus der Anamnese war zu erfahren, daß die Patientin im Alter von 10 Jahren während eines Bombenangriffs im elterlichen Haus verschüttet wurde. Sie wurde nach 3 Tagen gefunden. Diagnostiziert wurde ein Schädelbasisbruch mit Austreten von Liquor aus der Nase. Die Patientin verbrachte damals 6 Wochen in einer Klinik und wurde dann ohne Nachweis von neurologischen Ausfällen, aber mit anhaltenden Kopfschmerzen, entlassen. Nach Aussagen der Patientin selber war sie im Anschluß nicht in der Lage, ohne täglichen Gebrauch von Schmerzmitteln am Schulunterricht teilzunehmen und später ihren erlernten Beruf als Sekretärin auszuüben. Als Schmerzmittel hatte sie während der vielen Jahre phenacetinhaltige Analgetika eingenommen, die, rechnet man die Gesamtmenge des Phenacetins aus, bis zum Tage der Begutachtung etwa 15 kg betrug. Zirka 10 Jahre vor der Begutachtung hatte die Patientin mehrere Nierenkoliken durchgemacht, deren Genese nicht gesichert werden konnte. 7 Jahre vor der Begutachtung war wegen eines Harnwegsinfekts eine Ausscheidungsurographie durchgeführt worden. Damals zeigte sich das Vollbild einer chronischen Pyelonephritis mit dem Verdacht auf mehrere Papillennekrosen. Bei einem Konzentrationsversuch war die Niere nicht in der Lage, eine Urinosmolalität von mehr als 1010 aufzubauen. Das Serumkreatinin wurde damals mit 1,2 mg% gemessen. 2 Jahre vor der Begutachtung wurden dann Zeichen einer chronischen Niereninsuffizienz mit Serumkreatininwerten von 3 mg% festgestellt und die Patientin erstmals zum Nephrologen überwiesen. Es gelang nicht, die Nierenfunktion zu bessern, sie verschlechterte sich im Gegenteil bis 1 Jahr vor der Begutachtung in das Stadium der terminalen Niereninsuffizienz, bis Dialysepflicht erreicht wurde. Seit dieser Zeit wird sie 3mal pro Woche 4 h hämodialysiert.

Die Diagnose bei der Patientin: Terminale Niereninsuffizienz mit bds. Schrumpfnieren bei Analgetikanephropathie.

Der Zusammenhang zwischen dem Analgetikamißbrauch und dem Schädel-Hirn-Trauma mußte anerkannt werden. Der Patientin wurde eine MdE von 100% zugestanden, wobei eine zeitlich begrenzte Berentung empfohlen wurde, die eine zumindest teilweise Rehabilitation nach Nierentransplantation berücksichtigte.

Harnwegsinfekt

In diese Gruppe der Erkrankung gehört auch die *akute und chronische Pyelonephritis,* die im Gegensatz zu den anderen Erkrankungen als bakteriell-interstitielle Nephritis bezeichnet wird. Wie heute allgemein anerkannt wird, ist der Nachweis von rezidivierenden Harnwegsinfekten als Ursache für eine chroni-

Tabelle 7. Prädisponierende Faktoren der Pyelonephritis

Harnabflußstörungen	– Fehlbildungen,
	– Obstruktionen (Steine, Strikturen, Prostatahypertrophie),
	– Blasenfunktionsstörungen,
	– vesikourethraler Reflux
	– Hypertonie
	– Glomerulosklerose,
Medikamentenabusus	– Analgetika, Stoffwechselstörungen
	– Diabetes mellitus, Gicht, Hyperkalzämie,
Harnblasenkatheter, Abwehrschwäche	– Chronische Erkrankungen, immunsuppressive Therapie, Gravidität

sche Pyelonephritis nicht ausreichend. Gefordert werden müssen prädisponierende Faktoren, wie sie in Tabelle 7 aufgeführt sind.

Insofern ist der ursächliche Zusammenhang zwischen rezidivierenden Harnwegsinfekten und Entstehung einer chronischen Pyelonephritis ohne einen dieser prädisponierenden Faktoren abzulehnen. Eine Verschlimmerung kann jedoch bei Vorliegen von prädisponierenden Faktoren infolge ungünstiger Lebensbedingungen, z. B. während der Gefangenschaft und dem Wehrdienst, angenommen werden. Im Gegensatz zu den Glomerulopathien ist die Nierenpunktion bei der interstitiellen Nephritis nur in zweiter Linie entscheidend. Primär sollte versucht werden, durch anamnestische Angaben, durch Funktionsteste (z. B. Urinosmolalität, Urineiweißelektrophorese) und die Sonographie die Diagnose zu sichern. Ist dies nicht möglich, so ist unter Beachtung der üblichen Kontraindikationen besonders nach Ausschluß einer akuten Pyelonephritis eine Nierenbiopsie sehr hilfreich.

Akutes Nierenversagen

Das *akute Nierenversagen* ist eine plötzlich auftretende polyurische/oligurische Niereninsuffizienz, die im Gefolge einer anderen Erkrankung auftritt. Entsprechend der in Tabelle 8 angegebenen Einteilung unterscheidet man zwischen prärenalem, renalem und postrenalem Nierenversagen. Die Prognose des akuten Nierenversagens ist entscheidend abhängig von der Prognose der Grunderkrankung. Kann sie behoben werden, so kommt es im allgemeinen zu einer restitutio ad integrum. Ein Restschaden der Niere kann jedoch in Einzelfällen zurückbleiben und ist nicht sicher vorauszusagen. Für den Gutachter von besonderer Bedeutung sind die akuten Nierenversagen aus tubulärer Ursache. So muß der Zusammenhang zwischen einem hämorrhagischen oder septischen Schock, einer Hämolyse, einer Myolyse, einer toxischen Einwirkung und dem akuten Nierenversagen gutachterlich anerkannt werden. Auch ein daraus resultierender Restschaden der Niere wird anerkannt werden müssen.

Chronische Niereninsuffizienz

Die *chronische Niereninsuffizienz* ist eingeteilt in die Stadien der kompensierten Retention, der nicht mehr kompensierten Retention, wobei das letztere

Tabelle 8. Einteilung des akuten Nierenversagens

Prärenal	Exsikkose	
	Natriummangel	
	Schock, Herzinsuffizienz	
	Sequestration	
Renal	Renale Grunderkrankung	Glomeruläre Erkrankungen
		Interstitielle Erkrankungen
		Vaskuläre Erkrankungen
	Sekundärer tubulärer Schaden	
	Zirkulatorisches Nierenversagen	Folge des protrahierten prärenalen Nierenversagens
		Postoperativ, posttraumatisch
		Hämorrhagischer oder septischer Schock
		Pankreatitis
	Tubulotoxisches Nierenversagen	Metalle: Platin, Kadmium, Quecksilber, etc.
		Salze: Kaliumbromat, -chromat, Chlorate
		Organische Verbindungen: Glykol, Tetrachlorkohlenstoff, Pflanzenschutzmittel (z. B. Paraquat) u. a.
		Antibiotika: Aminoglykoside, Streptomycin, etc.
	Tubuloobstruktives Nierenversagen	Myolyse: Crush-Syndrom, Starkstromunfall
		Hämolyse: Fehltransfusion, Schlangengift, Hitzschlag
Postrenal	Lithiasis	
	Tumorverschluß etc.	

identisch ist mit dem Dialysestadium. Nach einer Aufstellung der Europäischen Dialyse- und Transplantationsgesellschaft sind über 50% der Fälle von chronischer nicht mehr kompensierter Niereninsuffizienz zurückzuführen auf eine vorausgehende Glomerulopathie, wobei dem Diabetes mellitus eine große Bedeutung zukommt. Zirka 20% sind Folge einer chronischen Pyelonephritis. Der Analgetikaabusus macht in diesem Krankengut je nach Herkunft der untersuchten Patientengruppe (Land- oder Stadtbevölkerung) 3–30% der Dialysepatienten aus. Alle übrigen Ursachen sind nur von geringer Bedeutung. Der Verlauf einer chronischen Niereninsuffizienz zeigt eine regelhafte Progredienz der Einschränkung der Nierenfunktion. Bei Untersuchungen von Mitch et al. kann durch den Quotienten 1/Serumkreatinin, bestimmt über eine längere Zeit, relativ genau die Prognose abgeschätzt und so das Erreichen des Dialysestadiums vorausgesagt werden. Dieser schicksalhafte Verlauf der Insuffizienz ist lediglich zu verbessern durch eine subtile Einstellung der arteriellen Hypertonie (diastolischer Wert unter 90 mmHg), das Vermeiden von renalen Infekten, die genaue Kontrolle des Kalzium-Phosphat-Haushaltes sowie evtl. eine proteinarme Diät.

Für den Gutachter von Bedeutung ist die Zuordnung einer MdE, die sich zwar an der Nierenfunktion, aber ganz wesentlich auch am Grad der Anämie und der Hypertonie orientieren muß.

Bestimmung der MdE bei chronischer Niereninsuffizienz abhängig von der Höhe der Kreatininclearance

Kreatininclearance [ml/min]	MdE
>50	0%
50–30	0–50%
30–20	50–70%
20–10	70–80%
<10	80–100%

Das Erreichen des Dialysestadiums zwingt den Gutachter, zunächst eine MdE von 100% anzusetzen. Dies sollte jedoch nicht dazu führen, daß ein Dialysepatient auf Dauer berentet wird. Das Dialysestadium wird heute nur als Übergang zu einer Nierentransplantation angesehen, die eine weitgehende Rehabilitation des Patienten ermöglicht. Eine Dauerberentung ist nur in wenigen Fällen rückgängig zu machen.

Arterielle Hypertonie

Die Bedeutung einer *arteriellen Hypertonie* im Gefolge einer Nierenerkrankung oder als Auslöser einer Nierenerkrankung kann große Probleme machen. Nach der Zusammenstellung vieler Autoren sind 80–90% der Fälle von arterieller Hypertonie auf einen essentiellen Hypertonus zurückzuführen. Lediglich 5–10% lassen sich ursächlich mit einer Nierenerkrankung in Verbindung bringen. Die restlichen wenigen Prozent der Fälle von arterieller Hypertonie sind auf endokrinologische, kardiovaskuläre und neurologische Ursachen zurückzuführen.

In Gutachten ist häufig die Fragestellung, ob eine Nierenerkrankung per se eine Hypertonie bewirkt hat oder die Hypertonie eine Nierenerkrankung zur Folge hatte. Eine Hypertonie kann nur dann sicher als Folge einer Nierenerkrankung anerkannt werden, wenn diese z. B. als Glomerulonephritis gesichert ist, entweder aufgrund der länger bestehenden klinischen Symptomatik oder aufgrund einer histologischen Diagnose. So ist z. B. eine Hypertonie infolge einer chronischen Pyelonephritis ohne funktionelle Ausfälle, z. B. Verminderung des Urinkonzentrationsvermögens, nicht ohne weiteres anzuerkennen. Ist dieser Zusammenhang nicht eindeutig, so empfiehlt es sich, entsprechende Vorschläge der Deutschen Liga zur Bekämpfung des hohen Blutdrucks zur Abklärung der Hypertonie vorzunehmen, andere Ursachen zu suchen oder evtl. auszuschließen. Umgekehrt ist immer davon auszugehen, daß eine lange bestehende arterielle Hypertonie unabhängig von ihrer Genese zur Nephrosklerose führen und damit klinisch das Bild einer Nierenerkrankung mit einer geringen Proteinurie sowie eine Einschränkung der Nierenfunktion hervorrufen kann. Kann eine renale Hypertonie nachgewiesen werden, orientiert sich die gutachterliche Bedeutung an der Genese des Grundleidens. Die MdE wird entscheidend bestimmt von den Folgen der Hypertonie (z. B. kardiale Dekompensation) und dem Therapieerfolg. So besteht für eine unter Therapie nicht manifeste Hypertonie ohne abhängige Begleitsymptome kein Anspruch auf eine MdE.

Beispiel: Ein 54jähriger Patient kommt zur Begutachtung mit der Fragestellung, inwieweit ein Verkehrsunfall mit dem Verlust einer Niere bei vorbestehender Nephrosklerose zu einer entscheidenden Verschlechterung der MdE des Patienten beigetragen hat.

Aus der Anamnese des Patienten ist zu erfahren, daß der Patient seit seinem 40. Lebensjahr unter einer arteriellen Hypertonie zu leiden hatte, die mehr oder weniger gut medikamentös eingestellt war. Bei einer Reihe von dokumentierten Untersuchungen beim Hausarzt wurden Werte zwischen 190/110 mmHg und 130/80 mmHg gemessen. 5 Jahre vor der Begutachtung wurde bei dem Patienten klinisch eine Nephrosklerose bei langjähriger arterieller Hypertonie diagnostiziert. Es bestand eine Einschränkung der Kreatininclearance auf 70 ml/min und eine geringgradige Proteinurie und Hämaturie. Die Größe der Niere wurde sonographisch an der unteren Grenze der Norm gefunden.

Ein Jahr vor der Begutachtung wurde der Patient von einem Auto angefahren und zog sich eine Prellung des Abdomens zu, die in einem auswärtigen Krankenhaus versorgt wurde. Dabei fand sich eine Ruptur der linken Niere, die eine Nephrektomie notwendig machte.

Der Patient war in unserer Klinik in gutem AZ, EZ und KZ. Eine Dyspnoe oder Ödeme konnten wir nicht feststellen. Die Blutdruckwerte waren unter Therapie mit einem β-Blocker und einem Kalziumantagonisten sowie einem Diuretikum auf Werte um 140/90 mmHg eingestellt. Die Nierenfunktion war deutlich reduziert. Die Kreatininclearance wurde mit 30 ml/min gemessen. Sonographisch wurde der Längsdurchmesser der Einzelniere mit 10 cm gemessen. Im Urin fand sich eine geringgradige Proteinurie und einzelne Erythrozyten.

Es wurden die Diagnosen einer Niereninsuffizienz bei lange bestehender arterieller Hypertonie und Z.n. einseitiger Nephrektomie gestellt. Gutachterlich wurde die Nephrektomie nach Unfall als Grund für eine entscheidende Verschlechterung des vorher schon bestehenden Krankheitsbildes gedeutet. Dem Patienten wurde eine MdE von 50% zugestanden, wobei sich die Gesamt-MdE aus 30% für den Verlust der Niere sowie 20% für die Niereninsuffizienz mit arterieller Hypertonie und geringgradiger Anämie zusammensetzte.

Zusammenfassend kann festgestellt werden, daß die Begutachtung von Nierenerkrankungen für Gutachter und den zu Begutachtenden sehr aufwendig sein kann. Werden alle Möglichkeiten der intern medizinischen, nephrologischen Diagnostik einschließlich der Nierenbiopsie eingesetzt, so ist die Chance sehr gut, einen Zusammenhang vom schädigenden Ereignis und der Nierenerkrankung herzustellen oder auszuschließen. Der Nephrologe ist bei der Begutachtung in vielen Fällen auf eine enge Zusammenarbeit mit dem Urologen angewiesen, da z.B. eine Hämaturie unklarer Genese zunächst einer urologischen Diagnostik der ableitenden Harnwege bedarf. Zudem kommt es zu Überschneidungen der Fachgebiete, z.B. der Pyelonephritis, zu der sowohl Nephrologen wie auch Urologen als Gutachter herangezogen werden.

Literatur

1. Wilson CB (1991) The renal response to immunologic injury. In: Brenner BM, Rector FC (eds) The kidney. Saunders, Philadelphia, pp 1237–1350
2. Glassock RJ, Adler SG, Ward HJ, Cohn AH (1991) Primary glomerular diseases. In: Brenner BM, Rector FC (eds) The kidney. Saunders, Philadelphia, pp 1351–1492

Weiterführende Literatur

Stein G, Ritz E (1991) Diagnostik und Differentialdiagnostik der Nierenerkrankungen. Fischer, Jena

Verletzungen und Erkrankungen der Blase

D. M. Wilbert und K.-H. Bichler

Verletzungen der Harnblase und verschiedene unfallbedingte Formen der Blasenentleerungsstörungen stellen einen erheblichen Anteil von Begutachtungen der harnableitenden Organe dar. Blasenentleerungsstörungen haben insbesondere durch ihre Hauptsymptomatik wie Inkontinenz und Harnverhalt einen nachhaltigen Einfluß auf die Lebensqualität der Patienten. Darüber hinaus führen die Veränderungen an der Harnblase nicht selten auch zu Auftreten sekundärer Funktionseinschränkungen des oberen Harntrakts und erhalten damit quoad vitam ein besonderes Gewicht.

Verletzungen der Blase

Bei den Verletzungen der Harnblase lassen sich ursächlich stumpfe und perforierende Läsionen unterscheiden. Von der Lokalisation unterscheidet man intra- und extraperitoneale Verletzungen. Extraperitoneale Blasenrupturen sind häufig mit Beckenfrakturen vergesellschaftet. Die Blasenruptur stellt aber insgesamt nur in etwa 5% eine begleitende Verletzung bei Beckenfrakturen dar [5]. Wenn auch selten, aber von erheblicher klinischer Bedeutung, sind die meist stumpfen Verletzungen der Blase, die bis in den Blasenhals hinein verlaufen und zu einer Zerstörung des inneren Blasenschließmuskels führen.

Seltene Spontanrupturen der Harnblase wurden nach erheblichem Alkoholeinfluß beschrieben. Hier liegt in der Regel eine stumpfe Verletzung ohne adäquates Trauma vor [18].

Im weiteren Sinne kann auch die radiogene Schrumpfblase als Folge eines von außen wirkenden physikalischen Schädigungsmechanismus gesehen werden. Daneben kann es in seltenen Fällen zur akzidentellen Instillation von Flüssigkeiten mit der Ausbildung einer konsekutiven Schrumpfblase kommen.

Im allgemeinen sind bleibende Folgen nach sachgerecht durchgeführter Versorgung einer Blasenruptur nicht zu erwarten, so daß eine Minderung der Erwerbsfähigkeit nicht vorliegt.

Komplikationen der traumatischen Blasenläsionen sind Harnwegsinfekte, narbige Veränderungen, insbesondere im Ostiumbereich oder im Bereich des Blasenauslasses, sowie Bildung von Divertikeln. Solche Residuen müssen in Abhängigkeit von ihrer klinischen Wertigkeit bei der gutachterlichen Untersuchung Berücksichtigung finden.

Eine Fistelbildung zwischen Blase und Nachbarorganen (Vagina, Rektum) kann nur bei deren gleichzeitiger stumpfer Verletzung oder perforierenden Ver-

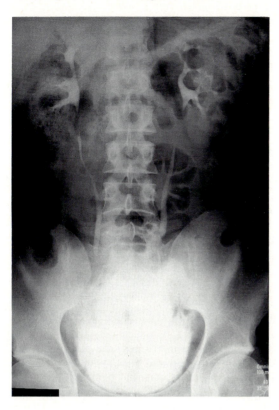

Abb. 1. Urogramm bei extraperitonealer Blasenruptur mit perivesikalem Kontrastmittelextravasat

letzungen auftreten. Ist es zur Ausbildung einer Blasenscheidenfistel oder einer Blasenrektumfistel gekommen, so geht diese schwerwiegende Komplikation in die Begutachtung ein.

Die *Diagnose* einer stumpfen Verletzung der Blase bei einem erheblichen Trauma des Abdomens (die immer eine deutliche Füllung der Harnblase voraussetzt) geschieht röntgenologisch mittels eines Zystogramms. Dieses kann auch im Rahmen eines intravenösen Urogramms erstellt werden. Röntgenologisch läßt sich auf dem Zystogrammbild die extraperitoneale Blasenruptur aufgrund der fetzenförmigen Ausbreitung des Kontrastmittels im Perivesikalraum diagnostizieren (Abb. 1), während bei der intraperitonealen Ruptur das Kontrastmittel zwischen den Darmschlingen zu liegen kommt. Gelegentlich findet sich das Extravasat erst nach Entleerung des Kontrastmittels aus der Blase.

Die sonographische Diagnostik bei der Blasenruptur zeigt bei extraperitonealer Blasenruptur eine weitgehend entleerte Blase mit einem flüssigkeitsgefüllten Saum um die Blase herum. Intraperitoneale Blasenrupturen weisen in der Sonographie vermehrte intraperitoneale Flüssigkeit zwischen den Darmschlingen und im Douglas-Raum auf.

Bei der gutachterlichen Untersuchung beinhaltet die Diagnostik nicht nur die Überprüfung der Integrität der Blase mittels Zystogramm, sondern auch die Abklärung der oberen Harnwege durch ein Ausscheidungsurogramm sowie die Abklärung der unteren Harnwege durch Miktionszystourethrogramm, Messung der Urinflußrate, Restharnbestimmung und ggf. die Urethrozystoskopie sowie eine urodynamische Abklärung bei Verdacht auf zusätzliche neurogene Läsionen.

Entzündliche Erkrankungen der Blase

Bei den Infektionen der Blase ist die Unterscheidung zwischen primären und sekundären entzündlichen Veränderungen wesentlich. Ursächlich kommen unspezifische Harnwegsinfekte mit meist gramnegativen Keimen, seltener spezifische Harnwegsinfekte, z. B. Tuberkulose oder Bilharziose, zum Nachweis. Primär aufgetretene Infektionen der Blase sind dann als Schädigungsfolge anzuerkennen, wenn z. B. eine Kälte- und Feuchtigkeitsexposition am Arbeitsplatz oder im Verteidigungsfalle oder bei Manövern bei Begutachtung von Wehrdienstfolgen vorgelegen hat. Auch unter besonderen Arbeitsbedingungen können Unterkühlung oder Feuchtigkeitsexposition als führendes, schädigendes Agens anerkannt werden.

Wesentlich häufiger sind aber sekundäre Infektionen, die durch traumatisch bedingte infravesikale Obstruktion aufgetreten sind. Hier ist in erster Linie die Harnröhrenstriktur als Folge eines Traumas oder eines Harnröhrenkatheters zu nennen. Auch die nosokomiale Harnwegsinfektion, z. B. bei längerfristiger Urinableitung mittels transurethralem Dauerkatheter, ist als mittelbare Schädigungsfolge nach Unfällen und deren stationärer Versorgung anzuerkennen (auch bei Verletzungen, die nicht den Urogenitaltrakt betreffen).

Von den entzündlichen Erkrankungen der Blase ist die sog. Reizblase zu trennen, die eine nichtentzündliche Befindlichkeitsstörung darstellt und im Rahmen der Blasenentleerungsstörungen besprochen wird.

Bestehen entzündliche Blasenveränderungen über längere Zeit, so kann es zur Ausbildung einer chronisch-rezidivierenden Zystitis bis hin zur Schrumpfblase kommen. Hierbei ist die eingeschränkte Blasenkapazität führender Indikator bei der gutachterlichen Beurteilung.

Die chronifizierte Zystitis, vor allem bei Dauerkatheterträgern, kann zu einer Reihe von Folgeerscheinungen wie Pyelonephritis, vesikorenalem Reflux, Steinbildung und besonders zur Einschränkung der Blasenkapazität führen. Dabei ist die Schrumpfblase nach Dauerkatheter als fibrös umgewandelte kleinkapazitäre Blase dann denkbar, wenn ein chronischer Harnwegsinfekt als Brückensymptom nachzuweisen ist. Als Gegenbeispiel sind die mangels Nutzung klein gewordenen Blasen von Dialysepatienten anzuführen, die nach erfolgter Nierentransplantation binnen weniger Wochen ihre alte Kapazität zurückgewinnen [16].

Die gutachterliche Einschätzung hat sich dementsprechend nach der Harnblasenkapazität und evtl. aufgetretener Folgeerscheinungen zu richten.

Gutachterlich spielen auch spezifische Infektionen wie Tuberkulose bzw. Bilharziose eine Rolle. Bei diesen Infektionen ist die Anamnese, insbesondere was den Arbeitsplatz angeht, von großem Interesse, und zwar für die Abklärung einer evtl. Berufserkrankung (s. die Kap. „Das ärztliche Gutachten in der gesetzlichen Unfallversicherung" und „Parasitäre Erkrankungen"). Zur Problematik der Begutachtung bei Urogenitaltuberkulose s. auch das Kapitel „Tuberkulose des Urogenitaltrakts". Hier sei beispielhaft das Gutachten für ein Versorgungsamt wiedergegeben, bei dem infolge eines Wehrdienstschadens eine Tuberkulose anzuerkennen war.

Der Patient (J. W., 67 Jahre) klagte gegen ein Versorgungsamt zwecks Auszahlung von Pauschalbeträgen für außergewöhnlichen Kleider- und Wäscheverschleiß nach den Bestimmungen des Bundesversorgungsgesetzes. Die Begutachtung erfolgte nach der Aktenlage des Versorgungsamts. Anamnestisch war ein Nässetrauma im Jahre 1943 bekannt geworden. Der Patient war damals 25 Jahre alt. Es handelte sich um eine fieberhafte Infektion, die während des Kriegsdienstes auftrat mit Verdacht auf Pneumonie. In der Folge traten auch Anzeichen eines fieberhaften Harnwegsinfekts auf. 10 Jahre später erfolgten Behandlungen wegen Zystitis mit Harnblasen- und Nierenschmerzen. Es besteht Arbeitsunfähigkeit. Die Untersuchung ergab eine tuberkulöse Zystitis. 16 Jahre nach dem Nässetrauma erfolgte die rechtsseitige Nephroureterektomie wegen einer tuberkulösen Schrumpfniere. In der Folge traten zunehmend dysurische Beschwerden mit Nykturie auf. Die erste Begutachtung erfolgte 1964. Es wurde eine inaktive Urogenitaltuberkulose mit Verlust der rechten Niere und Bauchwandschwäche infolge der Operation sowie eine inaktive Prostata- und Nebenhodentuberkulose und eine mäßige tuberkulöse Schrumpfblase mit dysurischen Beschwerden anerkannt. Die MdE betrug 40%. Ein Kausalzusammenhang zwischen der Wehrdienstbeschädigung und der Tuberkulose wurde anerkannt. Bei einer erneuten Begutachtung 5 Jahre später wird eine zunehmende tuberkulöse Schrumpfblasenbildung anerkannt. Eine erneute Begutachtung 1980 setzt die MdE auf 70% herauf. Der Patient trug seit 1982 ein Kondomurinal, da eine erhebliche Harninkontinenz auf der Grundlage der tuberkulösen Schrumpfblase bestand. Dem Patienten wurde damit ein Pauschalbetrag für außergewöhnlichen Kleider- und Wäscheverschleiß zuerkannt.

Für die Begutachtung muß auch das Krankheitsbild der interstitiellen Zystitis Erwähnung finden. Sie tritt vorwiegend bei Frauen im 3. bzw. 4. Lebensjahrzehnt auf. Allgemein wird angenommen, daß der Krankheitsverlauf beim Mann günstiger ist als bei der Frau [7]. Das Krankheitsbild wird häufig als chronische Zystitis angesehen. Die Krankheit verläuft über viele Jahre. Diagnostisch ist von Interesse, daß im Gegensatz zur chronischen Zystitis Leukozyturie und Bakteriurie häufig fehlen. Die Urinzytologie ist negativ. Zur klinischen Symptomatik ist festzuhalten, daß eine Differenz zwischen dem endoskopischen Befund und den erheblichen Beschwerden mit zunehmender Pollakisurie, Drangurie und Schmerzausstrahlung in den Unterleib besteht. Mikround Makrohämaturien sind häufig. Im weiteren Verlauf kommt es zur Ausbildung einer Schrumpfblase mit Alteration der Ostien und entsprechenden Harnabflußbehinderungen im Bereich der Harnleitermündung. Für den Gutachter ist von Bedeutung, daß die Ätiologie der Erkrankung unklar ist. Angenommen werden Infekte, eine Obstruktion der Lymphdrainage, Lupus erythematodes, neurovaskuläre Störungen bzw. eine Autoimmunerkrankung. Die Anerkennung einer interstitiellen Zystitis ist daher kompliziert und erfordert eine gründliche Untersuchung bis hin zur tiefen Blasenwandbiopsie bzw.

Nachforschungen des Gutachters, um die komplizierten und umstrittenen Tatbestände in eine entsprechende Korrelation zu bringen. Die gutachterliche Einschätzung wird sich an dem Krankheitsbild der chronischen Zystitis bzw. den Folgeerscheinungen wie Schrumpfblase orientieren. Bei der Erhebung der Anamnese ist auch die Pollakisurie, Dysurie bzw. Angabe von Hämaturie oder die Entleerung von fötidem Urin von Bedeutung.

Die *Diagnostik* bei gutachterlichen Untersuchungen von Harnblasenentzündungen berücksichtigt in erster Linie die Erhebung des Urinstatus (biochemisch, mikroskopisch und bakteriologisch). Dabei sollte der Urin beim Mann als Mittelstrahlurin und bei der Frau durch Einmalkatheterismus gewonnen werden. Bei Trägern lang einliegender Harnableitungen (Dauerkatheter, Zystostomien) kann auch eine Pilzinfektion als Ursache von Blasenentzündungen in Frage kommen. Liegt eine Leukozyturie vor, ist differentialdiagnostisch an eine Urogenitaltuberkulose bzw. auch, wie oben erwähnt, an einen Blasentumor zu denken. Insbesondere bei Verdacht auf einen Blasentumor ist die Urinzytologie bzw. Urethrozystoskopie und Biopsie erforderlich. Es ist auch zu bedenken, daß tumoröse Veränderungen der Harnblase unter dem Bild des Harnwegsinfekts (chronische Entzündung) maskiert sein können.

In der weiteren Diagnostik spielen die Sonographie der Harnblase, aber auch der Nieren und evtl. Prostata bzw. Hoden (Tuberkulose) neben dem Ausscheidungsurogramm, einer Urethrozystographie bzw. Miktionszystourethrographie eine Rolle. Auch die Messung der Urinflußrate, Restharnbestimmung und bei bestimmten Fragestellungen die Urethrozystoskopie und urodynamische Abklärung (bei Verdacht auf neurogene Entleerungsstörungen) sind wichtig.

Von besonderer diagnostischer Problematik ist bei der sog. interstitielle Zystitis, daß eine tiefe Blasenwandbiopsie zur Abklärung der Diagnose notwendig ist. Typisch ist für die interstitielle Zystitis die Mikro- bzw. Makrohämaturie als Folge von petechialen Blutungen bei Überdehnung der Harnblase. Auch die Folgezustände der interstitiellen Zystitis wie Schrumpfblase müssen bei der gutachterlichen Diagnostik bedacht werden. Für die Pathogenese dieser Erkrankung ist auch an Autoimmunerkrankungen zu denken, z. B. eine Immunopathie der Harnblasengefäße. Damit kommt der Biopsie mit entsprechenden Färbungen der Gewebsprobe gutachterlich eine erhebliche Bedeutung zu.

Blasentumoren

Die überwiegende Mehrzahl der Blasentumoren sind histologisch als Urothelkarzinome einzustufen. Plattenepithelkarzinom, Adenokarzinom und mesenchymale Tumoren der Blase machen weniger als 5% aus. Soweit heute bekannt, kann die langjährige Exposition mit bestimmten Substanzen zur Entstehung solcher Urothelkarzinome beitragen (s. auch Kap. „Nierenerkrankungen, -verletzungen, -fehlbildungen"). Daher haben entsprechende Belastungen am Arbeitsplatz, besonders in der chemischen, der Reifen- und Farbenindustrie, wesentliche Bedeutung in der kausalen gutachterlichen Beurteilung. Bei Nachweis einer Exposition mit entsprechenden Substanzen sind Folgeschäden wie das Blasenkarzinom als Berufskrankheit anzuerkennen. Von Kunze [11] wird eine multifaktorielle Mehrstufenkarzinogenese postuliert, die die lange Latenzzeit bis zur klinischen Manifestation eines Urothelkarzinoms erklärt. Als sichere Karzinogene für die menschliche Harnblase sind folgende Substanzen bekannt: β-Naphthylamin, Benzidin, Aminodiphenyl und Chlornaphazin. Eine Reihe weiterer Stoffe werden als Karzinogene diskutiert. Hierzu gehören andere polyzyklische Kohlenwasserstoffe, Nitrosamine, künstliche Süßstoffe und Abbauprodukte von Kaffee und Zigaretten. Neben den oben genannten Berufsgruppen sind auch für Ingenieure, Elektriker, Schneider, Friseure, Krankenschwestern, Köche und Arbeiter in der Kabel-, Glas- und lederverarbeitenden Industrie erhöhte Erkrankungsraten an Blasentumoren festgestellt worden. Besonders zur Entstehung von Urothelkarzinomen des oberen Harntrakts ist der langjährige Abusus mit phenacetinhaltigen Analgetika bekannt.

Weiterhin ist bei der Bilharziose der Blase die spätere Entstehung eines Blasenkarzinoms möglich, dann aber meist als Plattenepithelkarzinom. Auch hier kann ein Auslandsaufenthalt in entsprechenden Endemiegebieten zur Anerkennung als Berufskrankheit Anlaß geben (s. das Kap. „Parasitäre Erkrankungen").

Die Kausalkette chronische Blasenentzündung – Blasentumor ist bisher nicht eindeutig geklärt, jedoch kann eine chronische Entzündung wahrscheinlich als Verschlimmerungsfaktor angesehen werden [14].

Die *gutachterliche Beurteilung* von Blasentumoren wird durch zwei Tatsachen erschwert. Zum ersten ist bei oberflächlichen Tumoren der Blase eine hohe Rezidivwahrscheinlichkeit vorhanden, die eine entsprechende Überwachung des Patienten und wiederholte Therapie durch transurethrale Resektionen und verschiedene Instillationsbehandlungen notwendig macht. Auch ein lokaler Progreß in höhere Stadien wird nicht selten beobachtet. Zum zweiten sind die 5-Jahres-Überlebensraten nach definitiver Therapie durch radikale Zystektomie abhängig vom lokalen Ausbreitungsstadium und schwanken, je nach Stadium, zwischen 60% für T1- und T2-Tumoren und 0% für bereits metastasierte Tumoren. Daher kann insbesondere beim Harnblasenkarzinom eine endgültige Festsetzung der MdE erst nach einem Zuwarten von 5 Jahren festgelegt werden und richtet sich dann nach dem verbliebenen Organschaden. Die neueren operativen Verfahren der kontinenten Ersatzblasenbildung, sei es in Form einer supravesikalen Ableitung, sei es im Sinne einer Ersatzblasenbildung mit Anschluß an die Harnröhre, sind bezüglich ihrer Langzeitbewertung hinsichtlich der Reintegration des Patienten noch nicht abschließend zu beurteilen.

Für die gutachterliche *Diagnostik* ist eine detaillierte Befragung nach Art und Dauer der Exposition durch entsprechende Karzinogene wesentlich, wobei auch eine Medikamenten- und Raucheranamnese einzuschließen ist. Die apparative und Labordiagnostik umfaßt besonders die Urinzytologie, ein Ausscheidungsurogramm, Computertomographie des Abdomens und Beckens, Röntgenuntersuchung des Thorax, Knochenszintigraphie, Zystoskopie und entsprechende Blutwerte. Beweisend für ein Urothelkarzinom ist die Biopsie des verdächtigen Bezirks in der Blase anläßlich der Zystoskopie und deren anschließende histologische Untersuchung.

Die Behandlung des Blasenkarzinoms ist stadienorientiert. Nichtinvasive Tumoren werden transurethral reseziert, bei rezidivierendem Auftreten ist eine Instillationstherapie in Erwägung zu ziehen. Invasive Tumoren werden nach heutigem Stand am ehesten durch radikale Zystektomie kurativ behandelt, wobei die Indikation von Klinik zu Klinik abhängig von der Infiltrationstiefe variiert. Effektive Heilungschancen bestehen aber am ehesten bei der frühen Zystektomie [15].

Störungen der Entleerungs- und Kontinenzfunktion der Blase

Bei den Störungen der Entleerungs- und Kontinenzfunktion der Blase unterscheidet man zwischen den tatsächlichen neurogenen Blasenentleerungsstörungen und den nichtneurogenen Störungen wie Reizblase, Streßinkontinenz und Dranginkontinenz.

Die Untersuchung der Blasenfunktion nach Rückenmarksverletzungen hat eine eminente Bedeutung, da die Prognose dieser Traumen langfristig entscheidend von der Blasenfunktion und im weiteren der Nierenfunktion beeinflußt wird [3]. Die Pyelonephritis und nachfolgende Niereninsuffizienz waren früher die häufigste Todesursache bei Querschnittsgelähmten [4].

Tabelle 1 versucht, der Unterscheidung in neurogene bzw. nichtneurogene Störungen Rechnung zu tragen. Eine neurologisch ausgerichtete Klassifikation gaben Bors und Comarr [4] an.

Tabelle 1. Klassifikation der Blasenentleerungsstörungen. (Mod. nach Thüroff 1984 [17])

Klassifikation nach Bors und Comarr (1971 [4]) vereinfacht	Sensomotorische Läsion
	Obere sensomotorische Läsion
	Untere sensomotorische Läsion
	Gemischte Läsion
	  – ausgeglichen – unausgeglichen
	  – komplett – inkomplett

Neurologisch-funktionelle Klassifikation nach Lapides (1978 [12])	Sensorisch-neurogene Blase Motorisch-paralytische Blase Ungehemmte neurogene Blase Neurogene Reflexblase Autonome neurogene Blase

Funktionell-urodynamische Klassifikation nach Krane und Siroky (1979 [10])	Detrusorhyperreflexie
	  – koordinierte Sphinkterfunktion
	  – dyssynerger quergestreifter Sphinkter
	  – dyssynerger glatter Sphinkter
	Detrusorareflexie
	  – koordinierte Sphinkterfunktion
	  – nicht relaxierender quergestreifter Sphinkter
	  – denervierter quergestreifter Sphinkter
	  – nicht relaxierender glatter Sphinkter

Grundlage ihrer Unterscheidung ist die Lokalisation der neurologischen Schädigung am Nervensystem sowie das Ausmaß der neurologischen Ausfallserscheinungen. Der Funktion des unteren Harntrakts wird durch die Angabe restharnfreie Blasenentleerungsstörung bzw. Restharnmenge (ausgeglichen – unausgeglichen) Rechnung getragen. Alle Läsionen unterhalb des sakralen Miktionszentrums (S 2 – S 4) werden als sog. *untere motorische Läsion* bezeichnet, wobei die viszerale und somatische Innervation hier eine Gleichstellung erfährt. Läsionen, die im Miktionszentrum oder darüber liegen, werden als *obere motorische Läsion* bezeichnet. Hierunter fallen dann auch die Läsionen des pontinen Miktionszentrums und der Großhirnrinde (Abb. 2). Weiterhin werden die Läsionen als komplett bzw. inkomplett bezeichnet, je nachdem, ob nur die Motorik ausgefallen ist oder auch die Sensorik mitbetroffen ist. Darüber hinaus ist die Möglichkeit gemischter Läsionen gegeben, wobei die Kombination einer oberen somatomotorischen mit einer unteren viszeromotorischen oder einer unteren somatomotorischen mit einer oberen viszeromotorischen Läsion gemeint ist.

Eine eher funktionelle Klassifikation gab Lapides [12] an. Er unterteilt in 5 charakteristische Störungen und führt im einzelnen die sensorisch-neurogene Blase, 2. die motorisch-paralytische Blase, 3. die ungehemmte neurogene Blase, 4. die neurogene Reflexblase und 5. die autonome neurogene Blase auf.

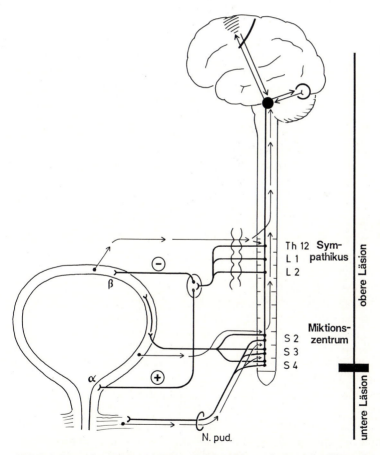

Abb. 2. Innervationsschema der menschlichen Blase mit den 3 beteiligten Bereichen des Parasympathikus, Sympathikus und der somatomotorischen Fasern

Nach Krane und Siroky [10] wird ein urodynamisch orientiertes Klassifikationsschema angegeben, welches lediglich den unteren Harntrakt beurteilt und im wesentlichen zwischen einer Detrusorhyperreflexie und einer Detrusorareflexie unterscheidet. Diese von der Ätiologie unabhängige Klassifikation der Blasenentleerungsstörungen beurteilt in zweiter Linie die Art der Sphinkterfunktion, wobei hier koordinierte und dyssynerge Sphinkterfunktionen angegeben werden können. Das Bestehen einer Inkontinenz wird durch diese Klassifikation genausowenig berücksichtigt wie das Bestehen eines Restharns (Tabelle 1). Eine terminologische Standardisierung wurde durch das Komitee zur Standardisierung der Terminologie der International Continence Society 1988 publiziert [1], wobei hier der Versuch gemacht wurde, die meßtechnischen Parameter für die urodynamische Untersuchung zu vereinheitlichen. In der angegebenen Klassifikation wird in erster Linie zwischen der Füllungsphase und der Miktionsphase unterschieden.

Generell muß auch berücksichtigt werden, daß die Höhe des neurologischen Ausfalls nicht immer mit der zu erwartenden Blasenentleerungsstörung in Einklang zu bringen sind [9].

Bei den nichtneurogenen Formen der Blasenentleerungsstörung unterscheidet man im wesentlichen zwischen einer Streßinkontinenz und einer Urge-Inkontinenz, wobei bei der Urge-Inkontinenz oder Dranginkontinenz nochmals zwischen einer sensorischen und motorischen Inkontinenz differenziert werden kann. Das Syndrom der Reizblase stellt eine weitergehende Entität der Urge-Symptomatik mit imperativem Harndrang und Pollakisurie dar.

Gutachterlich von besonderer Bedeutung sind die zentral nervös bedingten Harnblasenentleerungsstörungen (z. B. Rückenmarksverletzungen). Derartige Alterationen können zu Urinretention bzw. unwillkürlicher Entleerung der Harnblase führen. Der Umfang der Schädigung wird im wesentlichen durch die Folgen der Harnblasenentleerungsstörung wie Infekt, Harnsteinbildung bzw. Nierenfunktionseinschränkung bestimmt.

Bei Begutachtung neurogener Blasenentleerungsstörungen ist die lange Rehabilitationsphase von 1–2 Jahren zu berücksichtigen. Die MdE beträgt hier in der Regel 100%. In der Phase nach Stabilisierung der Erkrankung und der bleibenden neurologischen Ausfälle richtet sich die Beurteilung nach folgenden Aspekten:

1. Grad der Behinderung aus urologischer Sicht,
2. Grad der Inkontinenz,
3. Grad der Entleerungsstörungen,
4. Grad der Nierenfunktionsbeeinträchtigung,
5. Ausmaß der evtl. durchgeführten operativen Maßnahmen,
6. Ausmaß der Erektions-, Ejakulations- und Mastdarmentleerungsstörung.

Außerdem müssen neben den objektiv erhobenen Befunden auch der soziale Status des Patienten, seine Wiedereingliederung in Beruf und Gesellschaft berücksichtigt werden. Nicht zuletzt sind die Komplikationen neurogener Blasenentleerungsstörungen, wie z. B. vesikoureteraler Reflux, rezidivierende Harnwegsinfekte, Steinbildung, chronisch rezidivierende Pyelonephritis, Harnstauungsnieren und Niereninsuffizienz zu berücksichtigen. Für den unteren Harntrakt muß die Ausbildung von Harnröhrenstrikturen und/oder Harnröhrendivertikeln in Betracht gezogen werden.

Da es sich bei den neurogenen Blasenentleerungsstörungen um ein lebenslanges Leiden handelt, dessen Prognose in der Frühphase nicht immer vorherbestimmbar ist, sind regelmäßige Nachuntersuchungen erforderlich.

Zu Beginn der *Diagnostik* steht eine ausführliche Anamnese, die nicht nur alle Aspekte der Blasenfüllung und Blasenentleerung in Betracht ziehen sollte, sondern auch andere viszeral gesteuerte Funktionen wie Erektion, Ejakulation und Mastdarmentleerung mitberücksichtigen muß. Detailliert soll der Miktionsmodus erfragt werden, wobei die Miktionsfrequenz, Qualität des Harnstrahls, Dauer der einzelnen Miktion und Beschwerden beim Wasserlassen, aber auch Art und Ausmaß der Inkontinenz Gegenstand der Befragung sind.

Diagnostische Schritte zur Begutachtung neurogener Blasenentleerungsstörungen:

- Anamnese,
- körperliche Untersuchung inkl. Reflexdiagnostik,
- Urinstatus, Urinkultur,
- harnpflichtige Substanzen, Elektrolyte im Serum,
- Kreatininclearance,
- nuklearmedizinische Nierenfunktionsprüfung,
- Sonographie der Nieren, Prostata, Blase, Restharn,
- Urogramm, Miktionszystourethrogramm,
- Uroflowmetrie,
- Videozystomanometrie, Urethradruckprofilmessung,
- fakultativ Provokationstests.

Die körperliche Untersuchung ist im wesentlichen neben der Untersuchung der Urogenitalorgane eine neurologische Untersuchung, die zum Ziel hat, neurologische Auffälligkeiten im sensomotorischen Bereich aufzudecken. Wichtig ist auch die Inspektion und Palpation der Wirbelsäule bis hin zum Kreuzbein. Daran anschließend sollten der anale Sphinktertonus überprüft werden. Weitere ergänzende Reflexprüfungen sind der Hustenreflex und der Bulbokavernosusreflex.

Seitens der Labordiagnostik steht die laborchemische, mikroskopische und kulturelle Untersuchung des Urins im Vordergrund. Diese wird begleitet durch Bestimmung der harnpflichtigen Substanzen, der Elektrolyte und der Entzündungsparameter. Bei querschnittsgelähmten Patienten gibt die Bestimmung des Serumkreatinins nur bedingt Auskunft über die Nierenfunktion wegen der reduzierten Muskelmasse.

Besser ist hier die Bestimmung der Kreatininclearance oder die isotopennephrographische Untersuchung. Diese erlaubt dann auch eine seitengetrennte Nierenfunktionsprüfung. Eine weitere Ergänzung erfährt die Diagnostik durch bildgebende Verfahren. Ausscheidungsurogramm, Miktionszystourethrogramm und ggf. retrogrades Urethrogramm, die Sonographie der Nieren, besonders in der Verlaufskontrolle, und die sonographische Restharnkontrolle sind die wesentlichen Pfeiler der bildgebenden Diagnostik. Bei einer Untersuchung zur Streß- und/oder Urge-Inkontinenz sollte weiterhin ein laterales

Zystogramm im Stehen, mit und ohne abdomineller Druckerhöhung durchgeführt werden.

Von den Funktionsuntersuchungen ist zunächst die Uroflowmetrie zu nennen, die immer dann durchgeführt werden sollte, wenn eine spontane Miktion möglich ist. Miktionszeit, maximaler Harnfluß pro Zeiteinheit und gesamte Miktionsmenge sowie der Kurvenverlauf geben einen orientierenden Anhalt über die Entleerungsfunktion der Blase.

Einen orientierenden Hinweis über Inkontinenz (Streß- oder Urge-) ergibt der sog. Marshall-Test. Dabei wird die Blase mit einer definierten Menge physiologischer Kochsalzlösung gefüllt. Dann wird die Patientin aufgefordert, im Liegen und im Stehen zu husten, wobei ein evtl. unwillkürlicher Urinabgang beobachtet werden kann. Auch das Ausmaß des Urinabgangs ist interessant. Die zentrale Untersuchung zur Diagnostik neurogener und nichtneurogener Blasenentleerungsstörungen ist die *Zystomanometrie*. Sie kann ergänzt werden durch sog. Provokationstests, wie z. B. den Eiswassertest oder den Hypersensibilitätstest nach Lapides [12]. Die Zystomanometrie wird in der Regel in Verbindung mit einer Harnröhrendruckprofilmessung durchgeführt. Die Druckregistrierung erfolgt über einen Mehrkanalschreiber. Die Durchführung der Zystomanometrie unter Röntgenkontrolle erlaubt eine Aufzeichnung von entscheidenden Phasen der Blasenfüllung und der Blasenentleerung mittels der Durchleuchtung sowie die Befundaufzeichnung auf einem Videorecorder (Abb. 3 a, b).

Tabelle 2. Normalwerte der Zystomanometrie. (Aus Stöhrer et al. [15a])

Druckanstieg in der Füllungsphase	<3 cm H_2O/100 ml
Maximaler Miktionsdruck	<75 cm H_2O
Restharn	$<20\%$ der Blasenkapazität
Compliance	>25 ml/cm H_2O

Im einzelnen wird bei der *Zystomanometrie* über einen Katheter mit kleinem Querschnitt die Blase gefüllt und über ein 2. Lumen der Blasenbinnendruck während der Füllungs- und Miktionsphase gemessen. Ergänzend kann über ein 3. Lumen der Harnröhrendruck während Blasenfüllung und Entleerung gemessen werden. Parallel dazu erfolgt die Registrierung des Abdominaldrucks über eine Druckaufnehmersonde im Rektum. Rechnerisch wird durch das Blasendruckmeßgerät eine Differenzkurve zwischen Blasenbinnendruck und Abdominaldruck erstellt, die die reine Detrusorleistung widerspiegelt. Daneben wird über Klebe- oder Nadelelektroden ein Elektromyogramm des Beckenbodens mitgeschrieben, um Sphinkterdyssynergien zu erfassen (Abb. 4). Weitere vorhandene Kanäle bei der Parallelregistrierung erlauben die Aufzeichnung der miktionierten Harnmenge sowie ggf. der in die Blase instillierten Flüssigkeitsmenge. Nach einem kompletten Füllungs- und Entleerungszyklus kann der Meßkatheter unter definierten Bedingungen aus der Blase über die Harnröhre langsam zurückgezogen werden. Dabei wird ein sog. Urethradruckprofil aufgezeichnet, welches die in Ruhe gemessenen Drucke in der Harnröhre mit den Drucken in der Blase vergleicht. Erfolgt diese Urethraprofilometrie unter gleichzeitiger abdomineller Druckbelastung (Husten, Pressen) spricht man von einer *Urethrastreßprofilmessung*. Die parallel geführte Videoaufzeichnung der Durchleuchtung zeigt, da die Blase mit verdünntem Kontrastmittel gefüllt wird, einen evtl. auftretenden vesikoureteralen Reflux während der Füllungsphase und die Konfiguration des Blasenhalses und der Harnröhre während der Miktionsphase. Mit den

Verletzungen und Erkrankungen der Blase

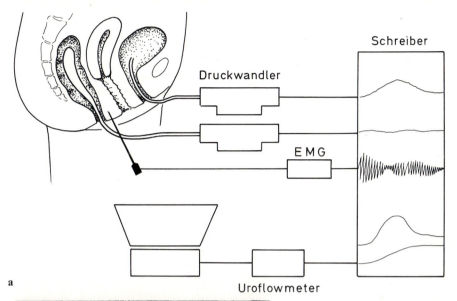

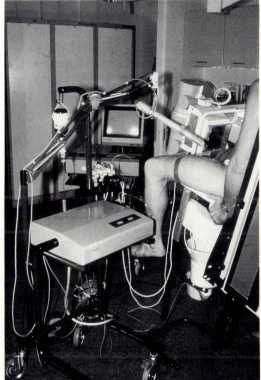

Abb. 3. a Schema eines urodynamischen Meßplatzes mit Blasenkatheter, Rektaldruckabnehmer, Myographienadel am Beckenboden und Uroflowmeter. Simultane Registrierung auf Mehrkanalschreiber. Nicht dargestellt ist die Röntgendurchleuchtung. **b** Beispiel eines urodynamischen Meßplatzes (UD 5500, Firma Dantec, Kopenhagen) in Verbindung mit einer Röntgendurchleuchtungseinheit in Vorbereitung einer Messung im Sitzen

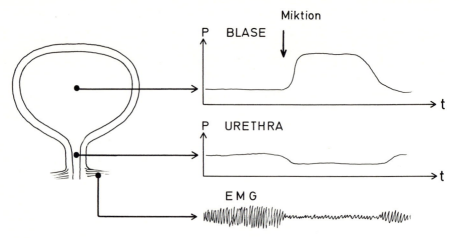

Abb. 4. Skizze einer normalen Zystometriekurve mit niedrigem Blasenbinnendruck während der Füllungsphase und Druckanstieg bei Miktion mit simultaner Verminderung der EMG-Aktivität

modernen Blasendruckmeßgeräten ist eine Nachverarbeitung der Befunde sowie ihre EDV-gerechte Speicherung möglich.

Die Standardbedingungen für eine Zystomanometrie (Tabelle 2) sind international vereinheitlicht. Die Zystomanometrie kann im Liegen, besonders bei tetraplegischen Patienten, oder im Sitzen durchgeführt werden. Aufgezeichnet werden zusätzlich weitere Angaben des Patienten, wie z. B. erster Harndrang und definitiver Harndrang. Bei besonderen Fragestellungen sind sog. *Provokationstests* möglich. Zu erwähnen ist hier der Eiswassertest [4], bei dem eine definierte Menge von steriler, gekühlter Flüssigkeit in die Blase instilliert wird. Bei einer Blasenlähmung vom Typ der oberen motorischen Läsion kommt es sofort zu einer massiven unwillkürlichen Detrusorkontraktion, die u. U. ein Ausstoßen des Meßkatheters nach sich ziehen kann. Insbesondere bei der Klärung der Lähmungen vom Typ der unteren motorischen Läsion kann ein Betanecholtest erforderlich werden. Dabei wird ein Parasympathikomimetikum subkutan injiziert, woraufhin die peripher-denervierte Blase mit einem Druckanstieg über 15 cm H_2O antwortet.

Aus der während der Zystomanometrie erstellten Blasendruckkurve lassen sich weitere Parameter errechnen, die eine Aussage über das Miktionsverhalten erlauben. Hier sind in erster Linie die sog. *Compliance* oder auch der Detrusorkoeffizient zu nennen. Dies bedeutet die Änderung des Blasenvolumens dividiert durch die Änderung des Blasendrucks vor dem ersten Harndrang. Für die Miktionsphase läßt sich ein Widerstandskoeffizient errechnen, in dem man den erzielten maximalen Harnfluß und den dazu erforderlichen Blasendruck ins Verhältnis setzt. Seine Erhöhung gibt Auskunft über einen erhöhten Blasenauslaßwiderstand.

Aus den während der Zystomanometrie und Urethradruckprofilmessung gewonnenen Daten sowie den weiteren Zusatzuntersuchungen im Rahmen der urodynamischen Abklärung lassen sich schlußendlich die notwendigen therapeutischen Maßnahmen für den Patienten ableiten.

Die Kontrolle der oberen und unteren Harnwege mittels Urindiagnostik, Serumdiagnostik und bildgebenden Verfahren sowie Zystomanometrie soll in regelmäßigen Abständen erfolgen, wobei die erste Blasendruckmessung ca. 3–6 Monate nach dem Unfall durchgeführt werden kann. Da sich das Bild der Blasenentleerung in den ersten 1–2 Jahren ständig ändert, sind Folgemessungen erforderlich. Für den oberen Harntrakt empfehlen sich entsprechend urographische bzw. sonographische Kontrollen, um eine Stauung der oberen ableitenden Harnwege frühzeitig zu erkennen. Die häufigsten Kontrollen beziehen sich auf den Urinstatus und die Urinkultur zum Nachweis oder Ausschluß von Harnwegsinfekten. Ein generalisiertes Schema, welches in den Querschnittszentren gehandhabt wird, bedarf der individuellen Anpassung an den einzelnen Patienten, je nach Ausmaß der Blasenentleerungsstörung, ihrem Ansprechen auf die therapeutischen Maßnahmen sowie etwaig auftretende Komplikationen.

Die *Therapie der Blasenentleerungsstörungen* ist mannigfaltig und richtet sich zum einen nach den Ergebnissen der urodynamischen Messung und den Befunden der bildgebenden Diagnostik sowie zum anderen nach der Symptomatik des Patienten. Oberstes Therapieziel ist generell die Erhaltung der Nierenfunktion. Erst danach rangieren Therapieziele wie Optimierung der Kontinenzfunktion und Optimierung der Entleerungsfunktion.

Die Therapie richtet sich weiterhin nach der Klassifikation neurogener Blasenentleerungsstörungen. Hier werden bei den Störungen vom Läsionstyp der *unteren motorischen Läsion* medikamentöse Ansatzpunkte, Entleerung der Blase über Bauchpresse, intermittierender Einmalkatheterismus oder Ableitung über suprapubische Zystostomie angewandt. Zu achten ist besonders auf den allmählichen Blasenwandumbau, wie er bei Läsionen vom Typ der unteren motorischen Läsion bekannt ist. Hier kann es zu einer zunehmenden Einflußstörung des oberen Harntrakts mit einem asymptomatischen allmählichen Versiegen der Nierenfunktion kommen. Schon aus diesem Grund sind regelmäßige Kontrollen essentiell [8].

Für neurogene Blasenentleerungsstörung vom Typ der *oberen motorischen Läsion* ergeben sich eine Reihe anderer therapeutischer Optionen. Auch hier steht in erster Linie die medikamentöse Therapie mit dem Ziel der Regulierung des Blasenauslasses und der Dämpfung der Detrusorhyperaktivität. Eine Therapie mit stark wirksamen Anticholinergika und regelmäßigem intermittierendem Einmalkatheterismus zur Beherrschung der Reflexinkontinenz ist möglich. Neuere Entwicklungen gehen in Richtung einer Implantation eines Blasenschrittmachers mit gleichzeitiger Durchtrennung der dorsalen Nervenwurzeln [13].

Zur Behebung des Sphinkterspasmus steht die externe Sphinkterotomie zur Verfügung.

Greifen die konservativen oder operativen Maßnahmen nicht, ist eine supravesikale Harnableitung in Betracht zu ziehen.

Zur Verdeutlichung der klassischen Läsionstypen neurogener Blasenentleerungsstörungen seien 2 Beispiele aus der Unfallbegutachtung (BG) mit den Ergebnissen der Videozystomanometrie dargestellt.

B. H. (44 Jahre, männl.) hatte einen Autounfall auf dem Weg zur Arbeit und erlitt dabei eine BWK 6–8-Fraktur. Auf urologischem Gebiet wurde eine obere sensomotorische Läsion diagnostiziert. Als unfallbedingte Erkrankungen wurden anerkannt: 1. Aktive Harninkontinenz auf dem Boden einer neurogenen Blasenentleerungsstörung (Abb. 5a). Als morphologisches Korrelat fand sich im Zystogramm eine Divertikelblase (Abb. 5b), ferner im Aus-

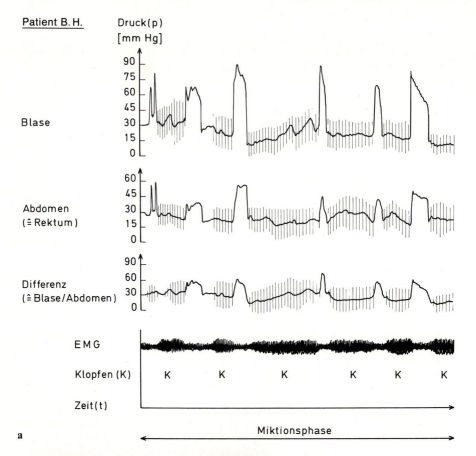

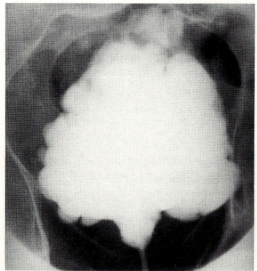

Abb. 5a, b. B. H., 44 Jahre, männl.: **a** Zystotonometrische Untersuchung nach einer oberen Läsion (BWK 6–8-Fraktur). Die Messung ergibt eine hyperaktive Harnblase, die auf Triggerung, d. h. suprasymphysäres Klopfen, sehr gut anspricht. **b** Zystogramm: Es zeigt eine ausgeprägte Divertikelblase. (Nach Bichler 1986 [3])

Patient H. M.

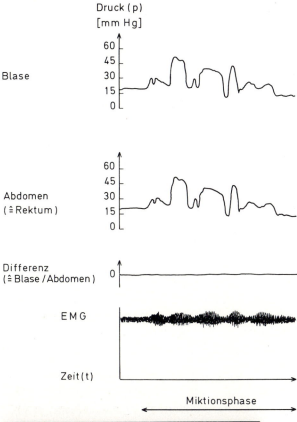

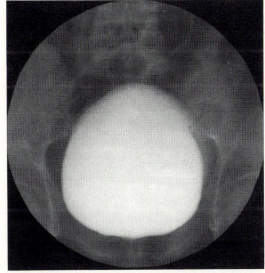

Abb. 6a, b. H. M., 56 Jahre, weibl.: **a** Zystotonometrische Untersuchung nach einer unteren Läsion (LWK 2/3-Fraktur). Die Messung ergibt eine maximale Blasenkapazität von 600 ml. Die Blasensensibilität ist stark reduziert. Eine Miktion ist nur durch Bauchpresse bzw. Crédé möglich. **b** Zystogramm: Es zeigt eine glatt konturierte große Harnblase. (Nach Bichler 1986 [3])

scheidungsprogramm Harnstauungsnieren beidseits. 2. Relative Stuhlinkontinenz. Auf urologischem Gebiet wurde eine MdE von 100% festgelegt.

H. M. (56 Jahre, weibl.) hatte einen Verkehrsunfall auf dem Weg zur Arbeit. Dabei erlitt sie eine LWK 2/3-Kompressionsfraktur, auf urologischem Gebiet wurde eine untere sensomotorische Läsion (sog. Kaudasyndrom) diagnostiziert. Als unfallbedingte Erkrankungen wurden anerkannt. 1. Passive Harninkontinenz auf dem Boden einer neurogenen Blasenentleerungsstörung (Abb. 6a). Als morphologisches Korrelat der neurogenen Blase fand sich im Zystogramm eine große, glatt konturierte Harnblase (Abb. 6b). Die oberen Harnwege waren unauffällig. 2. Stuhlinkontinenz.

Nichtneurogene Blasenentleerungsstörungen

Unter den nichtneurogenen Blasenentleerungsstörungen gemäß der Einteilung der ICS sind in erster Linie die Streß- und Urge-Inkontinenz und die Reizblase zu subsummieren.

Auch die Überlaufinkontinenz bei infravesikaler Obstruktion wird im weiteren Sinne zu den nichtneurogenen Blasenentleerungsstörungen gezählt. Gesondert müssen dagegen die extraurethralen Inkontinenzformen wie Fisteln, ektope Harnleitermündungen, Epispadie und Extrophie betrachtet werden.

Da von der Symptomatik her nicht immer zwischen einer Streßinkontinenz und Dranginkontinenz unterschieden werden kann, ganz abgesehen von den Mischformen dieser Inkontinenzen, ist eine urodynamische Abklärung vor jeder Therapie dringend zu fordern. Fehlschlüsse aus der Anamnese werden in bis zu 30% angegeben.

Besonders wird bei fehlindizierter operativer Therapie einer vermeintlichen Streßinkontinenz durch Fortbestehen der Inkontinenzerscheinungen der Wunsch nach gutachterlicher Klärung geäußert. Die gutachterliche Beurteilung wird sich dann in erster Linie nach den präoperativ erhobenen Befunden zu richten haben, wobei der urodynamischen Abklärung wesentliche Bedeutung zukommt. Bei bestehender Inkontinenz wird die Einschränkung der Erwerbstätigkeit bestimmt von dem Ausbildungsgrad der Inkontinenz und den möglichen Folgeerscheinungen auf den übrigen Urogenitaltrakt, insbesondere den oberen Harntrakt. Unfreiwilliger Urinverlust nach chronisch-rezidivierenden Infekten mit Einschränkung der Blasenkapazität und dadurch entstehender Inkontinenz aufgrund einer kleinen Blasenkapazität machen entsprechende Minderungen der Erwerbstätigkeit erforderlich.

Die Begutachtung von Patienten mit sog. Reizblase stellt den Urologen vor erhebliche Probleme. So wird das Krankheitsbild von manchen Autoren als Verlegenheitsdiagnose bezeichnet [2]. Ätiologisch wird an einen nicht erfaßten Infekt, morphologische Ursachen und funktionelle Störungen (Spastik) gedacht [7]. Es ist versucht worden, zwischen einer entzündlichen Reizblase (Entzündungszeichen der Harnblasenschleimhaut und pathologischer Urinstatus) und einer funktionellen Reizblase ohne morphologische Veränderungen mit den typischen Symptomen zu unterscheiden. Die Erkrankung findet sich fast ausschließlich bei Frauen jenseits des 20. Lebensjahrs. Zystoskopisch zeigen diese

Patientinnen nicht selten eine sog. Trigonitis (Epithelmetaplasie). Die Ursache der funktionellen Reizblase wird im Neurovegetativum gesehen. Die Diagnose „Reizblase" schließt andere umschriebene Krankheitsbilder mit dieser Symptomatik aus [7]. Der Gutachter muß versuchen, im Einzelfall mit einer rationellen Diagnostik die kontroverse Situation bei diesem Krankheitsbild zu klären.

Gutachterlich kommen auch postoperativ oder nach Bestrahlung aufgetretene Blasenscheidenfisteln oder Blasenrektumfisteln zur Beurteilung. Hier ist in der Regel von einem vollständigen Verlust der Arbeitsfähigkeit, entsprechend einer MdE von 80–100% auszugehen, da eine permanente Inkontinenz (extraurethrale Inkontinenz) besteht. Die gutachterliche Beurteilung sei an dem im folgenden geschilderten Patientenbeispiel verdeutlicht:

Bei der gutachterlich untersuchten 46jährigen Patientin (v. M. E) war 3 Monate zuvor eine Hysterektomie wegen Uterus myomatosus durchgeführt worden. Seither bestand eine permanente Inkontinenz. Die gutachterliche, fachurologische Untersuchung ergab ein unauffälliges Ausscheidungsurogramm und einen bestehenden Harnwegsinfekt. Die Zystoskopie erbrachte oberhalb des Trigonums eine fünfmarkstückgroße Fistel zur Vagina hin. Die Vaginalspekulumeinstellung zeigte diesen Befund in gleicher Weise. Es wurde daraufhin einen Monat später ein transperitonealer Verschluß der Blasenscheidenfistel durchgeführt. Die Patientin ist seither beschwerdefrei. Gutachterlicherseits war die Patientin vom Zeitpunkt der Hysterektomie bis zum Zeitpunkt nach Entlassung aus dem stationären Aufenthalt wegen des Blasenfistelverschlusses arbeitsunfähig (MdE 100%). Weiterhin wurde ihr noch eine 30%ige MdE für die Rekonvaleszenzphase nach der 2. Operation für die Dauer eines Monats zugebilligt. Danach bestand volle Arbeitsfähigkeit in ihrem Beruf als Pädagogin.

Die *Diagnostik* der nicht-neurogenen Blasenentleerungsstörungen setzt eine sorgfältige Anamneseerhebung, bei der immer eine Quantifizierung des Urinverlusts versucht werden sollte, voraus. Ausführliche körperliche Untersuchung inklusive einer gynäkologischen Untersuchung (Spekulumeinstellung) und bildgebenden Untersuchungen (Urogramm, MCU, laterales Zystogramm, Restharnsonographie) sind erforderlich.

Wichtig ist der Streßtest (nach Marshall) mit Auffüllen der Blase mit einer definierten Flüssigkeitsmenge (350 ml) und anschließendem Hustenlassen der Patientin in Steinschnittlagerung oder im Stehen, wobei dann der Urinabgang unmittelbar beobachtet werden kann.

Wesentlich ist fernerhin Zystomanometrie und anschließende Messung des Urethradruckprofils. Hierbei wird besonders das Belastungsprofil zum Beweis einer Streßinkontinenz herangezogen. In der urodynamischen Messung ist die Streßinkontinenz durch eine normale Füllungsphase gekennzeichnet. Bei ausgeprägter Streßinkontinenz kann es schon während der Füllungsphase zu tropfenweisem Urinabgang kommen. Die Miktionsphase zeigt oft nur eine geringe oder gar nicht vorhandene Detrusoraktion und wird eingeleitet durch eine Relaxation des Beckenbodens oder eine geringe abdominelle Druckerhöhung. Im Urethrastreßprofil überschreitet bei der simultanen Registrierung des Blasenbinnendrucks und des urethralen Drucks bei einer vorhandenen Streßinkontinenz der Blasenbinnendruck unter Streßbedingungen (Husten, abdominelle Druckerhöhung) den urethralen Verschlußdruck [6].

Bei der Urge-Inkontinenz hingegen finden sich bereits in der Füllungsphase ungehemmte Detrusorwellen (größer 15 cmH_2O), die zu einem starken, nicht unterdrückbaren Harndrang führen, der schließlich in einer Miktion resultiert. Diese Miktion ist oft sehr kurzzeitig und zeigt hohe Flußwerte in der Uroflowmetrie. Gelegentlich findet man eine Triggerung der Detrusorkontraktionen, z. B. durch Husten. In der Messung des Urethrastreßprofils zeigt sich bei der Urge-Inkontinenz üblicherweise ein normaler urethraler Verschlußdruck.

Eine Spielart der Urge-Inkontinenz stellt die rein sensorische Urge-Inkontinenz dar, bei der urodynamisch lediglich eine deutliche Verringerung der Blasenkapazität mit verfrühtem Einsetzen des ersten Harndrangs gefunden wird. Ungehemmte Detrusoraktionen kommen bei der sensorischen Dranginkontinenz definitionsgemäß nicht vor. Diese lassen sich jedoch bei der motorischen Urge-Inkontinenz nachweisen.

Die Wichtigkeit der Unterscheidung zwischen Drang- und Streßinkontinenz ist vor allem aufgrund der völlig differenten therapeutischen Modalitäten evident. Bei Vorliegen einer Streßinkontinenz kommen die verschiedenen operativen Suspensionsverfahren zum Zuge. Die Urge-Inkontinenz hingegen ist eine Domäne der medikamentösen Therapie mit Blockierung des Detrusors durch atropinartige oder betaadrenerge Substanzen.

Der als „Reizblase" gekennzeichnete Symptomenkomplex kann durch die urodynamische Messung und Messung des urethralen Streßprofils weiter subklassifiziert werden und insbesondere von rein psychogenen Veränderungen mit normaler Urodynamik unterschieden werden. Bei pathologischem Ausfall der Zystomanometrie ist bei der Symptomatik einer Reizblase eine sensorische oder motorische Urge-Inkontinenz zu erwarten. Eine Urethrozystoskopie ist bei der Begutachtung einer Reizblase vorzuschlagen.

Gutachterliche Bewertung zur Ermittlung der MdE bei Blasenerkrankungen

Blasenverletzungen

- Nach operativer Therapie und nach Spontanheilung ohne sekundäre Folge   Keine MdE
- Bei chronischer Zystitis mit Pyelonephritis   40%
- Inkontinenz verschiedenen Grads mit/ohne Harnwegsinfekt   30–80%

Entzündliche Blasenerkrankungen

- Zystitisches Syndrom   0–20%
- Chronische Zystitis mit eingeschränkter Blasenkapazität um 100 ml   30–40%
- Unspezifische oder tuberkulöse Schrumpfblase (50 ml) Kapazität   50–70%
- Zystitis mit sekundärem Blasenstein oder Ulzeration   20–50%

- Bei vorliegenden schwerwiegenden Komplikationen wie
  Ausbildung eines vesikoureteralen Refluxes mit Pyelonephritis 80–100%

Harnblasentumor

- In den ersten 2 Jahren 100%
- In den folgenden 3 Jahren 70–90%
- Nach 5 Jahren Rezidivfreiheit 20–30%

Neurogene Harnblasenentleerungsstörungen

a) Isoliert
- Leichten Grads (z. B. geringe Restharnbildung, Nachträufeln) 10%
- Stärkeren Grads (z. B. Notwendigkeit manueller Entleerung,
  Anwendung eines Blasenschrittmachers, erhebliche Harn-
  retention, schmerzhaftes Harnlassen 20–40%
- Mit Notwendigkeit regelmäßigen Katheterisierens, eines
  Dauerkatheters oder Notwendigkeit eines Urinals, ohne
  wesentliche Begleiterscheinung 50%

b) Kombiniert
- Neurogene Harnblasen- und Mastdarmentleerungsstörung 40–80%
- Neurogene Harnblasen- und Mastdarmentleerungsstörung
  mit anderen urologischen Komplikationen wie Reflux, Harnwegsinfekt, Harnsteinbildung, Harnstauung 80–100%

Harninkontinenz

- Relative Harninkontinenz
  - leichter Harnabgang bei Belastung (Streßinkontinenz
    Grad I) 0–10%
  - Harnabgang tags und nachts (z. B. Streßinkontinenz
    Grad II–III) 20–40%
- Absolute, vollständige Harninkontinenz 50%
- Absolute, vollständige Harninkontinenz mit erheblichen
  sozialen Folgen 60–100%
- Zustand nach abflußverbessernder Operation (Inkontinenz-
  resektion, Urinal) 60–100%

Künstliche Harnableitung

- In den Darm (Ureterosigmoidostomie) (ohne Nierenfunktionsstörung) 30–40%

- Nieren-, Harnleiter-, Blasenhautfistel, auch unter Einschaltung von Darmabschnitten (z. B. Ileum-Conduit) (ohne Nierenfunktionsstörung)   50%
- Urge-Symptomatik bzw. -Inkontinenz, Harnträufeln, häufiger Harndrang   10–20%
- Harnträufeln, häufiger Harndrang (Schrumpfblase mit erheblicher Verringerung des Fassungsvermögens je nach Auswirkung)   30–60%

Nichtneurogene Blasenentleerungsstörung

Entsprechend der klinischen Einteilung der Streßinkontinenz in 3 Grade kann man bei der unbehandelten Streßinkontinenz von folgender MdE ausgehen:

- Streßinkontinenz Grad I   15–20%
- Streßinkontinenz Grad II, (Harnabgang bei Bewegungen)   30–40%
- Streßinkontinenz Grad III (ständiger Harnabgang auch im Liegen)   60–80%.

Literatur

1. Abrams P, Blaivas JG, Stanton SL, Andersen JT (1988) The standardisation of terminology of lower urinary tract function. In: Andersen JT (ed) Urodynamics, Scand J Urol Nephrol [Suppl] 114
2. Alken CE, Stähler W (1973) Klinische Urologie. Thieme, Stuttgart
3. Bichler K-H, Weckermann D, Haumer M (1986) Begutachtung neurogener Harnblasenentleerungsstörungen nach Rückenmarksverletzungen. In: Bichler K-H (Hrsg) Begutachtung und Arztrecht in der Urologie. Springer, Berlin Heidelberg New York Tokyo, S 35–45
4. Bors E, Comarr AE (1971) Neurological Urology. Karger, Basel
5. Bright TC, Peters PC (1978) Injuries to the bladder and urethra. In: Harrison JH et al (eds) Campbell's Urology. Saunders, Philadelphia, pp 906–930
6. Eberhard J, Furrer M, Hochuli E (1978) Die Inkontinenzdiagnostik in der Gynäkologie. Geburtshilfe Frauenheilkd 38:352
7. Flüchter SH, Bichler K-H, Harzmann R (1986) Urethralsyndrom, Reizblase und interstitielle Zystitis. In: Bichler K-H (Hrsg) Der Harnwegsinfekt. Springer, Berlin Heidelberg New York Tokyo, S 84–92
8. Hackler RH, Hall MK, Zampieri TA (1989) Bladder hypocompliance in the spinal cord injury population. J Urol 141:1390
9. Kaplan SA, Chancellor MB, Blaivas JG (1991) Bladder and sphincter behavior in patients with spinal cord lesions. J Urol 146:113
10. Krane RJ, Siroky MB (1979) Clinical Neuro-urology. Little, Brown, Boston
11. Kunze E (1984) Die multifaktorielle Mehrstufenkarzinogenese des Harnblasenurothels. In: Bichler K-H, Harzmann R (Hrsg) Das Harnblasenkarzinom. Springer, Berlin Heidelberg New York Tokyo, S 37–62
12. Lapides J (1978) Neuromuscular vesical and urethral dysfunction. In: Harrison JH et al (eds) Campbell's Urology. Saunders, Philadelphia, pp 1343–1378

13. Sauerwein D (1990) Die operative Behandlung der spastischen Blasenlähmung bei Querschnittslähmung. Urologe [A] 29:196
14. Schultheiss T (1965) Die urologische Begutachtung und Dokumentation. In: Baumbusch F, Schindler E, Schultheiss T, Vahlensieck W (Hrsg) Die urologische Begutachtung und Dokumentation. Springer, Berlin Heidelberg New York (Handbuch der Urologie, Bd VII/2), S 152–300
15. Stöckle M, Riedmiller H, Hohenfellner R (1990) Aktualisierte Therapieergebnisse nach 403 radikalen Zystektomien (Poster). Z Urol 2:38
15a. Stöhrer M, Palmtag H, Madersbacher H (1984) Blasenlähmung. Thieme, Stuttgart
16. Strohmaier WL, Bichler K-H, Flüchter SH, Risler T, Lauchart W (1988) Urodynamische Befunde bei chronisch Niereninsuffizienten und Transplantationspatienten. Verh DGU:582. Springer, Heidelberg
17. Thüroff J (1984) Klassifikation von Blasenfunktionsstörungen. In: Stöhrer M, Palmtag H, Madersbacher H (Hrsg) Blasenlähmung. Thieme, Stuttgart, S 25–35
18. Übermuth H (1969) Richtlinien für die Urologische Begutachtung. Barth, Leipzig
19. Williams DI (1975) Rupture of the female urethra in childhood. Eur Urol 1:129
20. Wulff HD, Petri E (1983) Gynäkologie für Urologen. In: Hohenfellner R, Zingg EJ (Hrsg) Urologie in Klinik und Praxis. Thieme, Stuttgart, S 1177–1203

Erkrankungen und Verletzungen der Harnröhre

W. L. Strohmaier und K.-H. Bichler

Harnröhrenerkrankungen bzw. -verletzungen spielen in der urologischen Begutachtung eine herausragende Rolle. Bei 155 von 610 Gutachten, die an der Abteilung für Urologie der Universität Tübingen zwischen 1975 und 1985 erstellt worden sind, wurde eine Harnröhrenerkrankung als unfallabhängige Erkrankung diagnostiziert [4]. In diesem Untersuchungsgut waren Harnröhrenerkrankungen damit die häufigste zu begutachtende Gesundheitsstörung auf urologischem Fachgebiet.

Primäre Harnröhrenerkrankungen spielen im Rahmen der Begutachtung nur eine geringe Rolle. Lediglich die *Urogenitaltuberkulose*, die zu Harnröhrenstrikturen führen kann, ist von gutachterlicher Bedeutung (s. auch das Kap. „Tuberkulose des Urogenitaltrakts"). Tuberkulöse Harnröhrenstrikturen sind insgesamt selten [11]. Sie sind im Gegensatz zur Ureterbeteiligung eine Spätfolge der Urogenitaltuberkulose und kommen vorwiegend in der Nähe der tuberkulotisch veränderten Prostata vor [6]. *Gonorrhoisch* bedingte Strikturen der Harnröhre sind heute dank frühzeitiger antibiotischer Behandlung selten geworden und spielen im Rahmen der Begutachtung fast keine Rolle, Strikturen als Folge *unspezifischer Urethritiden* sind sehr selten.

Für den urologischen Gutachter sind fast ausschließlich *traumatische* bzw. *iatrogene Harnröhrenverletzungen* und deren Spätfolgen (*Harnröhrenstrikturen*) relevant.

Traumatische Harnröhrenverletzungen können in offene und geschlossene bzw. nach ihrer Lokalisation in infra- und supradiaphragmale Läsionen unterteilt werden. Offene Verletzungen sind wesentlich seltener, sie werden z. B. durch Schuß, Stich oder Pfählung verursacht. Geschlossene Harnröhrenverletzungen werden im allgemeinen hervorgerufen durch Scherkräfte, die im Bereich der Fixation der Harnröhre am Beckenboden (Diaphragma urogenitale) ansetzen. Supradiaphragmale Verletzungen treten dabei häufiger auf (5- bis 8mal häufiger als infradiaphragmal [8]). Geschlossene Harnröhrenrupturen treten fast immer im Rahmen von Kombinationsverletzungen (Beckenfrakturen, Symphysensprengungen) auf, wobei zwischen 3 und 25% aller Beckenfrakturen mit einer Harnröhrenverletzung vergesellschaftet sind [2]. Ursächlich stehen heute vor allem Verkehrsunfälle im Vordergrund.

Spätfolgen nach Abheilung einer traumatischen Harnröhrenruptur sind vor allem Strikturen, Erektionsstörungen, Harninkontinenz, seltener Harnröhrenfisteln, terminale Harnleiterstenosen bzw. Urolithiasis.

Strikturen treten in 36–100% der Fälle mit Harnröhrenruptur auf [2]. Strikturen entstehen durch fibrotische Überbrückung des Defekts mit sekundärer Schrumpfung. In diesem Zusammenhang ist darauf hinzuweisen, daß

Harnröhrenstrikturen nach Beckenfrakturen auch ohne primär vorhandene Harnröhrenruptur auftreten können. Ursächlich wird eine periurethrale Vernarbung nach Hämatom angenommen [7]. Erektionsstörungen bei Harnröhrenverletzungen werden durch gleichzeitige Läsion der autonomen Nn. cavernosi bzw. der Pudendagefäße und ihrer Äste hervorgerufen [3, 5]. Diese Strukturen verlaufen im Bereich des Beckenbodens in unmittelbarer Nähe der Harnröhre.

Eine Harninkontinenz nach Harnröhrenruptur tritt auf bei gleichzeitiger Verletzung der Muskeln des Diaphragma urogenitale (Sphincter externus urethrae). Harnröhrenfisteln können nach offenen, infizierten Harnröhrenverletzungen bzw. nach Ausbildung von paraurethralen Abszessen im Gefolge des Traumas auftreten. Terminale Harnleiterstenosen sind selten, sie entstehen durch eine hämatombedingte paratrigonale Fibrose [9]. Harnsteine nach Harnröhrenverletzungen sind ebenfalls selten, sie können über aufsteigende Harnwegsinfekte bzw. langdauernde Immobilisation des Traumatisierten entstehen [9].

Gutachtenbeispiel: Ein 20jähriger Mann (F. C., 1987) erlitt ein Polytrauma: als Bauarbeiter wurde er von einem Bagger überfahren. Dabei kam es zu einer Beckentrümmerfraktur mit vorderer Beckenringfraktur beidseits mit komplettem Harnröhrenabriß (Abb. 1), Décollement des Unterbauchs und der Oberschenkel beidseits. Urologischerseits wurde die Harnröhrenverletzung primär nur über einen suprapubischen Katheter versorgt. Sekundär (nach 6 Monaten) erfolgte die operative Harnröhrenneubildung in 2 Sitzungen. Ein Jahr nach dem Unfall wurde eine narbige Anastomosenstriktur endoskopisch geschlitzt (Abb. 2). Ferner beklagte der Patient eine fehlende Erektion nach dem Unfall. Arterielle bzw. venöse bzw. hormonelle Ursachen konnten im Rahmen der Diagnostik ausgeschlossen werden, so daß in Anbetracht der Verletzungen eine neurogene Erektionsstörung anzunehmen ist. Bezüglich der Miktion klagte der Patient über eine terminale Dysurie sowie über Nachträufeln nach Miktion, weswegen er die Harnröhre am Ende der Miktion ausstreichen müsse. Ferner mußten seit dem Unfall häufiger Harnwegsinfekte behandelt werden. Die Miktionsuntersuchungen ergaben eine restharnfreie Blasenentleerung, die Uroflowmetrie ergab eine mäßig eingeschränkte maximale Harnflußrate von 14,6 ml/s. Urethrographisch konnte eine relativ kurzstreckige Einengung in unmittelbarer Nähe des Sphinkterbereichs nachgewiesen werden. Eine neurogene Blasenfunktionsstörung wurde mittels Harnblasendruckmessung ausgeschlossen.

Im Rahmen der Rentenbegutachtung wurden urologischerseits folgende unfallabhängigen Gesundheitsstörungen festgestellt: Zustand nach zweizeitiger Harnröhrenneubildung nach komplettem Harnröhrenabriß bei Beckenringfraktur mit Neigung zu wiederkehrenden Harnröhrenengen und Harnwegsinfektionen, erektile Dysfunktion nach Harnröhrenabriß. Die MdE wurde mit 50 v.H. eingeschätzt. Die erektile Dysfunktion wurde dabei mitberücksichtigt (20%), da der junge Patient sich deutlich psychisch beeinträchtigt fühlte.

Iatrogene Harnröhrenverletzungen bzw. -strikturen sind in der urologischen Begutachtung ebenfalls wichtig. Ursachen für iatrogene Harnröhrenstrikturen zeigt die Tabelle 1. Tabelle 2 gibt die Inzidenz von Harnröhrenstrikturen nach wichtigen urologischen Eingriffen wieder. Daraus leitet sich ab, daß die Begutachtung iatrogener Harnröhrenstrikturen sowohl im sozialen Entschädigungsrecht (z. B. Strikturen nach Dauerkatheterbehandlung von Traumatisierten) als auch im Arztrecht (z. B. Strikturen als Folge von Prostataoperationen) eine Rolle spielt.

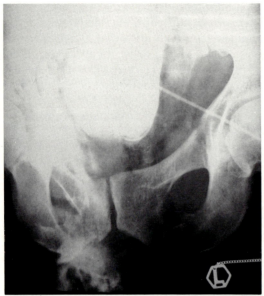

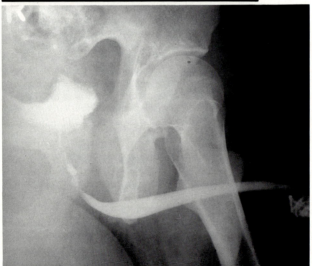

Abb. 1a, b. Patient (20 Jahre, männl.): **a** Traumatische Harnröhrenruptur (komplett) bei Beckenfraktur. **b** Anastomosenstenose nach zweizeitiger Harnröhrenrekonstruktion bei Zustand nach kompletter Harnröhrenruptur

Gutachtenbeispiele

Fall 1: Ein 20jähriger Mann (F.N., 1984) erlitt als Beifahrer einen Autounfall. Wegen einer schweren Gehirnerschütterung, multipler Frakturen, Frakturen (Schädel, Extremitäten) zunächst die Behandlung auf einer Intensivstation. Urologische Verletzungen lagen primär nicht vor. Im Rahmen der Intensivbehandlung erfolgte eine längerfristige Harnableitung mit einem transurethralen Dauerkatheter. Nach Entfernung des Dauerkatheters entwickelte Herr

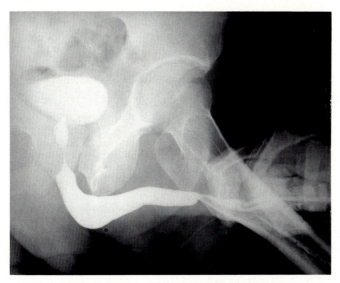

Abb. 2. Harnröhrenstriktur nach Dauerkatheterbehandlung

Tabelle 1. Ursachen (%) iatrogener und nichtiatrogener Harnröhrenstrikturen am Krankengut der Abteilung für Urologie der Universität Tübingen 1980–1988 (n = 467)

Transurethrale Resektion	29,2
Dauerkatheter	25,6
Harnröhrenruptur	8,8
Urethritis	8,0
Kongenital	2,2
Unbekannt	26,2

Tabelle 2. Häufigkeit (%) von Harnröhrenstrikturen nach urologischen Eingriffen. (Modifiziert nach Marx 1986 [8])

Transurethrale Resektion (TUR)	1–10
Transvesikale Prostatektomie	0,5–2,5
Dauerkatheter	bis 20

N. zunehmende Beschwerden beim Wasserlassen (häufiger Harndrang, schwacher Strahl, Brennen). Drei Monate nach dem Unfall suchte er einen Urologen auf, der eine kurzstreckige Harnröhrenstriktur ca. 2 cm hinter der äußeren Harnröhrenöffnung feststellte. Nach interner Urethrotomie kam es zu einer kurzfristigen Besserung. Ein Jahr nach dem Unfall stellte sich Herr N. zur Begutachtung vor. Er klagte erneut über einen sehr schwachen Harnstrahl („wie ein Rinnsal"), er habe häufigen Harndrang (tags 10mal, nachts 1- bis 2mal). Eine Erektionsstörung wurde verneint. Die Uroflowmetrie ergab ein maximales Flußvolumen von 3 ml/s mit protrahiertem, plateauförmigem Miktionsverlauf (Miktionszeit 62 s), Miktionsvolumen 170 ml. Kein Restharn. Im Urethrogramm zeigte sich eine Striktur von

2 cm Länge (2 cm hinter der äußeren Harnröhrenöffnung), die engste Stelle nur 2 mm breit (Abb. 3).

Das Gutachten erfolgte im Auftrag einer privaten Haftpflichtversicherung. Die MdE wurde mit 30% eingeschätzt. Die Versicherung folgte dieser Einschätzung.

Fall 2: Bei einem 60jährigen Mann (H. T., 1986) wurden 3 kleinere Harnblasensteine festgestellt. Die Steine wurden mittels transurethraler Lithotripsie entfernt. Einen Monat nach dem Eingriff wurde eine langstreckige Harnröhrenenge festgestellt.

Herr T. wandte sich an die zuständige Gutachterkommission für Fragen ärztlicher Haftpflicht, da er einen Behandlungs- bzw. Aufklärungsfehler seitens des behandelnden Urologen vermutete. Er führte in der Begründung aus, die Steine hätten besser offen-operativ entfernt werden müssen, das Risiko einer Harnröhrenstriktur hätte dann nicht bestanden. Ferner sei er über die Komplikationen des Eingriffs nicht aufgeklärt worden. In unserem Gutachten konnten wir keinen ärztlichen Behandlungsfehler feststellen. Kleine Blasensteine können transurethral mit geringerer Morbidität entfernt werden als offen-operativ. Harnröhrenstrikturen sind typische Komplikationen nach transurethralen Eingriffen, die nach den Regeln der ärztlichen Kunst nicht mit Sicherheit vermieden werden können. Die Durchsicht der Krankenakte erbrachte ein gültiges, vom Patienten unterschriebenes Aufklärungsformular mit Hinweis auf die gängigen Komplikationen. Dabei bekundete Herr T. sein Einverständnis und bestätigte, Gelegenheit zur Besprechung aller damit verbundenen Fragen gehabt zu haben. Insofern konnten wir weder einen Behandlungs- noch Aufklärungsfehler feststellen.

Harnröhrenstrikturen neigen in nicht unerheblichem Maße (30–50%) [6], 30% im eigenen Krankengut (s. Tabelle 1) zum Rezidiv. Dem muß bei der Begutachtung insofern Rechnung getragen werden, als gerade hier regelmäßige Nachkontrollen bzw. -gutachten erforderlich sind.

Für den Patienten äußert sich eine Harnröhrenstriktur vor allem in erschwertem Wasserlassen mit dünnem Harnstrahl, verlängerter Dauer der Miktion, häufigem Harndrang, Nachträufeln.

Mögliche Folgen einer Harnröhrenstriktur sind aufsteigende Infektionen der Harnwege bzw. männlichen Adnexe, reaktive Harnblasenfunktionsstörung (durch subvesikale Obstruktion), Harnblasendivertikel, Harnsteine.

Die folgende Auflistung gibt einen Überblick über erforderliche *diagnostische Maßnahmen* bei der Begutachtung von Patienten mit Harnröhrenverletzungen bzw. -strikturen.

Diagnostik im Rahmen der Begutachtung von Harnröhrenverletzungen, -strikturen und deren Folgezuständen

– Anamnese,
– körperlicher Untersuchungsbefund,
– Urinstatus,
– Urinkultur,
– ggf. Viergläserprobe (bei V.a. konsekutive chronische Prostatitis),
– BSG,
– Blutbild,
– harnpflichtige Substanzen,
– Uroflowmetrie,
– Restharnbestimmung (sonographisch),
– ggf. Zystotonometrie (bei V.a. reaktive Harnblasenfunktionsstörung, vgl. Kap. „Verletzungen und Erkrankungen der Harnblase"),

Erkrankungen und Verletzungen der Harnröhre

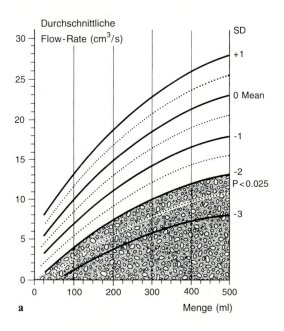

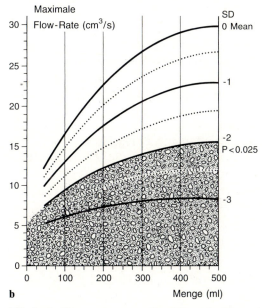

Abb. 3a, b. Normogramm zur Ermittlung des Normalwerts der maximalen Harnflußrate in Abhängigkeit vom Miktionsvolumen. (Nach Siroky et al. 1979 [10])

- retrogrades Urethrogramm,
- Miktionszystourethrogramm,
- Nierensonogramm bzw. Ausscheidungsurogramm,
- ggf. Urethrozystoskopie.

Auf eine Kalibrierung der Harnröhre mittels Katheter kann heute im allgemeinen verzichtet werden, da die Enge bzw. Länge einer Harnröhrenstriktur auch auf einem Röntgenbild vermessen werden kann und die Uroflowmetrie gute Aussagen über die funktionelle urodynamische Wirksamkeit einer Striktur erlaubt. Die Bewertung der Uroflowmetrie geschieht am besten mit Hilfe eines Nomogramms, das das Miktionsvolumen berücksichtigt (Abb. 3). Diagnostische Maßnahmen bei begleitender erektiler Dysfunktion werden im Kapitel „Erkrankungen und Verletzungen des männlichen Genitale ...." besprochen.

Eine Zusammenstellung der Anhaltspunkte für die *gutachterliche Bewertung (MdE bzw. GdB)* von Harnröhrenverletzungen bzw. deren Folgezustände findet sich im Anschluß an das Kapitel. Hinsichtlich der Bewertung einer begleitenden erektilen Dysfunktion verweisen wir auf das Kapitel „Erkrankungen und Verletzungen des männlichen Genitale ...". Angemerkt sei, daß eine Erektionsstörung im sozialen Entschädigungsrecht nicht automatisch eine Minderung der Erwerbsfähigkeit bedingt, sondern nur dann, wenn der Betroffene selbst durch die Erektionsstörung sich im Erwerbsleben beeinträchtigt fühlt.

Gutachterliche Bewertung zur Ermittlung der MdE (%) bei Harnröhrenverletzungen, -strikturen und deren Folgezuständen

- Harnröhrenstriktur ohne wesentliche Beschwerden bzw. geringem Nachträufeln und häufigem Wasserlassen	10%
- Höhergradige Harnröhrenstrikturen	20-30%
- Harnröhrenstrikturen mit Dauerbehandlung (z. B. regelmäßiges Bougieren)	20-30%
- Harnröhrenstrikturen mit Komplikationen (rez. Harnwegsinfektionen, Harnsteinbildung, reaktiver Blasenfunktionsstörung, Restharnbildung, Inkontinenz, Fistel, Rezidivneigung)	30-70%

Literatur

1. Bichler K-H (1986) Erkrankungen der Harnwege und des männlichen Genitales. In: Marx HH (Hrsg) Medizinische Begutachtung, 5. Aufl. Thieme, Stuttgart, S 375-395
2. Bichler K-H, Flüchter SH (1979) Zur Problematik der Harnröhrenruptur bei Beckenfrakturen. Unfallheilkunde 82:477-484
3. Bichler K-H, Naber K (1973) Impotenz nach Harnröhrenverletzung. Helv Chir Acta 40:533-535

4. Kalchthaler M (1991) Begutachtungsuntersuchungen der Jahre 1975 bis 1985 in der Urologischen Abteilung der Chirurgischen Universitätsklinik Tübingen. Med Diss, Tübingen
5. Lurie AL, Bookstein J, Kessler W (1988) Angiography of posttraumatic impotence. Cardiovasc Intervent Radiol 11:232–236
6. Marberger H (1983) Die Harnröhrenstriktur. In: Hohenfellner R, Zingg EJ (Hrsg) Urologie in Klinik und Praxis, Bd 2. Thieme, Stuttgart, S 1008–1025
7. Marberger M, Wilbert D, Ahlers J (1977) Beckenfrakturen ohne klinisch manifeste Harntraktverletzung – urologische Spätmorbidität. Helv Chir Acta 44:339–341
8. Marx FJ (1986) Begutachtung von Erkrankungen und Verletzungen der Harnröhre. In: Bichler K-H (Hrsg) Begutachtung und Arztrecht in der Urologie. Springer, Berlin Heidelberg New York Tokyo, S 56–69
9. Sigel A, Chlepas S (1981) Verletzungen der Harnröhre und der Harnblase. In: Lutzeyer W (Hrsg) Traumatologie des Urogenitaltraktes. Springer, Berlin Heidelberg New York, S 175
10. Siroky MB, Olsson CA, Krane RE (1979) The flowrate nomogram. I. Development. J Urol 121:665–669
11. Symes JM, Blandy JP (1973) Tuberculosis of the male urethra. Br J Urol 45:432–435

Erkrankungen und Verletzungen des männlichen Genitale (Penis, Hoden, Nebenhoden einschließlich erektiler Dysfunktion und Fertilitätsstörungen)

W. L. Strohmaier und K.-H. Bichler

Erkrankungen und Verletzungen des äußeren männlichen Genitale nehmen ebenfalls einen breiten Raum in der urologischen Begutachtung ein. In der Gutachtenstatistik der Abteilung für Urologie der Universität Tübingen belegen sie nach Harnröhrenerkrankungen und neurogenen Harnblasenfunktionsstörungen den 3. Platz in der Häufigkeitsskala. Freilich dominieren Gutachten wegen Erektionsstörungen (rund 75%), während Fertilitätsstörungen bzw. andere Erkrankungen des äußeren Genitale wesentlich seltener Anlaß zu einer gutachterlichen Untersuchung sind.

Erkrankungen und Verletzungen des äußeren männlichen Genitale nehmen insofern eine besondere Stellung ein, als sie im allgemeinen nicht vital gefährdend sind bzw. die Lebens- und Leistungsfähigkeit eines Menschen nicht *direkt* einschränken.

Bei der gutachterlichen Beurteilung solcher Erkrankungen muß daher in besonderer Weise auf die individuellen Umstände (z. B. Lebensalter, psychische Beeinträchtigung) eingegangen werden. So ist beispielsweise zu berücksichtigen, daß eine Erektionsstörung, die den Betroffenen subjektiv nicht stört, keine Minderung der Erwerbsfähigkeit bedingt (Urteil des Bundessozialgerichts). Die unten genannten Anhaltspunkte zur Beurteilung der MdE bzw. des GdB bei Erkrankungen des äußeren männlichen Genitale berücksichtigen bereits die üblichen seelischen Begleiterscheinungen. Eine höhere Einschätzung des MdE ist nur bei außergewöhnlichen seelischen Begleiterscheinungen anzunehmen. Davon kann jedoch nur dann ausgegangen werden, wenn anhaltende psychoreaktive Störungen vorliegen, die eine spezielle ärztliche Therapie, insbesondere Psychotherapie, erfordern [2].

Wenngleich Überlappungen nicht immer auszuschließen sind, ist es für praktisch-gutachterliche Zwecke sinnvoll, Erkrankungen und Verletzungen des äußeren Genitale in 3 Gruppen aufzuteilen:

1. Erektionsstörungen,
2. Fertilitätsstörungen,
3. Sonstige Erkrankungen.

Erektionsstörungen

Verbesserte diagnostische Methoden haben in den vergangenen Jahren gezeigt, daß bei rund 50% aller Patienten mit erektiler Dysfunktion organische Ursa-

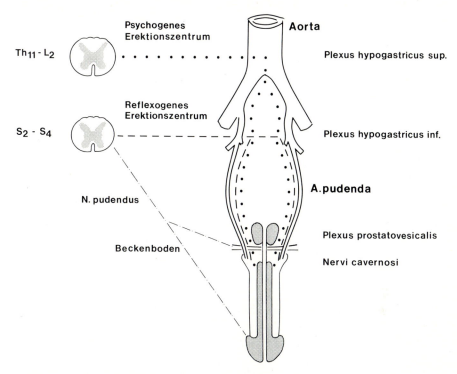

Abb. 1. Nervale Versorgung des männlichen Genitale

chen nachgewiesen werden können [18, 22]. Naturgemäß können auch bei primär organischer Ursache psychische Störungen hinzukommen. Folgende organischen Störungen können Ursache einer erektilen Dysfunktion sein: Vaskuläre (arteriell, venös, Corpus cavernosum), endokrine, neurogene und medikamentös-toxisch induzierte Störungen.

Gutachtlich relevante Erektionsstörungen sind überwiegend *traumatisch* bedingt. Hauptursache sind Beckenfrakturen mit oder ohne Harnröhrenverletzung. Erektionsstörungen werden dabei durch gleichzeitige Läsion der autonomen Nn. cavernosi bzw. der Pudendagefäße und ihrer Äste hervorgerufen [5, 16]. Diese Strukturen verlaufen im Bereich des Beckenbodens in unmittelbarer Nähe der Harnröhre (Abb. 1). Gefäßverletzungen treten typischerweise an den Segmenten II und III (ischiorektales bzw. perineales Segment) der A. pudenda auf [18] (Abb. 2).

Perinealverletzungen (z. B. „Straddletrauma") können ebenfalls zu einer arteriogenen Erektionsstörung führen [18].

Gutachtenbeispiel: H. B. (19 Jahre) erlitt bei einem Arbeitsunfall eine Beckenringfraktur mit Harnröhren- und Harnblasenhalsruptur. Die Verletzungen wurden primär operativ versorgt. Neben einer membranösen Harnröhrenstriktur trat eine komplette erektile Dysfunktion auf. Die Harnröhrenstriktur wurde endoskopisch geschlitzt. Die Duplexsonographie der Penisgefäße zeigte eine deutlich reduzierte Durchblutung, in der selektiven Penisarteriographie

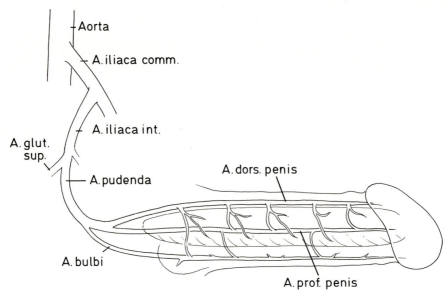

Abb. 2. Schematische Darstellung der arteriellen Gefäßversorgung des Penis

konnte ein Abbruch der Pudendalarterien im Bereich des Durchtritts durch den Beckenboden nachgewiesen werden, lediglich die rechte A. dorsalis penis stellte sich schwach über Kollateralen dar, die übrigen Penisarterien waren nicht zu sehen. Ein dynamisches Kavernosogramm und neurologische Untersuchungen waren unauffällig. Zusammenfassend handelt es sich hier um eine posttraumatische arteriogene Erektionsstörung nach Beckenringfraktur. Herr B. fühlte sich durch die Erektionsstörung zwar beeinträchtigt, die psychischen Reaktionen waren jedoch nicht außergewöhnlich stark. Eine relative Reststriktur nach Urethrotomie verursachte keine subjektiven Beschwerden und war urodynamisch nur gering wirksam. Die MdE für die Erektionsstörung und Harnröhrenstriktur wurde auf 20 v. H. eingeschätzt.

Eine sog. venöse Insuffizienz als Ursache der erektilen Dysfunktion kann Traumafolge sein, wenn es bei symphysennahen Verletzungen durch Scherkräfte zu einer Schädigung der dort verlaufenden penilen Venen (insbesondere Vv. profundae) gekommen ist (Abb. 3) [18]. Neurogene Erektionsstörungen kommen auch nach Rückenmarksverletzungen vor. Bei supranukleären Querschnittsläsionen sind sie ungleich häufiger (rund 90%) anzutreffen als bei infranukleären Läsionen (rund 25%) [8]. Selten treten Erektionsstörungen nach Schädel-Hirn-Traumen mit Beteiligung des Temporallappens bzw. des limbischen Systems auf [12]. Sie bereiten bezüglich des Nachweises Schwierigkeiten. Gutachterlich ist dabei eine ausführliche neurologische Untersuchung mit Dokumentation begleitender neurologischer Defizite bzw. Ausschluß anderer möglicher Kausalfaktoren einer erektilen Dysfunktion erforderlich.

An dieser Stelle sei darauf hingewiesen, daß ein zeitlicher Zusammenhang zwischen dem Auftreten einer Erektionsstörung und einem Trauma nicht notwendigerweise auch gleichbedeutend ist mit einer kausalen Verknüpfung. Aufgabe der gutachterlichen Diagnostik ist es, die Genese der geklagten Erektions-

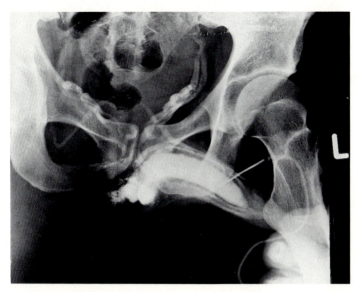

Abb. 3. Dynamisches Kavernogramm mit Darstellung der ableitenden Penisvenen

störung zu eruieren und zu prüfen, ob ein Trauma bzw. eine Erkrankung überhaupt für ihre Entstehung ursächlich in Frage kommen kann.

Gutachtenbeispiel: Ein 67jähriger Patient (H.S., 1991) erlitt bei einem Arbeitsunfall (Sturz aus ca. 5 m Höhe) ein Polytrauma mit Rippenserienfraktur (2.–6. Rippe rechts), Nierenruptur rechts und Leber- und Milzeinriß. Weitere Verletzungen, insbesondere im Beckenbereich, lagen nicht vor. Im Rahmen einer Laparotomie wurde die Milz entfernt, der Lebereinriß übernäht, die rechte Niere konnte ebenfalls erhalten werden. Ein Jahr nach dem Unfall machte Herr S. eine völlig fehlende Gliedversteifung seit dem Unfall geltend. Die diagnostischen Maßnahmen ergaben eine normale arterielle Blutversorgung des Penis sowie altersentsprechend normale Testosteron- und LH-Werte. Hinweise auf eine neurogene Ursache bestanden nicht. Die dynamische Kavernosographie bzw. -metrie erbrachte eine komplexe venöse Insuffizienz (Dorsal- und hiläre Venen sowie kavernosospongiöser Shunt) als Ursache der Erektionsstörung. Ein Zusammenhang mit dem Unfall konnte in Anbetracht der oben genannten Verletzungen bei diesem Krankheitsbild nicht gesehen werden, daher wurde die erektile Dysfunktion als unfallunabhängig eingeschätzt.

Seltene traumatische Ursachen für Erektionsstörungen sind Penisfrakturen (Schwellkörperverletzungen bei erigiertem Glied) sowie Penisamputationen. Priapismen können als Folge traumatischer Veränderungen der Schwellkörper bzw. abführenden Venen auftreten [4].

Die Induratio penis plastica (Morbus Peyronie) kann ebenfalls zur erektilen Impotenz führen. Die Ursache dieser Erkrankung ist unklar, sie kommt gehäuft in Assoziation mit anderen Bindegewebserkrankungen (z.B. Morbus Dupuytren, Morbus Ledderhose, rheumatischen Erkrankungen) bzw. Hepatopathien vor. Daher wird eine systemische Veranlagung diskutiert [11]. Andererseits scheinen wiederholte leichte Traumata die Auslösung der Erkrankung zu begünstigen [11, 27]. Ein einzeitiges Trauma als Ursache eines klassischen

Morbus Peyronie ist unwahrscheinlich; ausgedehnte Blutungen nach einzeitigem Trauma (z. B. Penisfraktur, iatrogen nach interner Urethrotomie langstreckiger Harnröhrenstrikturen) können jedoch zu Induratio penis plastica ähnelnden Fibrosen an der ehemaligen Verletzungsstelle führen, die ebenfalls Erektionsstörungen verursachen können [17, 19].

Endokrin bedingte Erektionsstörungen treten nach beidseitigem Hodenverlust bzw. Hodenatrophie mit fehlender oder ungenügender Testosteronproduktion auf.

Neurogene, nichttraumatische Erektionsstörungen können im Rahmen einer Polyneuropathie auch nach jahrelanger Exposition von Halogenkohlenwasserstoffen entstehen. Infolge der lipophilen Eigenschaften besteht eine besondere Affinität zum Nervensystem. Bei Befall der vegetativen Fasern kommt es zur Degeneration der entsprechenden Axone mit Unterbrechung des axoplasmatischen Transports [6, 15]. Sind die vegetativen Fasern des Beckens betroffen, kann eine erektile Dysfunktion auftreten. Bei entsprechendem Nachweis der Exposition ist die Erektionsstörung dann als Berufserkrankung anzuerkennen [6].

Gutachtenbeispiel: J. K. (42 Jahre) stellte sich wegen einer seit 6 Jahren allmählich zunehmenden Erektionsstörung vor. Die Diagnostik zeigte regelrechte arterielle Durchblutungsverhältnisse des Penis, normale venöse Abflußverhältnisse sowie unauffällige Sexualhormonspiegel. Hinweise auf eine psychische Genese fanden sich nicht. Neurologisch auffällig waren periphere Sensibilitätsstörungen. Elektrophysiologisch konnte eine verzögerte Nervenleitgeschwindigkeit als Folge einer axonalen Polyneuropathie nachgewiesen werden. Anal- und Bulbokavernosusreflex waren regelrecht auslösbar. Anamnestisch war eine jahrelange berufliche Trichloräthylenexposition eruierbar. Trichloräthylen kann Polyneuropathie mit distalem Beginn und fortschreitender Symptomatik hervorrufen. Solche Schädigungen sind als Berufskrankheit anerkannt und melde- bzw. entschädigungspflichtig. Wenngleich ein direkter Nachweis der Schädigung der für die Erektion wichtigen vegetativen Fasern nicht möglich ist, haben wir die Erektionsstörung – in Anbetracht der ansonsten normalen organischen und psychischen Befunde – als neurogen und damit als Berufskrankheit anerkannt. Die MdE wurde mit 10% eingeschätzt.

Im Rahmen von Arztrechtsgutachten sind gelegentlich *iatrogene* Störungen der Erektion zu begutachten. Verletzungen der vegetativen Nervenbahnen bzw. der Pudendalgefäße und ihrer Äste sind die Ursache. Solche Läsionen kommen bei gefäßchirurgischen Eingriffen im Bereich der Beckengefäße (z. B. aortoiliakaler Bypass), bei abdominoperinealer Rektumamputation, radikaler Prostatektomie bzw. Zystoprostatektomie, seltener auch nach lumbaler Sympathektomie bzw. radikaler retroperitonealer Lymphadenektomie vor. Das Auftreten von Erektionsstörungen als Folge von transurethralen Eingriffen (TUR-Prostata, Sphincterotomia externa) kann möglicherweise durch Verletzung der nahe der Prostatakapsel verlaufenden Nn. cavernosi bedingt sein [Literaturübersicht bei [18]]. Verletzungen des dorsalen Gefäßnervenbündels des Penis kommen bei Operationen wie dorsaler Penisvenenligatur und Plaqueexision bei Morbus Peyronie vor.

Auch nach Bestrahlungen im kleinen Becken kommt es häufig zu vaskulär bedingter (arterielle Verschlüsse) erektiler Dysfunktion [9].

Wenngleich die Zusammenhangsfrage im Einzelfall oft schwer zu beantworten ist, erscheint es ratsam, zur Vermeidung von arztrechtlichen Konse-

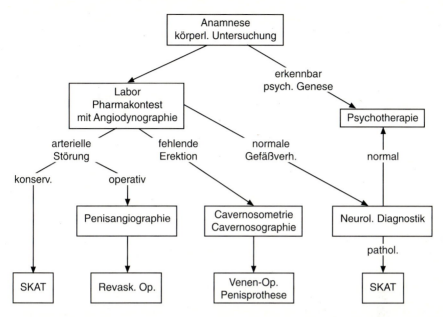

Abb. 4. Rationelles Diagnostikprogramm bei erektiler Dysfunktion. (Nach Strohmaier et al. 1990 [24])

quenzen den Patienten vor oben aufgeführten Eingriffen über mögliche Erektionsstörungen explizit aufzuklären. Den Nachweis einer vollständigen Aufklärung des Patienten hat der Arzt zu führen (sog. Beweislastumkehr).

Eine wichtige Rolle spielt die vollständige Aufklärung auch bei der Schwellkörperautoinjektionstherapie mit vasoaktiven Substanzen zur Behandlung von Erektionsstörungen. Insbesondere sind aufklärungsbedürftig: prolongierte Erektionen (Priapismus) mit ihren Folgen, Schwellkörperfibrosen, Entzündungen. Dem Patienten muß ferner das notwendige Verhalten bei prolongierten Erektionen erklärt werden. Der behandelnde Arzt muß unbedingt mit der korrekten Behandlung von Komplikationen vertraut sein, andernfalls begeht er einen Behandlungsfehler.

Die *Diagnostik* bei der Begutachtung von Erektionsstörungen zielt darauf ab, die jeweilige Ursache herauszufinden. Nur dadurch kann im Einzelfall die gutachtliche Zusammenhangsfrage geprüft werden. Einen Überblick über diagnostische Maßnahmen bzw. deren rationellen Einsatz bei der Begutachtung der erektilen Dysfunktion geben folgende Auflistung bzw. Abb. 4.

- Ausführliche Anamnese
  (insbesondere Sexual-, vegetative, Medikamenten- und Toxinanamnese).
- Körperliche Untersuchung
  (Genitalstatus, neurologischer Status!).
- Blutuntersuchungen
  (Blutbild, Blutzucker, Blutfette, Leber- und Nierenfunktionswerte, Testosteron, LH, Prolaktin).

- Schwellkörperpharmakontest.
- Doppler- bzw. Farbdopplerultraschalluntersuchung der Penisarterien.
- Ggf. selektive Penisarteriographie.
- Dynamische Kavernosographie bzw. -metrie.
- Ggf. urodynamische Untersuchungen
  (Nachweis begleitender neurogener Störungen der Harnblase).
- Ggf. Messung der nächtlichen penilen Tumeszenz.
- Ggf. neurologische Untersuchung mit Messung der Latenzzeit des Bulbokavernosusreflex.
- Ggf. psychiatrische Untersuchung.

Einige der hier aufgeführten Untersuchungen bedürfen der vorherigen Zustimmung des Patienten (Schwellkörperpharmakontest, dynamisches Kavernosogramm, selektive Penisangiographie). Während auf die invasive Penisangiographie im Rahmen der Routinediagnostik dank der Farbdopplerultraschalluntersuchung (Abb. 5) heute meist verzichtet werden kann [25], lassen sich im Rahmen der Begutachtung jedoch manche Zusammenhangsfragen erst durch diese Untersuchung beantworten.

Am Ende des Kapitels finden sich tabellarisch Anhaltspunkte für die *gutachterliche Bewertung (MdE bzw. GdB)* von Erektionsstörungen. Wie oben bereits ausgeführt, ist die individuelle Beeinträchtigung der Leistungsfähigkeit

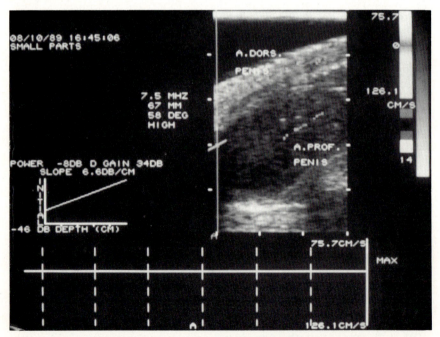

Abb. 5. Farbdopplerultraschalluntersuchung (Angiodynographie) der Penisarterien (A. dorsalis und profunda penis)

bei der Bewertung unbedingt zu berücksichtigen. Außergewöhnliche psychoreaktive Störungen müssen ggf. zusätzlich berücksichtigt werden.

Fertilitätsstörungen

Im Vergleich zur erektilen Dysfunktion sind Fertilitätsstörungen seltener Gegenstand der Begutachtung. Prinzipiell können *exokrine* (Samenproduktionsstörungen) und *endokrine* (Hodenfunktionsstörungen) Fertilitätsstörungen unterschieden werden. Bei Beeinträchtigung der samenableitenden Wege entstehen *Samentransportstörungen*.

Exokrine und *endokrine Insuffizienz* werden prinzipiell nicht durch unterschiedliche Noxen ausgelöst. Jedoch können Samenproduktionsstörungen sowohl isoliert als auch in Kombination mit endokriner Insuffizienz auftreten, während eine endokrine Insuffizienz nicht ohne Samenproduktionsstörung vorkommt. Der Grund liegt in der geringeren Empfindlichkeit der Leydig-Zellen im Vergleich zu den Tubuli seminiferi. Exokrine und endokrine Ausfälle können *primär* durch Hodenerkrankungen bzw. -verletzungen (z. B. Mumps-Orchitis, Epididymoorchitis, Maldeszensus testis, Hodenatrophie nach Trauma, ionis. Strahlung, Medikamente wie Zytostatika, Anabolika) oder *sekundär* durch hypothalamisch-hypophysäre Funktionsstörungen verursacht sein.

In der urologischen Begutachtung spielen sekundäre Hodenfunktionsstörungen praktisch keine Rolle. Bei den primären Hodenfunktionsstörungen stehen Hodenatrophien (posttraumatisch, iatrogen nach Leistenoperationen) im Vordergrund. Die Hoden betreffende iatrogene Komplikationen treten sowohl bei Eingriffen am Hoden selbst als auch bei Operationen im Bereich des Leistenkanals oder des Abdomens auf. Eine häufige Komplikation ist das Hämatom am Hoden, Nebenhoden oder Samenstrang. Insbesondere nach Operationen in der Leistenregion (Herniotomien, Funikulolysen) kann es hierzu kommen (s. hierzu Beispiel, P. S., 41 J., S. 55). Hodenentzündungen werden selten beschrieben, Nebenhodenentzündungen dagegen häufiger. Bezüglich der Diagnostik in solchen Fällen wurde neben der Sonographie durch die moderne Angiodynographie (Farbdopplersonographie) ein deutlicher Fortschritt erzielt. Dadurch wurde es möglich, die Durchblutungssituation des betroffenen Organs bzw. der Region zu untersuchen und liquide Strukturen verbildlicht klar zu differenzieren. Dadurch kann die Entscheidung, ob eine Revision durchgeführt werden soll, erleichtert werden. Dennoch sind postoperative Komplikationen an Samenstrang und Hoden einer Therapie oft nicht mehr zugänglich und können so für den Patienten zu schwerwiegenden Folgen wie Organverlust bzw. primärer Hodenfunktionsstörung führen. Hodenatrophien nach Leistenhernien werden in 0,5–4,3% der Fälle beschrieben.

Nicht selten tritt nach inguinalen Hydrozelektomien ein Hodenhochstand auf. Diese Situation kann zu arztrechtlichen Auseinandersetzungen führen. Bei Anwendung der inguinalen Hydrozelektomie ist deshalb sicherheitshalber zu einer Pexie zu raten, insbesondere bei bereits vorbestehendem Hodenhochstand bzw. Lagerung des Hodens im oberen Skrotalfach.

Beispielhaft möchten wir den Krankheitsverlauf eines Patienten darstellen, bei dem es nach inguinaler Hydrozelektomie zu Komplikationen kam:

Bei dem Jungen (Sch. J., 7 Jahre) war nach einer inguinalen Hydrozelenoperation ein Zurückziehen des Hodens in den Leistenkanal mit Atrophie des Organs aufgetreten. Eine erneute Operation konnte auf dieser Seite keinen Hoden mehr nachweisen. Es kam zur gerichtlichen Auseinandersetzung. Bei der gutachterlichen Untersuchung wurde von uns der dringende Verdacht auf Leistenhoden rechts nach Hydrozelenoperation gestellt. Bei der erneuten inguinalen Freilegung fand sich ein mäßiggradig atrophischer Hoden, der nach Funikulolyse im Skrotum pexiert werden konnte. Die histologische Untersuchung zeigte funktionierendes Hodengewebe. Im Gutachten war wohl auf die Gefahr der postoperativen Verlagerung hingewiesen worden, aber mit Rücksicht auf die herrschende Praxis ein Behandlungsfehler bei dem sonst lege artis im Skrotum positionierten Hoden nicht festgestellt worden. Die gerichtliche Auseinandersetzung endete mit einem Vergleich auf Schmerzensgeldbasis ohne Feststellung eines Behandlungsfehlers trotz des äußerst komplikationsreichen Verlaufs.

Samentransportstörungen können unterteilt werden in Samenwegsobstruktionen und Ejakulationsstörungen. *Samenwegsobstruktionen* können Folge entzündlicher Erkrankungen der männlichen Adnexe, insbesondere nach Epididymitis, sein. Epididymitiden entstehen kanalikulär durch Deszension von Krankheitserregern über die Samenleiter. Erreger sind vor allem Harnwegsinfekterreger und Chlamydien, heutzutage seltener Neisserien. Die tuberkulöse Epididymitis entsteht im Gegensatz dazu hämatogen [10]. Insbesondere rezidivierende Epididymitiden führen zu Samenwegsverschlüssen [27].

Samenwegsobstruktionen können auch iatrogen nach Durchtrennen des Ductus deferens bzw. Verletzung des Nebenhodens (z. B. bei Leistenhernien- bzw. Leistenhodenoperationen, Hydrozelen- und Spermatozeleneingriffen) auftreten. Diese Komplikation ist bei den genannten Eingriffen aufklärungspflichtig.

Als Beispiel hier ein besonders unglücklicher Verlauf nach operativer Intervention an beiden Hoden: Bei dem jungen Mann (B. S., 19 Jahre) war im Kleinkindesalter wegen einer Hydrozele links von inguinal operiert worden. Ein später ausgeführter operativer Eingriff wegen Leistenhoden rechts führte postoperativ zu einer Hodenatrophie. Wegen des Verdachts auf Rezidivhydrozele links wurde erneut linksseitig der Hoden freigelegt. Dabei fand sich ein durchtrennter Ductus deferens. Somit bestand eine Infertilität bei Hodenatrophie rechts und durchtrenntem Ductus deferens links. Bei der gutachterlichen Bewertung der linksseitigen Schädigung war kein Behandlungsfehler festzustellen, da in Übereinstimmung mit der Literatur [13, 14, 21] Operationen im Kleinkindesalter trotz aller Vorsicht eine unbemerkte Durchtrennung des Ductus deferens möglich ist.

Ejakulationsstörungen können unterteilt werden in Anejakulation und retrograde Ejakulation. Anejakulationen entstehen neurogen (Störungen des lumbalen sympathischen Zentrums L 2–4 bzw. sakralen parasympathischen Zentrums S 2–4 oder peripherer Leitungsbahnen [20]), die retrograden Ejakulationen neurogen sowie bei Veränderungen im Bereich des Sphincter internus.

Anejakulation und retrograde Ejakulation können durch eine Urinuntersuchung nach Masturbation unterschieden werden: bei retrograder Ejakulation können dabei Spermien nachgewiesen werden. Gutachtlich relevante neurogene Ejakulationsstörungen können auftreten nach Rückenmarkserkrankungen und -verletzungen (z. B. traumatische Querschnittsläsion, Enzephalomyelitis disseminata), Erkrankung peripherer Nerven (z. B. Diabetes mellitus), Verletzung peripherer Nerven (z. B. retroperitoneale Lymphadenektomie, lumbale Sympathektomie, ausgedehnte Beckenoperationen) und bei medikamentöser Sympathikolyse.

Muskuläre Ejakulationsstörungen (Sphincter internus) kommen nach transurethralen Resektionen oder offenen Enukleationen der Prostata sowie nach Traumata mit Beteiligung des Sphincter internus vor.

Einen Überblick über die gutachterliche Diagnostik von Fertilitätsstörungen gibt folgende Übersicht.

- Ausführliche Anamnese
  (insbesondere relevante Vorerkrankungen, Sexual-, vegetative, Medikamenten- und Toxinanamnese).
- Körperliche Untersuchung
  (Genitalstatus mit Bestimmung der Hodengröße, sekundäre Geschlechtsmerkmale, neurol. Untersuchung).
- Blutuntersuchung
  (Blutbild, Blutzucker, Leber- und Nierenfunktionswerte, FSH, LH, Testosteron, Prolaktin, Östradiol, ggf. GnRH-Test).
- Urinunterstatus.
- Urinkultur.
- Ggf. Viergläserprobe
  (bei V.a. Prostatovesikulitis).
- Ggf. Urin auf Spermien nach Masturbation
  (bei V.a. retrograde Ejakulation).
- Ejakulatuntersuchungen (Karenzzeit 4 Tage)
  Spermiogramm,
  Penetrationstest,
  Karnitin, Fruktose, Zitrat im Seminalplasma,
  ggf. Ejakulat auf Keime, Mykobakterien.
- Sonographie der Hoden, ggf. der Prostata und Bläschendrüsen.
- Heute meist nicht mehr erforderlich:
  Hodenbiopsie,
  Vasovesikulographie.

Bei der Bewertung der Ejakulatuntersuchungen ist auf eine ausreichende Sexualkarenzzeit (4 Tage) zu achten. Die Bestimmung der Parameter der akzessorischen Sekretion (Karnitin, Fruktose, Zitrat im Seminalplasma) ist insbesondere für die Differentialdiagnose der Azoospermie hilfreich [23]. Auf eine Hodenbiopsie bzw. Vasovesikulographie kann heute meist verzichtet werden, da diese Untersuchungen bei Nutzen-Risiko-Abwägung meist keine weiteren Aufschlüsse erbringen als die bereits genannten nichtinvasiven Verfahren.

Für die *gutachterliche Bewertung* von Fertilitätsstörungen gilt das gleiche wie für Erektionsstörungen: sie sind nicht vital gefährdend und beeinträchtigen die Leistungsfähigkeit des Einzelnen nicht direkt. Über psychische Reaktionen können sie jedoch mittelbar die Leistungsfähigkeit beeinträchtigen.

Daher sind die individuellen Umstände unbedingt zu berücksichtigen. Ferner ist zu bedenken, daß die oben genannten Erkrankungen nur dann zur Zeugungsunfähigkeit führen, wenn beide Hoden bzw. Nebenhoden und Samenleiter betroffen sind. Bei intakten Verhältnissen auf einer Seite sind im allgemeinen keine relevanten Einschränkungen der Fertilität gegeben. Für die Bewertung im Rahmen der Begutachtung ist in erster Linie der Funktionszustand, gemessen an der Ejakulatqualität, ausschlaggebend.

Gutachtenbeispiel: K.F. (24 Jahre) erlitt einen Motorradunfall. Dabei kam es zu einem schweren Skrotaltrauma mit ausgedehntem Hämatom. Eine operative Revision erfolgte jedoch nicht. In den folgenden Monaten entwickelte sich eine Hodenatrophie links. Bei der Begutachtung ein Jahr nach dem Unfall betrug das Hodenvolumen links 5 ml, rechts 20 ml. Die Ejakulatuntersuchungen ergaben regelrechte Werte für Spermiendichte, Motilität, Morphologie, akzessorische Sekretion und Penetrationstest. Der Sexualhormonspiegel war ebenfalls unauffällig. Die MdE wurde daher auf 0% eingeschätzt.

Anhaltspunkte für die gutachterliche Bewertung von Fertilitätsstörungen finden sich am Ende des Kapitels. Dabei sind die üblichen psychischen Reaktionen berücksichtigt, darüber hinausgehende außergewöhnliche psychische Störungen müssen im Einzelfall zusätzlich berücksichtigt werden. Unsere Bewertung der Zeugungsunfähigkeit weicht von den Anhaltspunkten für die ärztliche Gutachtertätigkeit des Bundesarbeitsministeriums [2] teilweise ab. Da der Begriff MdE bzw. GdB sich jedoch auf die Auswirkungen einer Behinderung oder Schädigungsfolge in allen Lebensbereichen und nicht nur auf Einschränkungen im allgemeinen Erwerbsleben bezieht [2], ist gerade bei jüngeren Männern eine höhere Bewertung der Zeugungsunfähigkeit angebracht.

Sonstige Erkrankungen

Maligne Hodentumoren spielen eine Rolle in der Begutachtung nach dem Schwerbehindertengesetz. Der jeweilige GdB ist der Tabelle am Ende des Kapitels zu entnehmen. Für die Gutachtertätigkeit im sozialen Entschädigungsrecht ist ihre Bedeutung gering. Ein kausaler Zusammenhang zwischen Hodentraumata und Hodentumoren ist nicht erwiesen [1, 4].

Hydrozelen können nur dann als Schädigungsfolge anerkannt werden, wenn ein schweres Trauma in unmittelbarer Nachbarschaft bzw. eine entzündliche Erkrankung (z.B. Epididymitis) als primäre Schädigungsfolge vorangegangen ist.

Varikozelen sind konstitutionsbedingt, gelegentlich tritt eine sog. symptomatische Varikozele bei Nierentumoren auf. Als Schädigungsfolge kann eine Varikozele im allgemeinen nicht anerkannt werden.

Hodentorsionen treten bei konstitutioneller Veranlagung auf (weite Hodenhüllen, langer intravaginaler Verlauf des Samenstrangs). Direkte Hodentraumen [7] bzw. sportliche Betätigung (z.B. Reckturnen) [3] können bei vorhandener Veranlagung als auslösender Faktor in Frage kommen.

Gutachtenbeispiel: W. H. (26 Jahre, 1986) bemerkte während der Arbeit nach längerem arbeitsbedingtem Vornüberbeugen des Oberkörpers plötzliche starke Schmerzen in der Skrotal- und Leistenregion links. Am selben Tage erfolgte unter der Verdachtsdiagnose Hodentorsion die operative Freilegung. Dabei zeigte sich eine Torquierung des Samenstrangs um 360°, der Hoden war livide verfärbt. Typischerweise lag ein langer intravaginaler Verlauf des Samenstrangs bzw. eine kurze mesenteriale Aufhängung des Hodens vor. Nach Retorquierung erholte sich der Hoden und konnte erhalten bzw. pexiert werden. Von der zuständigen Berufsgenossenschaft wurde ein Gutachten in Auftrag gegeben mit der Frage, ob das arbeitsbedingte Vornüberbeugen die Torsion verursacht und damit ein Arbeitsunfall vorgelegen hätte. Dieser Zusammenhang wurde aufgrund der anlagebedingten Voraussetzungen (langer intravaginaler Verlauf des Samenstrangs) und das dabei jederzeit auch spontan mögliche Auftreten einer Hodentorsion vom Gutachter verneint.

Penisverletzungen

Im Rahmen von Arbeitsunfällen oder auch bei Sportverletzungen (z. B. Fußball) können oberflächlich die Haut, die Schwellkörper bzw. bei ausgedehnter Art die Harnröhre miterfaßt werden.

Bei Arbeitsunfällen, z. B. Maschinenverletzungen, oder Verkehrsunfällen können Penisabrisse auftreten und gutachterlich eine Rolle spielen. Penisdeformierungen durch Narben bzw. Kalkeinlagerungen im Bereich des Corpus cavernosum sind gutachterlich von Bedeutung. Diese Folgezustände von Traumata sind differentialdiagnostisch von Induratio penis plastica abzutrennen (s. hierzu auch unter „Erektionsstörungen" S. 160). Die Penisverletzungen können zu totalem Verlust oder zu verschiedengradigen Beeinträchtigungen der Erektion bzw. kombiniert auch mit Harnröhrenverletzungen führen. Hier sind auch die sog. Penisfrakturen zu nennen (bei erigiertem Glied).

Peniskarzinom

Das Peniskarzinom wird in den europäischen Ländern in etwa 1% aller Karzinome festgestellt. Wesentlich häufiger kommt es in Asien vor, wo es bis zu 20% der Karzinome ausmacht. Für das Peniskarzinom sind zivilisatorische Gründe (Körperpflege) aber auch die Verbreitung der Zirkumzision von Bedeutung. So können mangelnde Hygiene bzw. geringe Verbreitung der Zirkumzision eine Häufung des Peniskarzinoms bedingen.

Die *Diagnostik* des Peniskarzinoms ist als Hautkarzinom prima vista Verdachtsdiagnose durch Inspektion. Die Festlegung des Tumorstadiums bedingt nach bioptischer Sicherung des Karzinoms Röntgenuntersuchungen des Thorax, Computertomographie und Knochenszintigraphie.

Gutachterlich ist der Verlust bzw. der Teilverlust des Penis zu bewerten. Dabei ist die Berücksichtigung des jeweiligen Tumorstadiums von Belang. Zur Beurteilung des Grads der Behinderung (GdB) siehe die Auflistung am Ende des Kapitels.

Gutachterliche Bewertung zur Ermittlung der MdE bei Erektionsstörungen bzw. Peniserkrankungen

Verlust des Penis	50%
Teilverlust des Penis	
– Teilverlust der Eichel	10%
– Verlust der Eichel	20%
– sonst	30–40%
Nach Entfernung eines malignen Penistumors ist in den ersten 5 Jahren eine Heilungsbewährung abzuwarten; GdB während dieser Zeit	
– nach Entfernung im Frühstadium (T1–2 N0 M0)	
– bei Teilverlust des Penis	50%
– bei Verlust des Penis	60%
– nach Entfernung in anderen Stadien	90–100%
Kompletter Erektionsverlust	
– ohne subjektive Beeinträchtigung	0%
– bei durchschnittl. psych. Beeinträchtigung	10–20%
– bei außergewöhnl. psych. Beeinträchtigung	30–40%
Partieller Erektionsverlust, Störungen der Immissio penis	
– ohne subjektive Beeinträchtigung	0%
– bei durchschnittl. psych. Beeinträchtigung	10%
– bei außergewöhnl. psych. Beeinträchtigung	20%
Verlust oder Schwund eines Hodens bei intaktem anderen Hoden	0%
Verlust oder Schwund eines Nebenhodens	0%
Verlust beider Hoden (je nach Lebensalter)	30–60%
Verlust beider Nebenhoden (je nach Lebensalter)	0–20%
Zeugungsunfähigkeit (je nach Lebensalter)	
– ohne endokrine Ausfallserscheinungen	0–20%
– mit endokrine Ausfallserscheinungen	20–50%
Nach Entfernung eines malignen Hodentumors ist in den ersten 5 Jahren eine Heilungsbewährung abzuwarten; GdB während dieser Zeit	
– nach Entfernung einer lokalisierten malignen Tumors ohne Lymphknotenbefall (T1–3 N0 M0)	50%
– sonst	80%
Wasserbruch (Hydrozele)	0–10%
Krampfaderbruch (Varikozele)	0–10%

Literatur

1. Altwein JE, Mairose UB, Wegener K (1970) Hodentumor und Trauma. Med Sachverst 66:231–236
2. Anhaltspunkte für die ärztliche Gutachtertätigkeit im sozialen Entschädigungsrecht und nach dem Schwerbehindertengesetz (1983) Hrsg. vom Bundesminister für Arbeit und Sozialordnung. Köllen, Alfter-Oedekoven

3. Bichler K-H (1970) Sportverletzungen des Urogenitaltraktes. Sportarzt Sportmed 7:14–20
4. Bichler K-H (1986) Erkrankungen der Harnwege und des männlichen Genitales. In: Marx HH (Hrsg) Medizinische Begutachtung, 5. Aufl. Thieme, Stuttgart, S 375–395
5. Bichler K-H, Naber K (1973) Impotenz nach Harnröhrenverletzung. Helv Chir Acta 40:533–535
6. Bichler K-H, Weckermann D (1986) Erektile Impotenz nach Trichloräthylenexposition. In: Krause W, Campana A (Hrsg) Umwelteinflüsse auf die männliche Infertilität. Zuckschwerdt, München, S 97–101
7. Boshamer K (1970) Lehrbuch der Urologie. Fischer, Stuttgart
8. Comarr AE (1970) Sexual function among patients with spinal cord injury. Urol Int 25:134–140
9. Goldstein I, Feldman MI, Deckers PJ, Babayan RK, Krane RJ (1984) Radiation-associated impotence: a clinical study of its mechanism. JAMA 251:903–907
10. Gow JG (1986) Genitourinary tuberculosis. In: Walsh PC, Gittes RF, Perlmutter AD, Stamey TA (eds) Campbell's urology, 5th edn. Saunders, Philadelphia, pp 1037–1069
11. Hinman F (1983) Peyronie's disease: etiological considerations. Prog Reprod Biol Med 9:5–12
12. Hierons R, Saunders M (1966) Impotence in patients with temporal lobe lesions. Lancet II:761–763
13. Kogan JS (1987) Surgical considerations (Pediatric urology). In: Gillenwater JY, Grayhack JT, Howards SS, Dukkett JW (eds) Adult and pediatric urology, vol 2. Mosby Year Book, St Louis, pp 2231–2244
14. Lambrecht W (1987) Leistenhernie des Kindes. In: Schumpelick V (Hrsg) Hernien. Enke, Stuttgart
15. Ludin HP, Tachmann W (1984) Polyneuropathien. Thieme, Stuttgart
16. Lurie AL, Bookstein J, Kessler W (1988) Angiography of posttraumatic impotence. Cardiovasc Intervent Radiol 11:232–236
17. McDermott DW, Bates RJ, Heney NM, Althausen A (1981) Erectile impotence as complication of direct vision cold knife urethrotomy. Urology 18:467–469
18. Porst H (1987) Erektile Impotenz. Enke, Stuttgart
19. Pryor JP, Hill JT, Packham DA, Yates-Bell AJ (1981) Penile injuries with particular references to injury to the erectile tissue. Br J Urol 53:42–46
20. Scharfetter F (1982) Neurology of male fertility disorders. In: Bandhauer K, Frick J (eds) Disturbances of male fertility. Springer, Berlin Heidelberg New York, pp 243–260
21. Shandling B, Janik JS (1981) The vulnerability of the vas deferens. J Pediatr Surg 16:461
22. Strohmaier WL, Bichler K-H (1987) Diagnostik der erektilen Dysfunktion. Niere Blase Prostata 12/6:12–13
23. Strohmaier WL, Kiefer M, Flüchter SH, Bichler K-H (1988) Parameter der akzessorischen Sekretion (Carnitin, Fructose, Citrat) bei andrologischen Patienten. Helv Chir Acta 55:285–287
24. Strohmaier WL, Wilbert DM, Thomas C, Bichler K-H (1990) Angiodynographie in der Urologie. Röntgenstrahlen 63:14–17
25. Strohmaier WL, Thomas C, Wilbert DM, Bichler K-H, Claussen CD (1991) Angiodynography (color-coded duplex sonography) in the evaluation of vasculogenic impotence. Urol Int 47:70–73
26. Verth M, Scheele K (1913) Induratio penis plastica. Dtsch Z Chir 121:298–310
27. Wand H (1986) Begutachtung von Erkrankungen und Verletzungen des äußeren Genitale einschließlich Infertilität. In: Bichler K-H (Hrsg) Begutachtung und Arztrecht in der Urologie. Springer, Berlin Heidelberg New York Tokyo, S 70–79

Erkrankungen und Verletzungen der Prostata

M. KALCHTHALER, S. H. FLÜCHTER und K.-H. BICHLER

Erkrankungen im Bereich der Prostata können sowohl isoliert (z. B. Prostatahyperplasie oder bakterielle Prostatitis) als auch zusammen mit anderen Organerkrankungen (z. B. Urogenitaltuberkulose) auftreten. Die Prostataverletzung hingegen ist im allgemeinen eine Mitverletzung, z. B. bei Beckenfrakturen, oder nach Pfählung.

Verletzungen der Prostata

Verletzungen der Prostata als solitäre Schäden sind selten. In der Regel liegen Kombinationsschäden von Prostata und anderen Organen wie Harnblase, membranöse Harnröhre bzw. knöchernes Becken vor. Hauptursachen sind stumpfe Gewalteinwirkung (durch Schlag, Verschüttung, Sturz) oder Pfählung. Die Traumen können zum Einriß der Prostatakapseln mit oder ohne Zerreißung der periprostatischen Venenplexus führen. Kombination mit Verletzungen der membranösen Harnröhre (komplette oder partielle Ruptur) treten auf. Ebenfalls bekannt ist die Zerreißung der Urogenitalmembran des Beckenbodens sowie Abriß der Harnröhre bei einer Beckenfraktur (Abb. 1 a und 1 b) [7]. Dabei wirken Scherkräfte über das Lig. puboprostaticum. Bei der Rektaluntersuchung zeigt sich, daß die Prostata nicht mehr tastbar oder nach kranial abschiebbar ist.

Ebenfalls können Spießungen durch Knochenfragmente und Sticheinwirkungen zu Verletzungen an der Prostata führen. Da in der Nähe der Prostatakapsel die Nn. erigentes verlaufen und die Vasa pudenda den Beckenboden penetrieren, können als bleibende Schäden neben Inkontinenz und Strikturbildung der membranösen Harnröhre auch eine Impotentia eregendi bzw. generandi auf dem Boden einer nerval und/oder vaskulären Genese auftreten [18]. Ist nur die Prostata beteiligt (partieller Einriß mit oder ohne Blasenbeteiligung), so heilt das akute Geschehen häufig auch bei dramatischem Krankheitsgeschehen in der Regel innerhalb weniger Wochen oder Monate vollständig ab. Es sollte eine Untersuchung unbedingt 6 Monate nach Auftreten des akuten Ereignisses erfolgen. Entwickelt sich ein persistierendes Leiden (meist kombinierte Schädigung), so erfolgt die Bemessung der Behinderung nach dem Umfang der Schädigung. Bezüglich der Berücksichtigung der Einzelschäden siehe Tabelle am Ende des Kapitels.

Oft zeigt sich eine Verletzung der Prostata erst durch ihre Spätsymptome wie fehlende oder diskrete Blasenreizung, Schmerzen und Spannungsgefühl im

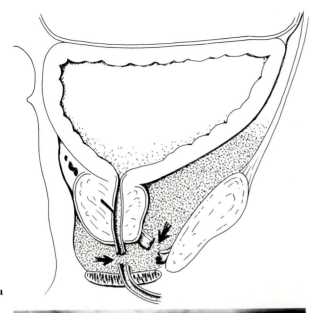

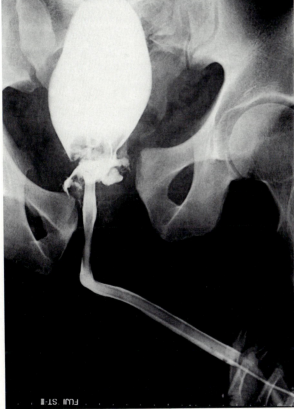

Abb. 1. a Schematische Darstellung des Abrisses der Aufhängebänder der Prostata bei Beckenfraktur. **b** Beispielhafte Röntgendarstellung: Urethrogramm mit Abriß im Bereich der Prostataloge (P.G., 29 Jahre)

Genital- und Dammbereich, die häufig bei der Stuhlentleerung oder kälteabhängig vermehrt auftreten.

Für die gutachterliche Diagnostik ist eine rektal-digitale Untersuchung unverzichtbar. Das retrograde Urethrogramm kann die Abdrängung der Prostata zeigen. Durch infravesikale Abflußstörungen kann es entweder zur Harninkontinenz oder zum Harnverhalt kommen. Ein Ausscheidungsurogramm gibt Aufschluß über die oberen Harnwege und die Form der Harnblase. Eine erektile Impotenz kann ebenso wie der gesamte Symptomenkomplex der chronischen Prostatitis entstehen und macht gutachterliche Abklärung notwendig (s. Kap. „Erkrankungen und Verletzungen des männlichen Genitale ...").

Entzündliche Erkrankungen im Bereich der Prostata

Entzündungen der Prostata und der Samenblasen müssen zusammenhängend betrachtet werden. Beide Organe bilden entwicklungsgeschichtlich anatomisch und funktionell eine Einheit und erkranken in der Regel gemeinsam, wobei insbesondere bei akuten Entzündungen eines der Organe als Hauptinfektionsherd im Vordergrund steht. Als drüsiges, gut durchblutetes Organ, das sowohl bei der Miktion, Defäkation als auch beim Koitus physiologischerweise Kongestionen unterworfen ist, stellt die Prostata häufig den Ausgangsort akuter oder chronischer Infektionen dar. Der Infektionsweg kann sowohl über die Harnwege als auch hämatogen laufen. Es erscheint nach Weidner [6, 19] sinnvoll, das Krankheitsbild „Prostatitis" wie folgt einzuteilen [19]:

– akut bakterielle Prostatitis,
– chronisch bakterielle Prostatitis,
– „abakterielle" Prostatitis,
– Prostatodynie = vegetatives Urogenitalsyndrom.

Akute Prostatitis

Diese Erkrankung kann bis zur eitrigen Prostatitis mit Prostataabszeß führen. Sie kann als Folge von Verletzungen im Bereich des Beckens oder bei entzündlichem Geschehen der unteren Harnwege auftreten. Als Symptome sind starke Blasenreizungen mit Pollakisurie, Dysurie, Strangurie und Schmerzen im Damm- und Afterbereich sowie Stuhldrang und Schmerzen bei der Stuhlentleerung zu nennen. Häufig besteht ein eitriger Ausfluß aus der Harnröhre mit trübem Urin. Bei weiterem Fortschreiten der Entzündung entsteht ein deutliches Krankheitsbild mit Fieber und Schüttelfrost. Ein Übergang in eine Sepsis ist möglich [10].

Das akute, häufig auch dramatische Krankheitsgeschehen heilt in der Regel innerhalb weniger Wochen oder Monate vollständig und folgenlos aus. Nur bei den Patienten, bei denen sich ein chronisches Leiden (chronische Prostatitis) entwickelt, liegt eine bemeßbare Behinderung im Sinne des Gesetzes vor. An einen ursächlichen Zusammenhang bei berufsbedingter Unterkühlung, z. B. während des Militärdienstes, als Polizist oder bei längerer Arbeit im Freien, ist zu denken.

Die *Diagnostik* macht eine rektale Untersuchung notwendig. Bei der vorsichtig zu versuchenden rektalen Palpation tastet sich eine vergrößerte hochgradige druckdolente, in der Konsistenz teigige, stellenweise derbe Prostata. Die Fluktuation muß als Hinweis auf einen Prostataabszeß gewertet werden. Die Notfalldiagnostik umfaßt neben Laboruntersuchungen wie Urinstatus, BSG, Blutbild, Elektrolyte und Retentionswerte auch die Bakteriologie. Es findet sich eine deutliche Leukozytose und BSG-Beschleunigung sowie erhöhtes CRP. Im Urinstatus können massenhaft Leukozyten und Bakterien nachgewiesen werden.

Eine Sonographie zur Beurteilung der oberen Harnwege (Nieren) ist notwendig. Von einer Rektalsonographie im akuten Stadium der Prostatitis ist Abstand zu nehmen. Eine Restharnbestimmung kann sonographisch durchgeführt werden.

Röntgenologisch sollte ein i.v.-Urogramm zur Darstellung der oberen und unteren Harnwege erfolgen. Die Leeraufnahme kann evtl. Verhaltungen der Prostata aufzeigen. Ein Urethrogramm wird im akuten Stadium der Prostatitis nicht durchgeführt, ebenfalls muß auf jede Katheterisierung verzichtet werden.

Chronische Prostatitis/Prostatodynie (vegetatives Urogenitalsyndrom)

Da die Symptomatik dieser Krankheitsbilder außerordentlich vielfältig ist, konkrete faßbare Untersuchungsergebnisse dabei oft fehlen, wird in der Praxis die Diagnose anhand der subjektiven Beschwerden gestellt. Dabei werden zwangsweise andere Erkrankungen miterfaßt, die einer speziellen, nicht unbedingt urologischen Therapie bedürfen. Der Versuch einer Einteilung nach Symptomenkomplexen ist in Abb. 2 dargestellt [17].

Zu den oft nur diskreten Befunden gehören dumpfe Schmerzen und ein Spannungsgefühl im Leisten-, Genital- und Dammbereich, häufig verstärkt bei der Stuhlentleerung. Es können jedoch auch Kreuzschmerzen und Schmerzen im Bereich des Hoden und Samenstrangs auftreten. Ein Kältegefühl ist häufig. Ein diskreter Ausfluß aus der Harnröhre kann bestehen. Der Patient ist vermehrt kälteempfindlich, die Beschwerden kälteabhängig. Psychomotorische Beschwerden wie Nervosität, Schlaflosigkeit und emotionelle Spannungen sowie Störungen der Sexualfunktion treten auf und deuten auf die psychische Genese des Krankheitsbilds hin. Eine Darstellung der Teilsymptome zeigt Abb. 3 [17].

Die chronische Prostatitis ohne wesentliche Miktionsstörung umfaßt ein zumindest Monate dauerndes Krankheitsgeschehen, das charakterisiert sein

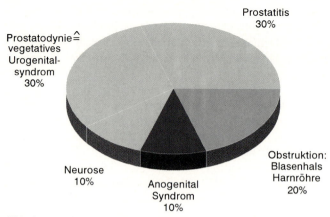

Abb. 2. Ursachen prostatischer Beschwertden. (Nach Schnierstein 1981 [17])

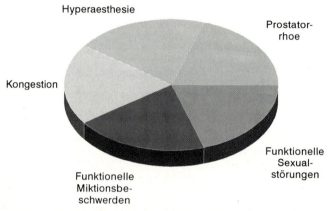

Abb. 3. Teilsymptome der Prostatitis/Prostatodynie. (Nach Schnierstein 1981 [17])

kann durch regelmäßig nachweisbare Entzündungszeichen. Eine Zunahme der Behinderung, d. h. andauernde und erhebliche Miktionsstörung mit den Symptomen Pollakisurie, Dysurie, Strangurie, Tenesmen, und rezidivierende akute Entzündungsschübe, kann beobachtet werden.

Diagnostisch zeigt sich bei der rektalen Palpation eine Prostatakonsistenz wechselnd von weich bis derb. Die Abgrenzung gegenüber einem Prostatakarzinom ist manchmal schwierig. Eine Druckdolenz findet sich in den meisten Fällen nicht oder ist geringgradig. Laborparameter wie Blutbild, Elektrolyte, Retentionswerte und CRP bzw. BSG zeigen unauffällige Werte. Die Urinuntersuchung erbringt keinen pathologischen Befund. Es sollte eine sog. 4-Gläser-Probe erfolgen (Abb. 4). Hierbei entleert der Patient wenig Urin in das erste Glas, die weitere Portion, die als Mittelstrahlurin bezeichnet werden kann, wird ohne die gesamte Blase zu entleeren gewonnen. Bei pathologischem Befund

Erkrankungen und Verletzungen der Prostata 175

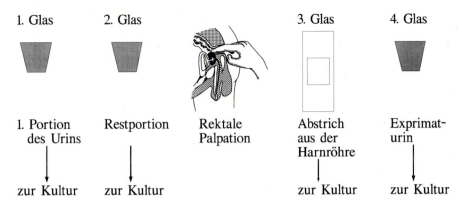

Abb. 4. Schema der sog. 4-Gläser-Probe

sollte eine Kultur angelegt werden. Daraufhin erfolgt die rektale digitale Prostatamassage durch den Untersucher. Es können nun Abstriche (3. Glas) bei Verdacht auf entzündliche Veränderungen entnommen werden. Auch hier kann eine mikrobiologische Untersuchung erfolgen. Anschließend entleert der Patient die Blase vollständig in der 4. Glas. Danach kommt dann die Kultivierung des Urins. Nach Keim- und Resistenzbestimmung kann eine antibiotische Behandlung durchgeführt werden.

Die mikrobiologischen Untersuchungen bei der akuten Prostatitis erbringen jedoch meist keinen pathologischen Befund, gelegentlich können Chlamydien nachgewiesen werden. Eine korrekte mikrobiologische Untersuchung (einschließlich Tbc) ist aber dennoch unverzichtbar. Im Spermiogramm sind manchmal Leukozyten und Bakterien nachweisbar, die wiederum eine mikrobiologische Untersuchung notwendig machen. Bei der chronischen Prostatitis ist die Anfertigung eines i.v.-Urogramms und eines Urethrogramms sinnvoll. Unter strenger Indikation kann manchmal eine Urethrozystoskopie (Entleerungsstörung aufgrund obstruktiver Befunde im Bereich der Harnröhre und des Blasenhalses) sinnvoll sein [16].

Die sonographische Untersuchung sollte neben der rektalen (evtl. transpubischen) Untersuchung der Prostata eine Restharnbestimmung und Untersuchung des oberen Harntrakts beinhalten.

Benigne Prostatahyperplasie (BPH)

Nach dem derzeitigen Kenntnisstand der medizinischen Wissenschaft ist die Verschiebung des Verhältnisses zwischen männlichen und weiblichen Hormonen mit zunehmendem Lebensalter zugunsten der Östrogene verantwortlich für die Entwicklung der Prostatahyerplasie. Die benigne Prostatahyperplasie ist somit eine altersbedingte Organumwandlung, die in keinem kausalen Zusammenhang mit zuvor abgelaufenen Entzündungen oder anderen Erkrankungen des Urogenitaltrakts steht. Die benigne Prostatahyperplasie spielt jedoch bei berufsgenossenschaftlichen Verfahren dann eine wichtige Rolle, wenn sie bestehende Schädigungsfolgen wie z. B. eine posttraumatische Harnröhrenstriktur verschlimmert. Sie muß dann als komplizierender Faktor beurteilt werden.

Im Bereich des Schwerbehindertengesetztes und des Arztrechts spielt die benigne Prostatahyperplasie eine Rolle. Insbesondere bei Auseinandersetzungen um einen möglicherweise vorliegenden Behandlungsfehler kann eine Begutachtung der benignen Prostatahyperplasie und ihrer Behandlung (Operation) notwendig werden. Hierbei sind jedoch die besonderen Heilungsverläufe zu berücksichtigen. So ist z. B. frühestens 6 Monate nach dem Operationszeitpunkt eine Beurteilung der postoperativen Harninkontinenz möglich [8].

Wie im Kapitel „Das ärztliche Gutachten im Arztrecht" ausgeführt, ergeben sich nach Prostataoperationen häufig arztrechtliche Auseinandersetzungen, insbesondere bezüglich der Aufklärung. Aufzuklärende Komplikationen bei transurethralen und transvesikalen Operationen der Prostata sind [11a]: Harninkontinenz, Thrombose, Embolie, Infektionen (z. B. Nebenhodenentzündung), Blutung, Verletzung der Blase oder benachbarter Organe mit Fistelbildung, Harnröhrenenge, Logenenge, Erektionsstörungen, Infertilität (retrograde Ejakulation), Rezidiv [2].

Von besonderem Gewicht sind das Entstehen von Harninkontinenz bzw. Harnröhrenstrikturen nach operativen Eingriffen zur Behandlung der benignen Prostatahyperplasie. Die Häufigkeit dieser postoperativen Komplikationen nach Marx zeigt Tabelle 1 [11b]. Auch andere Autoren [11c] sprechen von einer Rate dieser Komplikationen von 1–2%. Es handelt sich hierbei um Läsionen, die auch bei fachkundigstem Vorgehen bzw. Anwendung großer Sorgfalt nicht immer zu verhindern sind.

Bezüglich der Inkontinenz ist festzuhalten, daß bei der operativen Entfernung der BPH (durch TUR oder TVP) der innere Sphinkter seine Funktion verliert (normalerweise der bedeutendste Kontinenzträger – urodynamischer Bereich I). Dem äußeren Sphinkter kommt deshalb in dieser Situation die wesentliche Kontinenzfunktion zu. Läsionen (Schnitt oder Koagulation) in diesem Bereich führen zu postoperativen Inkontinenzen. Im allgemeinen gilt, daß bei der Resektion nicht über den Colliculus seminalis hinausgeschnitten wer-

Tabelle 1. Häufigkeit von Harninkontinenz und Harnröhrenstrikturen nach operativen Eingriffen bei BPH [nach 11b]

Inkontinenz:	
TUR-P	0,1 – 2,5%
Adenomektomie	0,5%
Harnröhrenstrikturen:	
TUR-P	1 – 5 (–10)%
Adenomektomie	0,5 – 2,5%

den darf bzw. bei Enukleation im Rahmen der transvesikalen Prostatektomie in diesem Bereich zu achten ist. Hierbei ist aber zu bedenken, daß die eigentliche Ausdehnung der Prostataseitenlappen nicht immer sicher zu erkennen ist und von dem proximalen Rand des Sphinkter externus nicht abtrennbar [4a, 16a], weshalb es ratsam sein kann, bei der Resektion in diesem Bereich eher etwas Gewebe stehen zu lassen. (Das gilt insbesondere für noch wenig erfahrene Operateure.)

Da eine Verletzung des Sphinkter externus bei transurethralen Resektionen bzw. der Enukleation auftreten kann, muß dem Operateur zur umfassenden und sorgfältigen Aufklärung insbesondere im Hinblick auf diese Komplikationen geraten werden.

Postoperativ aufgetretene Blasenfunktionsstörungen, insbesondere eine Inkontinenz, lassen immer auch an eine neurogene Ursache denken, und verlangen eine entsprechende Abklärung. Nicht selten verbergen sich hinter einer geltend gemachten ‚postoperativen Harninkontinenz' präoperativ nicht erkannte neurogene Blasenentleerungsstörungen, die bei einer entsprechenden Diagnostik bereits präoperativ aufgefallen wären. Oftmals tritt das ganze Ausmaß einer Blasenentleerungsstörung erst nach Beseitigung eines Miktionshindernisses (z. B. BPH) klinisch in Erscheinung. Bei der Begutachtung muß diese Mitverursachung berücksichtigt werden. Entsprechende diagnostische Maßnahmen, wie Urinflußmessung und Restharnbestimmung bzw. Blasendruckmessung sind indiziert und klären zumeist die Situation. Dem urologischen Operateur ist bei arztrechtlichen Auseinandersetzungen dann kein fehlerhaftes Verhalten anlastbar. Hierzu ein Beispiel:

Bei dem 64jährigen Patienten (J. F., 1991) fand sich nach transurethraler Prostataresektion ein Miktionsstörung mit erheblicher Restharnbildung. Cystometrie: Flache Füllungsphase, kein Detrusordruckanstieg bei Miktion, Miktion nur über abdominelle Druckerhöhung möglich. Blasenkapazität größer 500 ml. Videographie: Große Blase mit ausresezierter Prostataloge und klaffendem Blasenhals (Abb. 5a und b). Die Harnblasenentleerungsstörung bestand bereits vor der Operation und kann nicht als Folgeerscheinung gesehen werden.

Eine infolge Prostataoperation aufgetretene Harnröhrenstriktur, die präoperativ nicht nachweisbar war, muß auf den Eingriff bezogen werden.

Post-Prostatektomiestrikturen können im Bereich des distalen Sphinkters, im bulbären Anteil der Urethra bzw. als meatale Strikturen auftreten. Während die Strikturen im Bereich der Prostataloge bzw. des Sphinkter externus zumeist Folge perioperativer Läsionen sind, treten die bulbären bzw. meatalen Veränderungen infolge des postoperativ eingelegten Katheters und der daraus resultierenden Urethritis auf. Zur Häufigkeit wurde bereits oben Stellung genommen (Tabelle 1).

Im Begutachtungsfall wird es zumeist darauf ankommen, ob und inwieweit der Patient über mögliche, systemimmanente Strikturen aufgeklärt wurde. Falls nicht grobe perioperative Behandlungsfehler bzw. Verstöße gegen die Sorgfaltspflicht nachweisbar sind, stellt die nach transurethraler Resektion bzw. Enukleation der BPH aufgetretene Striktur keinen Behandlungsfehler dar. Ähnlich wie bei der Problematik der Post-Prostatektomieinkontinenz ist jedoch auch bei den artifiziell aufgetretenen Strikturen darauf hinzuweisen,

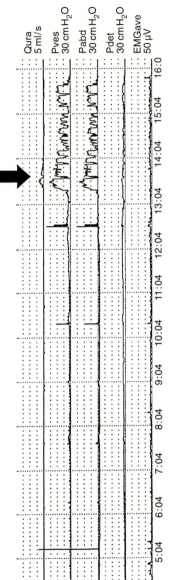
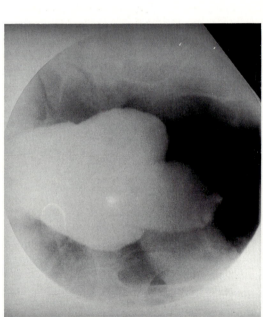

Abb. 5. Zystometriekurve (**a**) und Durchleuchtungsbild (**b**) einer Detrusorareflexie. (*Qura* Harnfluß, *P ves* Blasendruck, *P abd.* Abdominaldruck, *P det* Detrusordruck, *EMGave* gemitteltes Elektromyogramm)

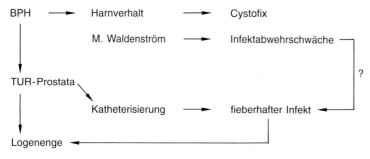

Abb. 6. Patient J.M.-Th. (67 Jahre) TUR-Prostata mit postoperativem Infekt und Logenenge

daß bei der Operation bzw. in der postoperativen Phase adäquate Techniken (Beachtung der Übergangszone zum Sphinkter externus, vorsichtige Verwendung der Koagulation und Vermeidung zu starker Dehnung der Urethra durch das OP-Instrument bzw. den Katheter) erforderlich sind, und so die Prävention traumatischer Veränderungen vor späterer Behandlungsproblematik bzw. arztrechtlichen Konsequenzen bewahrt [16b].

Eine Impotenz nach transurethralen Eingriffen an der Vorsteherdrüse ist umstritten [8a]. Bei der radikalen Prostatovesikolektomie mit Durchtrennung der entsprechenden Nervenstränge ist dies jedoch eine bekannte, in einem bestimmten Prozentsatz auftretende Folgeerscheinung [2].

Ein Gutachtenbeispiel aus dem Arztrecht zur Beurteilung postoperativer Komplikationen nach transurethraler Operation der BPH zeigt Abb. 6.

Bei diesem Patienten (J.M.-Th., 67 Jahre) wurde nach einer TUR-Prostata eine Restharnbestimmung mittels Einmalkatheter durchgeführt. Im weiteren Verlauf trat ein septisches Krankheitsbild mit Harnwegsinfekt auf. Eine bestehende Abwehrschwäche durch einen Morbus Waldenström könnte das Entstehen der Infektsituation begünstigen. Aber auch ohne diese Annahme kann es postoperativ nach notwendig gewordener Katheterisierung zu fieberhaften Infekten kommen. Ein Behandlungsfehler war hier nicht festzustellen, die Klage wegen fehlerhafter TUR-P wurde abgelehnt.

Die Bemessung des Schadens bei postoperativen Therapiefolgeerscheinungen wie Harnröhrenstrikturen oder Inkontinenz erfolgt anhand der entsprechenden Organbeteiligung (Prostata, Harnröhre oder Harnblase). Bei Vorliegen einer Impotenz ist daran zu erinnern, daß laut Urteil des Bundessozialgerichts die Erektionsstörung nur dann zu bewerten ist, wenn sie vom Patienten als störend beurteilt wird (s. auch das Kapitel „Erkrankungen und Verletzungen des männlichen Genitale ...").

Grundsätzlich muß aber festgehalten werden, daß das Auftreten von Sexualstörungen nach Operationen bei der BPH kontovers diskutiert wird. In diesem Zusammenhang sei auf die Untersuchungen von Hauri [8] verwiesen, der umfangreiche Analysen zum Verhalten der Libido, Erektions- und Ejakulationsfähigkeit nach Prostataoperationen (TUR und offene Operationen) durchgeführt hat. Er fand bei über 80% postoperativ keine oder aber positive Veränderungen der oben angeführten Kriterien der Sexualität. Für 16% brachte die Prostatektomie eine Beeinträchtigung des Geschlechtslebens. Ein Teil dieser Patienten hatte allerdings schon vor der Operation ein gestörtes oder nachlassendes Geschlechtsleben, ein anderer war präoperativ unzureichend aufgeklärt. Ein 3., wohl sehr geringer Anteil war ursächlich nicht aufzuklären.

Es erscheint sinnvoll, bei der Beurteilung der Prostatahyperplasie die klinischen Stadien zu berücksichtigen. Eine gebräuchliche Einteilung gibt Lutzeyer [11].

Hier wird eine Aufteilung der BPH in 3 Stadien durchgeführt: Die Einteilung berücksichtigt hauptsächlich den Schweregrad der Obstruktion sowie die konsekutive Miktionsstörung. Die Größe der Prostata ist für die Bewertung der Behinderung unbedeutend. Nur Patienten mit obstruktiver Benigner Prostatahyperplasie und Miktionsstörungen, die länger als 6 Monate bestehen, sind zu bewerten. Stets ist eine Nachprüfung 1 Jahr nach Feststellung der Erkrankung vorzunehmen, da sich oftmals infolge Operation oder Spontanremmission eine Veränderunderung des Krankheitsbilds ergibt. Insbesondere ist auf das Vorliegen eines Nierenschadens bis hin zur postrenalen Niereninsuffizienz Wert zu legen. Auch können Folgeerkrankungen an Nebenhoden oder Hoden auftreten. Eine Neufestlegung der Behinderung kann frühestens 12 Monate nach operativer Sanierung erfolgen [9].

Stadium I, BPH mit Miktionsstörungen leichten Grads
Hier zeigt sich eine geringgradige Nykturie sowie eine Zunahme der Dysurie. Der Miktionsbeginn ist verzögert, der Strahl abgeschwächt. Es zeigt sich eine Dysurie mit Nachträufeln, ein imperativer Harndrang besteht. Der obere Harntrakt ist unauffällig. Es kann noch keine organische Veränderung wie z. B. Balkenblasenbildung nachgewiesen werden. Die Urinflußmessung ist pathologisch verändert (Abb. 7) [9].

Stadium II, BPH mit Miktionsstörungen stärkeren Grads
Mit stärker werdender Obstruktion findet sich eine verstärkte Harnstrahlabschwächung, was sich insbesondere im Uroflowmetriebefund zeigt. Die Restharnbildung ist chronisch über 100 ml erhöht. Es findet sich eine ausgeprägte Balkenblase mit Pseudodivertikelbildung. Es bestehen chronische oder rezidivierende Zystopyelitiden, es kann zur Blasensteinbildung kommen. Es zeigt sich eine beginnende vesikale Einflußstauung des oberen Harntrakts. Die Beschwerden des Patienten sind stärker, was sich in einer häufigen Nykturie sowie einer Pollakisurie zeigt. Der Miktionsbeginn ist verzögert, es besteht deutliches Nachträufeln.

Stadium III, BPH mit Miktionsstörung schweren Grads
Es findet sich zu den eben geschilderten Befunden eine obstruktive Uropathie mit Harnstauungsniere bis zur Nierenfunktionsstörung bei dekompensierter Blase. Es kann ein Harnverhalt mit Überlaufinkontinenz vorliegen. Infekte führen zu schwerwiegenden Folgen bis zur Urosepsis (Abb. 8).

In der *Diagnostik* erbringt die rektale Palpation eine nicht suspekte, vergrößerte und abgrenzbare Prostata. Die Blutuntersuchungen ergeben ein geringgradig erhöhtes PSA. Blutbild, Gerinnungsstatus sowie harnpflichtige Substanzen und Elektrolyte müssen kontrolliert werden. Der Urinstatus umfaßt biochemische, mikroskopische und mikrobiologische Analyse. Mikrobiologische Untersuchungen zum Nachweis von Bakterien, Trichomonaden, Pilze, Chlamydien und Mykoplasmen sind durchzuführen.

Eine Urinflußmessung (Uroflowmetrie) sollte bei jedem Stadium der BPH erfolgen. Sonographisch wird der Restharn bestimmt, die Nieren werden auf

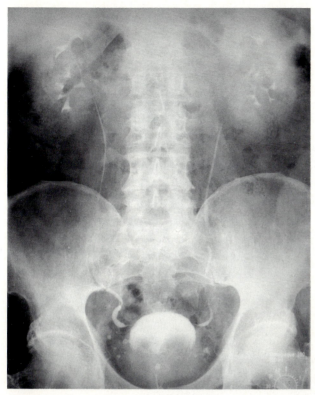

Abb. 7. Prostatahyperplasie mit Miktionsstörung leichten Grads, [Stadium I–II] im Röntgenbild (W. S., 72 Jahre)

Vorliegen eines Harnstaus untersucht. Ebenfalls sollte eine sonographische Untersuchung der Vorsteherdrüse erfolgen, und zwar von rektal, wobei die Größenbestimmung sowie Abgrenzung zwischen Entzündung und Karzinom noch Fehlern unterliegen kann. Transrektal sonographisch kann eine Aussage bezüglich Form, Größe und Lage der Samenblase gemacht werden.

Röntgenologisch sollte ein i.v.-Urogramm bezüglich Urinabflußstörungen bzw. zum Nachweis von Harnblasensteinen durchgeführt werden. Im Urethrogramm kann eine Striktur oder das Ausmaß der Obstruktion sowie die Länge der prostatischen Harnröhre dargestellt werden. Das Zystogramm kann eine Balkenblase mit Pseudodivertikelbildung im fortgeschrittenen Stadium aufzeigen.

In Ausnahmefällen kann (nach entsprechender Aufklärung) auch urethrozystoskopisch das Ausmaß der Obstruktion sowie eine Sklerose des Blasenhalses und die Balkenblase mit Pseudodivertikelbildung nachgewiesen werden.

Bei Vorliegen einer Nierenfunktionsstörung (Serumkreatinin!) sollte eine seitengetrennte Isotopenclearance erfolgen.

Zur *Beurteilung der MdE* bei benigner Prostatahyperplasie s. Tabelle 1 am Ende des Kapitels. Die Begutachtung richtet sich nach dem klinischen Bild.

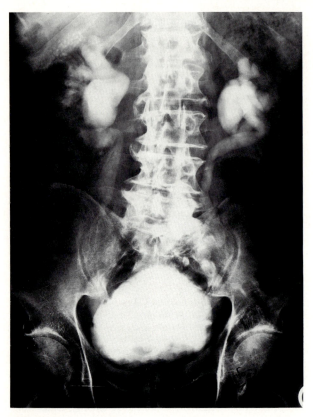

Abb. 8. Prostatahyperplasie mit Miktionsstörungen schweren Grads, Stadium III im Röntgenbild (G.F., 58 Jahre)

Prostatakarzinom

Bisher wurden für das Prostatakarzinom keine eindeutigen pathogenetischen Faktoren gesichert. Zusammenhänge mit traumatischen Geschehnissen bestehen nicht [5]. Nach Otto kann beim Vorliegen einer anzuerkennenden chronischen Entzündung der Vorsteherdrüse (über mindestens 5 Jahre fortlaufend) eine sog. Kann-Versorgung gewährt werden. Der Nachweis einer chronischen Entzündung über Jahre mit charakteristischen Befunden ist dann aber erforderlich [15]. Das Prostatakarzinom ist eine Indikation zur Gewährung eines Heilverfahrens. Für die Beurteilung der Berufs- und Erwerbsfähigkeit sind die Leistungsfähigkeit und die beruflichen Bedingungen von Bedeutung, hierbei sind Urinableitungen, das evtl. Vorliegen einer Harninkontinenz und erforderliche regelmäßige Genitalhygiene mit sachgerechter Versorgung bei der Begutachtung zu berücksichtigen.

Nach kurativer Behandlung eines Prostatakarzinoms (Radikaloperation bzw. Strahlentherapie) ist in den ersten 5 Jahren eine Heilungsbewährung abzuwarten, was bedeutet, daß nur der verbliebene Organschaden bei der Gewährung einer MdE berücksichtigt wird. Wird keine Therapie des Prostatakarzinom durchgeführt bzw. liegt ein Carcinoma-in-situ vor, so wird analog einer operierten Vorsteherdrüse bewertet. Es ist jedoch in diesem Fall keine Heilungsbewährung abzuwarten [15]. Nach Ablauf der Heilungsbewährung (meist 5 Jahre) wird die MdE (s. Tabelle am Ende des Kapitels) anhand der verbliebenen Organschäden bestimmt.

Bei Progreß der Prostatakarzinomerkrankung ist die MdE entsprechend festzulegen. In der Phase des Karzinomprogresses können Miktionsstörungen sowie eine Harnstauung auftreten. Es kann zu einem Anstieg der harnpflichtigen Substanzen infolge einer Nierenfunktionsstörung kommen. Aufgrund der meist vorliegenden ossären Metastasierung bestehen Knochenschmerzen. Im weiteren Progreß zeigt sich eine Verschlechterung der Allgemeinsituation bis zur Tumoranämie und Kachexie. Diese Folgeerscheinungen müssen bei der Gewährung der MdE entsprechend berücksichtigt werden.

Auch Symptome möglicher Therapiefolgeerscheinungen (Inkontinenz und Impotenz nach Radikaloperation und Bestrahlung) sind entsprechend dem Umfang ihrer Auswirkungen zu bewerten. Nach Otto [14] bedingen die verbliebenen Organschäden des Urogenitaltrakts und/oder außergewöhnliche Begleiterscheinungen der Behandlung eine MdE von 50/100 (z. B. künstliche Harnableitung nach außen), so daß die bis zum Ablauf der Heilungsbewährung anzusetzende MdE entsprechend zu erhöhen ist. Die Impotenz kann, wie bereits gesagt, jedoch nur dann berücksichtigt werden, wenn sie vom Patienten als störend beklagt wird.

Verminderungen der MdE ergeben sich dann aus der Gesamtwürdigung der verbliebenen Schäden nach Ablauf der Heilungsbewährung, wenn Karzinomfreiheit oder am Ende deutliche Besserung der Therapiefolgen auftreten.

Auch beim Prostatakarzinom steht am Anfang der speziellen *Diagnostik* die rektale Palpation der Prostata. Hier kann eine derbe, manchmal große, jedoch auch kleine Prostata nachgewiesen werden. Ebenfalls kann ein infiltrierendes Wachstum bestehen. Die Erfassung der Urinparameter Eiweiß, Zucker, pH und Hämoglobin sowie mikroskopsiche und mikrobiologische Urinanalysen sind erforderlich. Die Blutuntersuchungen sollten neben dem Blutbild, Elektrolyten und Retentionswerten die Bestimmung der Hormonparameter und des spezifischen Prostataantigens (PSA) beinhalten. Sonographisch läßt sich nicht nur eine Harnstauung im Bereich der Nieren verifizieren, auch die Prostata selbst ist der rektalen Sonographie und transvesikalen Ultraschalluntersuchung zugänglich. Die Größenbestimmung sowie die Abgrenzung zwischen Entzündung und Karzinom unterliegt häufig noch einer fehlerhaften Beurteilung. Hier könnten Fortschritte in der Technik zukünftig deutliche Verbesserungen erzielen. Bei der Restharnbestimmung muß die Sonographie als Standardverfahren angesehen werden, das die invasive, infektgefährdende Katheterisierung abgelöst hat.

Röntgenologisch steht das i.v.-Urogramm mit Nachweis von Verkalkungen im Bereich der Prostata bzw. Urinabflußstörungen an erster Stelle. Das Urethrogramm kann Strikturen sowie einen Influx im Bereich der Prostata oder Samenblasen nachweisen. Ein Zystogramm zeigt die harnstauungsbedingte Veränderung der Blase. Die Urinflußmessung ist zur Beurteilung der Harnabschwächung notwendig (s. auch das Kapitel „Erkrankungen und Verletzungen der Harnröhre").

Vor invasiven Eingriffen wie Urethrozystoskopie bzw. Probenentnahme aus der Prostata muß die ausdrückliche Einwilligung des Patienten eingeholt werden. Bei der Harnröhren- und Blasenspiegelung können Strikturen im Bereich der hinteren Harnröhre, eine Sklerose des Blasenhalses sowie der Lokalbefund des Prostatakarzinoms (evtl. Tumoreinbruch in die Harnblase) dargestellt werden. Die Prostatabiopsie stellt einen nicht duldungspflichtigen Eingriff bei der Begutachtung dar [14, 15].

Bei ausgedehnten Karzinomen ist eine computertomographische Untersuchung zur Abgrenzung der Prostata und Nachweis einer möglichen Infiltration sinnvoll. Ebenfalls müssen Lymphknotenmetastasen durch Computertomographie diagnostiziert werden. Skelettmetastasen werden mittels Szintigramm diagnostiziert und die Untersuchung evtl. röntgenologisch ergänzt.

Eine seitengetrennte Isotopenclearance kann zur Bewertung der Nierenfunktionsstörung indiziert sein.

Gutachterliche Bewertung zur Ermittlung der MdE bei Prostataerkrankungen

Prostataverletzungen

– solitäre Verletzung der Prostata ohne Folgen	0%
– Prostataverletzung mit konsekutiver Blasenhalssklerose (leicht)	10%
– Prostataverletzung mit konsekutiver Blasenhalssklerose (schwer)	20–40%
– Prostataverletzung mit konsekutivem Dauerkatheterismus	50%
– Prostataverletzung mit konsekutiver Harnröhrenenge (leicht)	10%
– Prostataverletzung mit konsekutiver Harnröhrenenge (schwer)	20–30%
– Prostataverletzung mit konsekutiver Harninkontinenz (Stress I)	10%
– Prostataverletzung mit konsekutiver Harninkontinenz (Stress II)	20–30%
– Prostataverletzung mit konsekutiver Harninkontinenz (Stress III)	40%
– Prostataverletzung mit konsekutiver beklagter Impotenz	10–20%

Kompletter Erektionsverlust infolge von Prostataverletzungen

– ohne subjektive Beeinträchtigung	0%
– bei durchschnittlicher psychischer Beeinträchtigung	10–20%
– bei außergewöhnlicher psychischer Beeinträchtigung	30%

Entzündungen der Prostata

– akute Prostatitis, ausgeheilt	0%
– chronische Prostatitis ohne Miktionsstörungen	0–10%
– chronische Prostatitis mit erheblichen Miktionsstörungen	20%

Benigne Prostatahyperplasie

– mit leichten Miktionsstörungen	10%
– mit schweren Miktionsstörungen	20–40%
– mit Urinableitung	50%
– mit Urinableitung und Niereninsuffizienz	50–70%

Prostatakarzinom während der Heilungsbewährung

– hochdifferenziert, kurativ behandelt	100%
– T1–T2, NΘMO, nach Therapie	50%
– alle anderen Stadien	80–100%
– mit Progression	100%

Prostatakarzinom nach Ablauf der Heilungsbewährung

– symptomfrei oder rezidivfrei mit Gynaekomastie	30%
– symptomfrei oder rezidivfrei mit Urinableitung	50%
– rezidivfrei mit Harnröhrenstriktur und leichter Blasenentleerungsstörung	10%
– redzidivfrei mit Harnröhrenstriktur und schwerer Blasenentleerungsstörung	20–40%
– rezidivfrei mit Harnröhrenstriktur und Dauerkatheterismus	50%
– rezidivfrei mit operativ bedingter Harninkontinenz (Stress I)	10%
– rezidivfrei mit operativ bedingter Harninkontinenz (Stress II–III)	20–40%
– rezidivfrei mit operativ bedingter Harninkontinenz (vollständig)	50–70%
– rezidivfrei mit Impotenz	10–20%
– mit Progression	100%

Kompletter Erektionsverlust

- ohne subjektive Beeinträchtigung   0%
- bei durchschnittlicher psychischer Beeinträchtigung   10–20%
- bei außergewöhnlicher psychischer Beeinträchtigung   30%

Partieller Erektionsverlust, Störungen der Immissio penis

- ohne subjektive Beeinträchtigung   0%
- bei durchschnittlicher psychischer Beeinträchtigung   10%

Literatur

1. Alken E, Sökeland F (1975) Therapie des Prostatakarzinoms und Verlaufskontrolle. Urologe [A], 14:112–116
2. Altwein JE, Keuler FU (1991) Ist vor einer transurethralen Prostataadenektomie über erektile Impotenz aufzuklären? Urologe [B], 31:104–107
3. Bichler K-H (1992) Erkrankungen der Harnwege und des männlichen Genitale. In: Marx HH (Hrsg) Medizinische Begutachtung, 6. Aufl. Thieme, Suttgart 426–447
4. Bichler K-H, Flüchter SH (1982) Aktuelle Diagnostik und Therapie des Prostatakarzinoms. Infomed, Gräfeling
4a. Blandy JP (1983) The anatomical objectives of operation. In: Hinman F (ed) Benign prostatic hypertrophy. Springer, Berlin Heidelberg New York
5. Bouffioux BR (1990) Etiology of prostatic cancer. In: Khoury S (ed) Prostatic cancer. FIIS
6. Brunner H, Krause W, Rothauge CF, Weidner W (Hrsg) Chronische Prostatitis. Schattauer, Stuttgart
7. Glenn JF (ed) (1983) Urologic surgery, 3rd edn. Lippincott, Philadelphia
8. Hauri D, Sager M (1982) Das Leben nach der Prostatektomie. In: Bandhauer K, Toggenburg H, Bauer H-W (Hrsg) Die Prostatahyperplasie. Zuckschwerdt, München
9. Hinman F (Hrsg) (1983) Benigne Prostatahyperplasie. Springer, Berlin Heidelberg New York Tokyo
10. Hofstetter A (1983) Urethro-Adnexitis des Mannes. Urethritis, Adnexitis und Vesikulitis. In: Stille W, Schilling A (Hrsg) Infektionen des Harntrakts. Zuckschwerdt, München
11. Lutzeyer W, Hannappel J, Schäfer W (1983) Sequential events in prostatic obstruction. In: Hinman F (ed) Benign Prostatic Hypertrophy. Springer, New York Heidelberg Berlin, pp 693–700
11b. Marx FJ (1986) Begutachtung von Erkrankungen und Verletzungen der Harnröhre und der Harnleiter. In: Bichler K-H (Hrsg) Begutachtung und Arztrecht in der Urologie. Springer, Berlin Heidelberg New York
11c. Mayo ME (1983) Evaluation and management of symptoms after prostatectomy. In: Hinman F (ed) Benign prostatic hypertrophy. Springer, Berlin Heidelberg New York
12. Marx FJ (1992) Zum Umfang der präoperativen Aufklärung bei transurethralen Eingriffen an Harnröhre und Prostata. DGU-Mitteilungen 3:170f
13. Marx HH (Hrsg) Medizinische Begutachtung, 6. Aufl. Thieme, Stuttgart
14. Otto G (1984) Hinweise für die urologische Gutachtertätigkeit im sozialen Entschädigungsrecht und nach dem Schwerbehindertengesetz. Urologe [B] 3:178–182

15. Otto G (1986) Begutachtung von Erkrankungen der Prostata. In: Bichler K-H (Hrsg) Begutachtung und Arztrecht in der Urologie. Springer, Berlin Heidelberg New York Tokyo, S 46–55
16. Ruggendorf EW, Schneider HJ (1985) Schwierigkeiten in der Differentialdiagnose und Behandlung der Prostatitis. In: Helpap H, Senge T, Kelusik W (Hrsg) Prostatakongestion und Prostatitis. pmi, Frankfurt, S 150–155
16a. Turner Warwick R (1983) The sphincter mechanisms. In: Hinman F (ed) Benign prostatic hypertrophy. Springer, Berlin Heidelberg New York
16b. Turner Warwick R (1983) Postprostatectomy strictures. In: Hinman F (ed) Benign prostatic hypertrophy. Springer, Berlin Heidelberg New York
17. Schnierstein J (1981) Das Prostatitisproblem. Folia Ichthyologica 14:1–52
18. Strohmaier WL, Bichler K-H (1987) Diagnostik der erektilen Dysfunktion. NBP 6:12f
19. Weidner W (1985) Klinische Diagnostik der Prostatitis. In: Helpap B, Senge T, Vahlensieck W (Hrsg) Die Prostata, Bd 3. pmi, Frankfurt, S 104–122

Tuberkulose des Urogenitaltrakts

N. Rösner und E. Witte

Einleitung

Die nachstehenden Ausführungen beziehen sich auf die Beurteilung des ursächlichen Zusammenhangs zwischen einem schädigenden Ereignis (z. B. relevanten wehrdienstlichen Belastungen) und einer Urogenitaltuberkulose sowie ihrer Folgeschäden im *sozialen Entschädigungsrecht*. Zum sozialen Entschädigungsrecht gehören das Bundesversorgungsgesetz (BVG) und die Gesetze, die das BVG für anwendbar erklären; dies sind das Soldatenversorgungsgesetz (SVG), das Zivildienstgesetz (ZDG), das Häftlingshilfegesetz (HHG), das 1. SED-Unrechtsbereinigungsgesetz (1. SED-UnBerG), das Bundesseuchengesetz (BSeuchG) im Hinblick auf Impfschäden und das Opferentschädigungsgesetz (OEG). Da der rechtliche Ursachenbegriff im sozialen Entschädigungsrecht identisch ist mit dem in der *gesetzlichen Unfallversicherung* – in beiden Rechtsbereichen gilt die Kausalitätsnorm der wesentlichen Bedingung, wobei die Wahrscheinlichkeit des ursächlichen Zusammenhangs genügt – sind die diesbezüglichen Ausführungen auch auf die Kausalitätsbeurteilung der Urogenitaltuberkulose bei Berufskrankheiten übertragbar. In beiden Bereichen werden Leistungen nach der Höhe der schädigungsbedingten „Minderung der Erwerbsfähigkeit" (MdE) gewährt. Im Gegensatz dazu kommt es bei Feststellungen nach dem *Schwerbehindertengesetz* nicht auf die Ursache einer Tuberkulose an, sondern auf die Bewertung des Grads der Behinderung (GdB) für alle zum Zeitpunkt der Begutachtung vorliegenden Auswirkungen von Funktionsbeeinträchtigungen und auf die Beurteilung der gesundheitlichen Voraussetzungen für Nachteilsausgleiche. Die im Schwerbehindertengesetz geltenden GdB-Werte entsprechen den Graden der MdE im sozialen Entschädigungsrecht (vgl. Bewertung am Tabellenende), so daß die Begutachtung der Urogenitaltuberkulose nach dem Schwerbehindertengesetz keiner besonderen Hinweise bedarf.

Bedeutung der Urogenitaltuberkulose für die Begutachtung

Die Urogenitaltuberkulose zeigt ebenso wie alle anderen Manifestationen der Tuberkulose eine allgemein rückläufige Tendenz. Dennoch ist eine völlige Ausrottung der Tuberkulose in absehbarer Zeit nicht zu erwarten. Dies gilt insbesondere für die Tuberkulose des Urogenitaltrakts, der mit 30–40% häufigsten extrapulmonalen Organtuberkulose.

Für den Gutachter im sozialen Entschädigungsrecht ist – wie sich dies auch aus einer Analyse von Gutachten ergibt, die in der Urologischen Abteilung der Chirurgischen Universitätsklinik Tübingen erstellt worden sind [10] – das Tuberkuloseproblem weiterhin interessant. Anfang 1993 gab es in den alten Bundesländern noch ca. 14 700 Beschädigte, denen wegen einer Tuberkulose Sonderfürsorge nach § 27 e BVG gewährt wurde; es sind dies Beschädigte, deren MdE allein wegen der Erkrankung an Tuberkulose wenigstens 50% beträgt. Die Zahl der Beschädigten, bei denen die Folgen einer Tuberkulose als Schädigungsfolge anerkannt sind, ist jedoch wesentlich größer, wenn Versorgungsberechtigte aus den neuen Bundesländern und Beschädigte, deren MdE wegen Tuberkulose unter 50% liegt, hinzugerechnet werden. Berücksichtigt man, daß eine nicht oder nicht ausreichend chemotherapeutisch behandelte postprimäre Lungentuberkulose einschließlich Pleuritis exsudativa das Auftreten extrapulmonaler Tuberkuloseformen begünstigt und daß erst ab 1968 mit der Einführung von Ethambutol und Rifampicin bessere Therapieergebnisse erreicht wurden, so stellen die vor 1968 behandelten Kranken – zu denen die meisten Kriegsbeschädigten gehören – eine beachtliche Risikogruppe auch für das Auftreten der Urogenitaltuberkulose dar.

Pathogenese

Die Urogenitaltuberkulose ist immer eine *Sekundärtuberkulose*. Sie nimmt in ca. 90% ihren Ausgang von einem pulmonalen Herd. Von hier aus kommt es im Rahmen der lymphohämatogenen Streuung, die klinisch durch eine Lun-

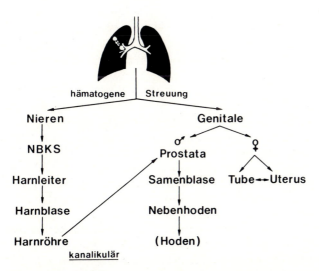

Abb. 1. Schematische Darstellung der Infektionswege des Urogenitaltrakts, ausgehend von einem pulmonalen Primärkomplex (nach Rodeck et al. 1982 [13])

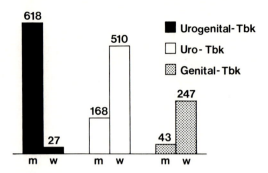

Abb. 2. Verteilung von 1613 Tuberkulosen des Urogenitaltrakts (1971–1978, Tuberkulosekrankenhaus Sonnenblick, Marburg/L.)

gentuberkulose, eine Pleuritis exsudativa oder auch ein Erythema nodosum gekennzeichnet sein kann, hämatogen zum Befall beider *Nieren* (Abb. 1). Gewinnt der spezifische Prozeß Anschluß an das Nierenhohlraumsystem, breitet sich die Infektion kanalikulär auf die *ableitenden Harnwege* und beim Mann auch auf die *Genitalorgane* aus. Ein primär hämatogener Befall des Genitale ist selten. Beim Mann ist sowohl beim kanalikulären als auch beim seltenen hämatogenen Befall die *Prostata* – und nicht der Nebenhoden – als genitoprimärer Herd anzusehen [6, 8, 13]. Der Hoden wird ausschließlich per continuitatem in den Prozeß einbezogen.

Die Urotuberkulose des Mannes ist in 70–90% der Fälle mit einer Genitaltuberkulose verbunden, die der Frau jedoch nur in 6–8%. Eine Aufgliederung der verschiedenen Erkrankungsformen bei 1613 Kranken, die 1971–1978 im ehemaligen Tuberkulosekrankenhaus Sonnenblick Marburg behandelt wurden, zeigt, daß beim Mann die Urogenitaltuberkulose und bei der Frau entweder die Uro- oder die Genitaltuberkulose überwiegen (Abb. 2) [15]. Wir sprechen zwar im allgemeinen von einer Urogenitaltuberkulose, doch wird deutlich, daß dies wohl für die meisten Tuberkulosen beim Mann, nicht aber bei der Frau zutrifft.

Diagnostik bei der Begutachtung

Die pathogenetischen Zusammenhänge machen deutlich, daß die Harn- und Geschlechtsorgane in ihrer Gesamtheit gutachtlich zu beurteilen sind. Dies bedeutet, daß neben den Nieren und den ableitenden Harnwegen beim Mann auch eine Mitbeteiligung des Genitoprimärherdes Prostata zu berücksichtigen ist. Dies ist am sichersten radiologisch durch die retrograde Urethrozystographie zu diagnostizieren und zu dokumentieren [13, 15]. Eine eigene Auswertung zeigt, daß dieser Forderung in einem hohen Prozentsatz nicht Rechnung getragen wird. Häufig fehlt vor allem der Nachweis oder Ausschluß einer Prostatabeteiligung. Rodeck [13] stellte fest, daß von 520 Patienten in nur 1,5% der Fälle vor der Heilstättenbehandlung eine urethrographische Befunderhebung vorgenommen wurde. Eigene Untersuchungen am gleichen Krankengut

Tabelle 1. Urethrogramm- und Nebenhodenbefunde bei 514 Männern mit Urogenitaltuberkulose (1971 – 1978)

Befunde	Anzahl der Patienten	[%]	
Pathologische Nebenhodenbefunde, normales Urethrogramm	88	17,2	
Pathologische Nebenhodenbefunde und Prostatakavernen	193	37,4	82,8
Prostatakavernen allein	233	45,4	
Summe	514	100,0	

(Tabelle 1) nach Anfertigung eines Urethrogramms zeigen, daß rund 83% der Manner röntgenologisch nachweisbare Kavernenbildungen in der Prostata hatten [14].

Folgende *diagnostische Mindestanforderungen* sind an eine Begutachtung der Tuberkulose des Urogenitaltrakts zu stellen [6, 13, 15]:

– Exakte Anamneseerhebung (Familien- und Eigenanamnese einschließlich Sexualanamnese).
– Klinische Untersuchung mit Erhebung des Tastbefunds am äußeren Genitale und rektale Untersuchung.
– Harnuntersuchung
  a) chemisch mit Harnreaktion, mikroskopisch und kulturell (Urikult),
  b) auf Tuberkulosebakterien: 1 – 3 Morgenurinproben nach 3tägiger Chemotherapiepause, von denen 1 – 3 Kulturen und evtl. ein Tierversuch angelegt werden, sowie in gleicher Weise eine Untersuchung von Exprimaturin.
– Labordiagnostik (Blutbild, BSG, Kreatinin, Harnsäure, Elektrolyte, SGOT, SGPT, γ GT).
– Sonographie.
– Röntgendiagnostik: Ausscheidungsurographie mit Varianten und retrograde Urethrozystographie.

Weitere Untersuchungen sind abhängig von den vorliegenden Befunden (evtl. endogene Kreatininclearance, Isotopennephrogramm, nuklearmedizinische seitengetrennte Nierenfunktionsdiagnostik).

Eine immer wieder auftretende umstrittene Frage ist die Punktion bzw. Biopsie der Prostata bei der Abklärung einer Tuberkulose, insbesondere im Rahmen einer Begutachtung. Nach heutiger Ansicht ist eine Biopsie der Prostata bei fehlenden röntgenologischen Zeichen und suspektem Tastbefund allein zur Diagnosesicherung einer Prostatatuberkulose nicht indiziert [14]; dies gilt auch für die Diagnostik im Rahmen einer Begutachtung. Älteren Männern sollte jedoch bei einem verdächtigen Tastbefund nahegelegt werden, eine Biopsie der Prostata zum Ausschluß eines Karzinoms durchführen zu lassen [3].

Kausalitätsbeurteilung

Die gesamte Tuberkuloseerkrankung ist eine pathogenetische Einheit. Für das Auftreten und den Verlauf der tuberkulösen Erkrankung sind sowohl Infektion als auch individuelle Gestaltungsfaktoren und Umwelteinflüsse (z. B. Milieuwechsel, Strapazen und Entbehrungen, wegbahnende Erkrankungen) von Bedeutung. Ein ursächlicher Zusammenhang ist wahrscheinlich, wenn die tuberkulöse Infektion z. B. im Dienst erfolgt ist und besonders, wenn vor der Erkrankung solche Umwelteinflüsse als Schädigungstatbestand wesentlich zur Wirkung kamen. Allgemein gehaltene Hinweise, z. B. allein auf die Dienstverrichtung in einem bestimmten Zeitabschnitt, reichen nicht aus, um den ursächlichen Zusammenhang als wahrscheinlich anzusehen [5]. Entsprechendes gilt für die berufliche Verursachung einer Tuberkulose.

Organtuberkulosen wie die Urogenitaltuberkulose sind lediglich Ausdruck lokaler Manifestationen einer tuberkulösen Allgemeinerkrankung [8, 13]. Am Anfang dieser tuberkulösen Allgemeinerkrankung steht die aerogene Infektion mit Ausbildung eines Primärkomplexes von Lungenherd und regionalem Lymphknoten. Von hier aus erfolgt die hämatogene Streuung, die zum Befall der Nieren und damit zur Organtuberkulose führt. Zu bedenken ist, daß der Zeitpunkt der hämatogenen Herdsetzung nicht identisch ist mit dem Auftreten der ersten Symptome. Die *Latenzzeit*, d.h. die Zeit zwischen hämatogener Herdsetzung und klinischer Organmanifestation, *ist in der Regel sehr lang.* Nach eigenen Beobachtungen sind Latenzzeiten von über 40 Jahren keine Seltenheit (Abb. 3). Dies bedeutet, daß ein kausaler Zusammenhang zwischen schädigungsbedingter tuberkulöser Vorerkrankung und Urogenitaltuberkulose nicht schon deshalb verneint werden kann, wenn die Erkrankung erst Jahrzehnte später manifest wird.

Zentrales Problem bei der Begutachtung der Kausalität ist die Frage nach dem *Zeitpunkt der hämatogenen Herdsetzung.* Dies bedeutet, daß die Tuberkulose der Harn- und Genitalorgane stets auf ihren Zusammenhang mit einer

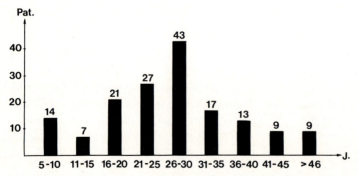

Abb. 3. Latenzzeiten bei der Urogenitaltuberkulose des Mannes (n = 160) (Tuberkulosekrankenhaus Sonnenblick, Marburg/L.)

vorausgegangenen Lungentuberkulose, einer Pleuritis exsudativa oder auch einem Erythema nodosum überprüft werden muß, da diese klinisch den Zeitpunkt der hämatogenen Herdsetzung markieren. Sind diese Schädigungsfolge, so ist eine später auftretende Urogenitaltuberkulose ebenso als Schädigungsfolge anzusehen. Ist die hämatogene Herdsetzung vor der Schädigung erfolgt, so kann nur eine Anerkennung der Urogenitaltuberkulose im Sinne der Verschlimmerung in Frage kommen, wenn die Befunde auf einen längeren Krankheitsverlauf schließen lassen. Ist der Zeitpunkt der hämatogenen Herdsetzung nicht zu ermitteln, so ist unter Beachtung der für die Urogenitaltuberkulose typischen langen Latenzzeiten sorgfältig abzuwägen, ob überhaupt eine Anerkennung als Schädigungsfolge in Betracht kommt.

Bezeichnung der Schädigungsfolgen

Die Beurteilung beginnt in der Regel mit der Bezeichnung der Schädigungsfolgen oder der Behinderung. Diese muß vollständig und dabei zuverlässige Grundlage für den Bescheid sein. Sie soll nach Bescheiderteilung nicht unnötig geändert werden. Liegen mehrere Schädigungsfolgen oder Behinderungen vor, sollen diese in der Reihenfolge ihres Schweregrads aufgeführt werden. Die Bezeichnung soll vor allem die funktionelle und/oder anatomische Veränderung zum Ausdruck bringen. Sie soll möglichst in deutscher Sprache erfolgen, damit sie auch für den medizinischen Laien verständlich ist [5]. In der Regel genügt es, wenn als Krankheitsbezeichnung Urotuberkulose, Urogenitaltuberkulose oder Genitaltuberkulose gewählt wird, je nachdem, welche dieser 3 Tuberkuloseformen vorliegt. Diese Leidensbezeichnung kann ergänzt werden, wenn dies Funktionsbeeinträchtigungen oder Folgeschäden erfordern. Die Bezeichnung „Zustand nach" ist unklar und daher zu vermeiden. Zwei Beispiele sollen dies verdeutlichen:

1. Gewählt wurde vom Gutachter die Bezeichnung: „Aktive Nierentuberkulose links mit Einschmelzung und beginnender Nierentuberkulose rechts, Tuberkulose der Blase, des linken Nebenhodens und der männlichen Anhangsgebilde. Reizlose Hodensacknarbe mit Hodenverkleinerung links und Teilverlust des Nebenhodens." Richtiger wäre: „Behandlungsbedürftige Urogenitaltuberkulose mit Teilverlust des linken Nebenhodens und Hodenverkleinerung, reizlose Hodensacknarbe links".
2. Vorgeschlagen wurde die Bezeichnung: „Inaktive Nierentuberkulose beiderseits mit leichter Einschränkung der Nierenfunktion. Inaktive Prostatatuberkulose. Inaktive Nebenhodentuberkulose links." Richtig wäre: „Nicht behandlungsbedürftige Urogenitaltuberkulose mit leichter Einschränkung der Nierenfunktion".

MdE-Bewertung

Die wirkungsvolle Chemotherapie hat heute den Ablauf auch der Urogenitaltuberkulose grundlegend geändert. Sie ist direkt gegen den Erreger gerichtet und in der Lage, diesen wirksam zu bekämpfen. Die Prinzipien der medikamentösen Behandlung beruhen auf den Ergebnissen von kontrollierten klinischen Prüfungen bei der Lungentuberkulose. Die durch diese klinischen Prüfungen erarbeiteten Behandlungsrichtlinien gelten auch für die Urogenitaltuberkulose [9].

Bei konsequenter Kombinationstherapie ist auch die Tuberkulose des Urogenitaltrakts in etwa 95% heilbar mit einer Rezidivquote von unter 1%. Dabei wird unter der Vierfachkombinationstherapie bereits nach 2 Behandlungsmonaten eine Konversionsrate von im Mittel 90% erreicht. Die Behandlungsdauer wurde insgesamt verkürzt. Für die MdE-Beurteilung ist entscheidend, ob die Erkrankung noch spezifisch behandlungsbedürftig ist oder nicht. Aus den vom Bundesministerium für Arbeit und Sozialordnung zum Zwecke einer einheitlichen Begutachtung herausgegeben *„Anhaltspunkten für die ärztliche Gutachtertätigkeit im sozialen Entschädigungsrecht und nach dem Schwerbehindertengesetz"* ergibt sich, daß eine noch spezifisch behandlungsbedürftige Urogenitaltuberkulose im allgemeinen mit einer MdE um 50% bewertet wird, sofern keine stärkeren Funktionseinschränkungen vorliegen. Eine MdE um 100% ist nur noch bei offenen, ansteckungsfähigen Tuberkulosen zu begründen, wenn die Ansteckungsfähigkeit nicht nur vorübergehend besteht [5]. Ein solcher Verlauf wird aber bei der Urogenitaltuberkulose unter der modernen Chemotherapie nicht mehr zu erwarten sein. Nach Abschluß der Behandlungsbedürftigkeit richtet sich die endgültige MdE ausschließlich nach den verbliebenen Funktionsstörungen bzw. nach dem Organschaden (vgl. hierzu die MdE/GdB-Tabelle S. 28) Sind diese ausgeprägt – wie etwa bei einer terminalen Niereninsuffizienz – können allerdings auch MdE-Werte um 100% berechtigt sein.

Schonungsdenken hat heute in der Tuberkulosebehandlung keinen Platz mehr; somit ist auch das Abwarten einer „Heilungsbewährung" bei Beurteilungen der MdE im sozialen Entschädigungsrecht oder des GdB im Schwerbehindertengesetz nicht mehr angebracht. In der Begutachtung bedarf die Erkrankung an Tuberkulose heute keiner Sonderstellung mehr, sie ist eine Infektionskrankheit wie jede andere [5, 9].

Folgeschäden

Tritt nach einer Schädigung eine weitere Gesundheitsstörung ein, bei der wahrscheinlich ist, daß die Schädigung oder deren Folgen bei der Entstehung dieser Gesundheitsstörung wesentlich mitgewirkt haben, so handelt es sich um einen *Folgeschaden*. Dieser stellt eine weitere Schädigungsfolge dar und ist mit seiner gesamten MdE zu berücksichtigen. Wenn ein solcher Folgeschaden erst viele

Jahre nach der Schädigung in Erscheinung tritt, spricht man auch von einem *Spätschaden* [5].

Als Folgeschäden fanden sich bei den eigenen Erhebungen Schrumpfungsprozesse, unspezifische Harnwegsinfekte, Harnsteinbildungen, Fertilitätsstörungen, Hypertonien und Niereninsuffizienzen.

Am häufigsten entwickeln sich im Ablauf des tuberkulösen Geschehens *Schrumpfungsprozesse* im Bereich der Nierenkelche, des Nierenbeckens, des Ureters und der Harnröhre. Für ihre Entstehung spielt die Chemotherapie eine wesentliche Rolle [11]. Nach Abschluß der Behandlungsbedürftigkeit ist ein Fortschreiten oder ein erstmaliges Einsetzen von Schrumpfungsvorgängen nicht zu erwarten. Die Entwicklung einer tuberkulösen Schrumpfniere bei ungestörten Harnabflußverhältnissen ist nicht möglich (Jungbluth H., persönl. Mitteilung; Rodeck G. persönl. Mitteilung). Liegt ein chronischer unspezifischer Harnwegsinfekt nicht vor, muß bei einer im Vergleich zur kontralateralen Seite verkleinerten Niere eine andere Ursache (z. B. eine primär hypoplastische Niere mit sekundärem Tuberkulosebefall) in Betracht gezogen werden.

Bei der Beurteilung der *Schrumpfblase* muß bedacht werden, daß Reizzustände mit funktioneller Minderung der Kapazität zunächst die Regel sind [13]. Die Erscheinungen sind unter Chemotherapie jedoch voll reversibel. Auch hier gilt, daß nach Beendigung der Behandlungsbedürftigkeit und der damit unterstellten Inaktivität ein Fortschreiten des Schrumpfungsprozesses nicht mehr zu erwarten ist. Persistieren zystitische Beschwerden ohne Infekt über diesen Zeitraum hinaus, so ist eine sorgfältige urologische Abklärung unter Einschluß urodynamischer Untersuchungsmethoden erforderlich. Die Bewertung der Schrumpfungsprozesse richtet sich nach Art und Ausmaß der Funktionsstörungen.

Unspezifische Harnwegsinfekte werden bei der Urogenitaltuberkulose bei 24–46% der Patienten ohne und 60–70% der Patienten mit Stenosen der ableitenden Harnwege gefunden [16]. Alle morphologischen oder funktionellen Veränderungen der ableitenden Harnwege, die die Urodynamik stören, sind Wegbereiter unspezifischer Entzündungen [4]. Liegen diese Voraussetzungen schädigungsbedingt vor, sind unspezifische Harnwegsinfekte auch nach Jahren als Folgeschäden anzuerkennen. Da jedoch mit zunehmendem Alter der Beschädigten auch die Häufigkeit schädigungsunabhängiger Erkrankungen der Urogenitalorgane steigt, muß bei der Zusammenhangsbeurteilung besonders sorgfältig geprüft werden, ob die schädigungsbedingten tuberkulösen Veränderungen noch wesentliche Bedingung für die Entstehung des Harnwegsinfekts sind.

Harnsteine werden bei der Urogenitaltuberkulose in 1,8–4% der Fälle angegeben. Sie sind von Verkalkungen des Nierenparenchyms tuberkulöser Genese zu unterscheiden, die mit einer Häufigkeit von 10,5–46% beschrieben werden [12, 16]. Bei der Zusammenhangsbegutachtung von Tuberkulose und Nierensteinen muß neben der Steinart auch berücksichtigt werden, daß das Harnsteinleiden den Charakter einer Volkskrankheit angenommen hat und Wohlstand und Urolithiasis korrelieren. Zu den einzelnen Steinarten ergibt sich dabei unter Berücksichtigung der bisher gesicherten pathogenetischen Faktoren folgendes: Voraussetzung für den Ablauf jeder Steinbildung ist die Übersättigung des Urins an steinbildenden Substanzen. Die röntgennegativen Harnsäure- und Zystinkonkremente sowie die struvidhaltigen Infektsteine sind ausschließlich durch eine Übersättigung zu erklären [2, 7]. Gern wird eine Harnsäuresteinbildung mit einer Urogenitaltuberkulose in Verbindung gebracht. Da dem Sättigungskonzept bei der Entstehung der Harnsäuresteine jedoch eine so überragende Bedeutung zukommt, ist die Tuberkulose in der Regel keine wesentliche Bedingung für die Steinbildung. Von den Antituberkulotika führt lediglich Pyrazinamid häufig zu einer Erhöhung der Harnsäure im Serum [9]. Diese ist jedoch nach Beendigung der Therapie voll reversibel. Bildet sich unter der Pyrazinamidbehandlung ein Harnsäurestein, so ist für diesen Stein – und nicht für alle weiteren Harnsäuresteinbildungen – Schädigungsfolge anzunehmen. Hat sich auf dem Boden einer Urogenitaltuberkulose schädigungsbedingt ein chronisch-unspezifischer Harnwegsinfekt mit ureasebildenden Bakterien ausgebildet, sind die sog. Infektsteine ebenfalls Schädigungsfolge. Kalziumsteine werden durch verschiedene Störungen im Gleichgewicht zwischen Urinsättigung und Inhibitorwirkung verursacht [2, 7, 17]. Veränderte anatomische Strukturen, die die Partikelverweilzeit erhöhen, sind als weitere pathogenetische Faktoren zu berücksichtigen. Hierin liegt ein Ansatz für eine Zusammenhangsdiskussion mit der Urogenitaltuberkulose. Es darf jedoch nicht übersehen werden, daß der Harnsteinbildung stets ein multifaktorielles Geschehen zugrunde liegt, bei dem morphologische Veränderungen des Harntrakts nur einen Teilaspekt darstellen. Liegen bei der Urotuberkulose solche Verhältnisse vor, muß der Gutachter sorgfältig abwägen, ob sie für die Steinbildung wesentlich sind. Dies wird in den meisten Fällen nicht zutreffen.

Eigene Beobachtungen zeigen, daß die Begriffe „Zeugungsunfähigkeit" und „Potenzstörung" von den Gutachtern nicht immer zutreffend gebraucht werden. Unter einer Zeugungsunfähigkeit (Impotentia generandi) wird im engeren Sinn eine Fertilitätsstörung (Sterilität) und unter einer Potenzstörung die Unfähigkeit, den Beischlaf auszuüben (Impotentia coeundi), verstanden. Auch bei vorhandener Potentia coeundi kann eine Impotentia generandi vorliegen, und durch die Möglichkeit der künstlichen Insemination ist eine Impotentia coeundi nicht zwangsläufig mit einer Impotentia generandi verbunden. Als Folgeschaden einer Urogenitaltuberkulose kommen in erster Linie Störungen der Potentia generandi, d. h. *Fertilitätsstörungen*, in Betracht. Trotz oft ausgedehnter Genitalbefunde wird nur selten eine Zeugungsunfähigkeit von den Betroffenen als Schädigungsfolge geltend gemacht. Nach eigenen Erfahrungen geschieht dies dann meist auch erst im Widerspruchs- bzw. Klageverfahren, nachdem die MdE wegen einer wesentlichen Änderung der Verhältnisse im Sinne einer Besserung herabgesetzt worden ist. Es empfiehlt sich deshalb, diesem Problem von Anfang an Beachtung zu schenken und gezielt anamnestische Angaben zu erheben.

Fertilitätsstörungen sind durch Untersuchungen des Ejakulats und ggf. weiterer Zusatzuntersuchungen zu objektivieren. Die Urogenitaltuberkulose verursacht am häufigsten entzündliche Stenosen im Bereich der samenableitenden Wege. Bei fortgeschrittener Prostatatuberkulose ist wegen des geringen

Spermavolumens auch dann mit Fertilitätsstörungen zu rechnen, wenn keine Obstruktionen bestehen [11]. Auch ist zu berücksichtigen, daß begleitende unspezifische Infekte der Prostata die Spermatogenese beeinträchtigen können [1]. Sind diese Schädigungsfolge, so kann dies auch für eine nachgewiesene Zeugungsunfähigkeit gelten.

Die Nierentuberkulose als solche stellt keine Ursache für einen *Bluthochdruck* dar. Ausgedehnte Narbenbildungen und Schrumpfungsprozesse des Nierenparenchyms können jedoch für die Entwicklung eines Bluthochdrucks ursächliche Bedeutung gewinnen [3, 16]. Die alleinige Tatsache einer einseitigen Nephrektomie bei gesunder Restniere rechtfertigt nicht die Annahme einer renal bedingten Hypertonie.

Eine *terminale Niereninsuffizienz* auf dem Boden einer Urotuberkulose ist ein seltener später Folgeschaden. Es ist bemerkenswert, daß selbst ausgedehnte Prozesse mit hochgradiger Verminderung des funktionierenden Nierenparenchyms nicht dialysepflichtig werden. So wurden Kranke beobachtet, die mit nur etwa 20% ihres gesamten Nierenparenchyms über ein Jahrzehnt ohne nennenswerte Funktionsstörungen beschwerdefrei lebten. Die Zusammenhangsbegutachtung bei eingetretener Niereninsuffizienz und entsprechenden Befunden bereitet in der Regel keine Schwierigkeiten.

Schließlich sei noch auf den Zusammenhang zwischen *Trauma* und Urogenitaltuberkulose hingewiesen. Dieser kann zum einen in einer traumatisch bedingten Resistenzschwächung, zum anderen in der traumatischen Aktivierung von Herden und dem infizierten Trauma gegeben sein. Eine durch ein Trauma verursachte Urogenitaltuberkulose stellt jedoch ein sehr seltenes Ereignis dar [5].

Ziel dieser Ausführungen ist es, aus versorgungsärztlicher Sicht die Begutachtung der Urogenitaltuberkulose den unter der modernen Chemotherapie veränderten Verhältnissen anzupassen und gleichermaßen einen Beitrag zu einer sachgerechten wie einheitlichen Beurteilung zu leisten, wie sie im Interesse der Betroffenen angestrebt werden muß.

Abschließend werden zwei Beispiele genannt; das 1. geht mehr auf die Kausalitätsbeurteilung ein, das 2. spricht das Problem der Vortäuschung pathologischer Befunde zur Erlangung höherer Rentenleistungen an:

Gutachtenbeispiel 1: 1941 geborener Mann. Vom 1. 4. 1961 bis zum 31. 3. 1976 Soldat bei der Bundeswehr. Bei der Musterung Nachweis eines alten Primärkomplexes in der linken Lunge. Nach Grundwehrdienst Ausbilder und Zugführer eines Rekrutenzugs, vorwiegend Einsatz im Geländedienst bei jeder Witterung mit Durchnässungen und Unterkühlungen. Teilnahme an zahlreichen Lehrgängen. Im Sommer 1975 Brennen beim Wasserlassen, Pollakisurie. Im August 1975 Diagnose einer Urotuberkulose mit massiver Ausscheidungsverzögerung und Abflußbehinderung rechts. Nach Einleiten der Chemotherapie im Januar 1976 Nephroureterektomie rechts. Fortsetzen der Chemotherapie mit INH, RMP und EMB bis Juni 1976, danach keine Therapie mehr.

Bei der gutachtlichen Untersuchung im August 1977 starke Pollakisurie, Nykturie. Im Ausscheidungsurogramm glatte Abflußverhältnisse links in eine kapazitätsgeminderte Harnblase. Im Urethrozystogramm keine kavernösen Destruktionen, kleine Blase. Urinbefund mikroskopisch und kulturell positiv.

Gutachtliche Beurteilung: Die tuberkulöse Erstinfektion ist eindeutig vor dem Eintritt in die Bundeswehr am 1.4.1961 abgelaufen und damit keine Schädigungsfolge. Die ersten Symptome sind 14 Jahre nach Beginn des Wehrdienstes aufgetreten. Der Zeitpunkt der hämatogenen Herdsetzung kann jedoch nicht genau angegeben werden. Bei diesem Sachverhalt ist im Hinblick auf die Kausalität zu diskutieren:

1. Bei einer Latenzzeit von meistens 4–10 Jahren könnte die hämatogene Streuung in die Nieren während des Wehrdienstes erfolgt sein. Es könnte dann davon ausgegangen werden, daß es infolge der nachgewiesenen relevanten körperlichen Belastungen während der Grundausbildung und weiterer Dienstverrichtungen in bestimmten Ausbildungsstufen zu einer Resistenzminderung und infolge dieser zur Manifestation der Nierentuberkulose gekommen ist.
2. Da es aber auch wesentlich längere Latenzzeiten gibt, könnte die hämatogene Streuung in die Nieren bereits vor dem Wehrdienst abgelaufen sein. Es wäre dann aber davon auszugehen, daß es infolge der dienstlichen relevanten körperlichen Belastungen zu einer Exazerbation des tuberkulösen Prozesses gekommen ist.

Unter diesen Umständen ist die Urotuberkulose als Schädigungsfolge anzusehen. Die Anerkennung erfolgte im Sinne der Verschlimmerung, wobei der Verschlimmerungsanteil dem gesamten Leidenszustand entsprach (MdE damals 80%).

Gutachtenbeispiel 2: 1923 geborene Frau. Im Krieg DRK-Schwester in Rußland, dort Pflege schwerstkranker Verwundeter unter Lagerbedingungen. Im Mai 1945 während des Dienstes Pleuritis. Im November 1945 Entlassung aus Internierung. Ab 1947 Beschäftigung als Praxishilfe bei einem Arzt.

1958 Diagnose einer Tuberkulose von Lunge, Halslymphknoten und rechter Niere. 1959 Nephroureterektomie rechts. Antrag auf Anerkennung der Tuberkuloseerkrankung als Schädigungsfolge nach dem BVG. Bejahung eines ursächlichen Zusammenhangs der multiplen Organtuberkulosen mit der nachgewiesenen, als schädigungsbedingt anzusehenden Pleuritis im Jahre 1945. MdE wegen der Schädigungsfolgen 100%. Antituberkulotische Behandlung über mehrere Jahre. 1966 Annahme von Inaktivität der gesamten Tuberkulose. Herabsetzung der MdE auf 30%.

Weiterer Verlauf: Seit Mitte 1968 wiederholt mikroskopischer Nachweis von Tuberkelbakterien im Urin, Kulturen jeweils negativ. Annahme einer aktiven Nierentuberkulose links. Rentenerhöhungsantrag wegen Leidensverschlimmerung, dem stattgegeben wird. MdE-Erhöhung auf 100%.

1970 trotz Behandlung mit Antituberkulotika weiterhin Nachweis von Tuberkelbakterien im Urin, Kultur einmal positiv, Tierversuch negativ. Bakteriologisch auch Verdacht auf atypische Mykobakterien. Therapieumstellung entsprechend der Resistenzbestimmung auf RMP, EMB und Thiocarlid. Dennoch auch weiterhin Nachweis von säurefesten Stäbchen im Harn bei negativer Kultur und negativem Tierversuch. Durchführung einer stationären Behandlung. Danach vorübergehend Harnstatus mikroskopisch unauffällig. Anfang 1974 erneut mikroskopischer Nachweis säurefester Stäbchen im Harn, Kultur positiv; Kontrolle ergibt gleichen Befund. Auffallend: die Keime sind voll sensibel gegen SM, INH, EMB und RMP. Durch Typendifferenzierung Nachweis von Mykobakterien eines BCG-Stamms, der als Impfstoff verwendet wird.

Gutachtliche Beurteilung: Aufgrund der Typendifferenzierung muß es als erwiesen angesehen werden, daß der BCG-Impfstoff dem Harn zugesetzt wurde, um eine Bakterienausscheidung vorzutäuschen. Da es sich bei BCG um sehr schwach virulente Keime handelt, gelang von 1968–1973 bei zahlreichen Urinkontrollen nur einmal ein kultureller Nachweis. 1974 wurde ein neuer Stamm zur Impfstoffherstellung benutzt. Die Impfung mit diesem neuen BCG-Impfstoff führte jedoch zu Komplikationen, da der Stamm virulenter war. Deshalb wurde dieser Impfstoff wieder aus dem Handel gezogen. Es ist davon auszugehen, daß dieser Impfstoff im Jahre 1974 dem Harn zugesetzt wurde, so daß durch die stärkere Virulenz ein kultureller Nachweis mehrfach gelang. Es besteht somit kein Zweifel, daß zum Zeitpunkt der Bescheiderteilung, mit der die MdE auf 100% erhöht worden war, eine ansteckungsfähige Nierentuberkulose nicht vorgelegen hat; vielmehr ist davon auszugehen, daß die Tuberkulose seit 1966 inaktiv ist.

Die gutachtliche Bewertung der MdE bei Urogenitaltuberkulose

Aktivität	MdE [%]
Offene, behandlungsbedürftige Tuberkulose, sofern Ansteckungsfähigkeit nicht nur vorübergehend besteht	100
Tuberkulose ohne Ansteckungsfähigkeit, aber noch aktiv und daher noch behandlungsbedürftig (schwere Funktionsstörungen sind zusätzlich zu bewerten)	50
Inaktive, d. h. nicht mehr behandlungsbedürftige Tuberkulose	Je nach verbliebener Funktionsstörung

Literatur

1. Bartsch G (1983) In: Hohenfellner R, Zingg EJ (Hrsg) Urologie in Klinik und Praxis. Fertilitätsstörungen. Thieme, Stuttgart, S 1136–1160
2. Baumann JM (1977) Pathophysiologie der Urolithiasis. Aktuel Ernährung 3:72–75
3. Bichler KH (1987) Erkrankungen der Harnwege und des männlichen Genitale. In: Marx HH (Hrsg) Medizinische Begutachtung. Thieme, Stuttgart, S 375–395
4. Brühl P (1972) Nieren- und Hochdruckkrankheiten 2:73–82
5. Bundesministerium für Arbeit und Sozialordnung (Hrsg) (1983) Köllen, Alfter, Anhaltspunkte für die ärztliche Gutachtertätigkeit im sozialen Entschädigungsrecht und nach dem Schwerbehindertengesetz
6. Deutsches Zentralkommittee zur Bekämpfung der Tuberkulose (1977) 7. Informationsbericht: Urogenitaltuberkulose
7. Fleisch H (1983) Pathophysiologie der Harnsteinbildung. In: Hohenfellner R, Zingg EJ (Hrsg) Urologie in Klinik und Praxis. Thieme, Stuttgart, S 744–748
8. Gloor HU, May F (1964) Tuberkulose des Urogenitalapparates. In: Hein J, Kleinschmidt H, Uehlinger E (Hrsg) Handbuch der Tuberkulose, Bd. IV, Stuttgart, S 333–402
9. Jungbluth H (1987) Die Begutachtung der Tuberkulose unter Beachtung der modernen Chemotherapie. Med Sach 83:156–162
10. Kalchthaler M (1991) Begutachtungsuntersuchungen der Jahre 1975 bis 1985 in der Urologischen Abteilung der Chirurgischen Universitätsklinik Tübingen, Inaugural-Dissertation Tübingen
11. Lattimer JK (1970) Urology. Saunders, Philadelphia
12. Pyrah LN (1979) Renal calculus. Springer, Berlin Heidelberg New York
13. Rodeck G (1982) Spezifische Entzündungen des Urogenitaltraktes (einschl. Parasitologie). In: Hohenfellner R, Zingg EJ (Hrsg) Urologie in Klinik und Praxis. Thieme, Stuttgart, S 416–449
14. Rösner N, Witte E, Rodeck G (1980) Nebenhodentuberkulose – Diagnostik und Therapie heute. Verh Dtsch Ges Urol 31:51–53
15. Rösner N, Witte E (1984) Tuberkulose des Urogenitaltraktes – Hinweise zur Begutachtung im sozialen Entschädigungsrecht und nach dem Schwerbehindertengesetz. Urologe 23:204–209
16. Skutil V, Gow JG (1977) Urogenital tuberculosis. The present state in Europe. Eur Urol 3:257–275
17. Tschöpe W, Ritz E (1985) Diagnostik der Nephrolithiasis. Dtsch Med Wochenschr 110:381–384

Parasitäre Erkrankungen

K.-H. BICHLER

Durch die immer noch zunehmende Touristik, umfangreiche Entwicklungshilfemaßnahmen und eine nennenswerte Reisediplomatie kommt eine große Zahl von Menschen mit Krankheitserregern in Kontakt, die in unseren Breiten nicht vorkommen. Hier sind typische Krankheiten der sog. gesundheitsgefährdenden Gebiete gemeint. Zur Erkennung und sachgerechten Therapie ist entsprechendes ärztliches Wissen erforderlich, im Gefolge derartiger Erkrankungen werden in zunehmendem Maße auch gutachterliche Kenntnisse, die wie immer auf fundiertem ärztlichem Wissen basieren müssen, notwendig.

Für den urologischen Gutachter sind folgende Krankheitsbilder von Bedeutung:

– Schistosomiasis (Bilharziasis),
– Filariasis,
– Echinokokkosis (zystisch und alveolär),
– Malaria.

Bilharziose

Die Verbreitungsgebiete der Bilharziose sind im wesentlichen große Teile Afrikas, aber auch der Nahe Osten (Jemen, Saudi Arabien und Iran).

Schistosoma haematobium ruft vor allem entzündliche Veränderungen an den Harnwegen hervor, während Schistosomia mansoni und japonicum Darmerkrankungen verursachen [3]. Die schematische Darstellung zeigt das Ei, das Miracidium und den Wurm von Schistosomia haematobium (Abb. 1).

Die Bilharziose führt zu einer Blasenentzündung (Hämaturie!). Hier ist zu Beginn das sog. „Magarr-Gebiet", das im Grenzbereich des fixierten zum unfixierten Teil der Harnblase liegt, betroffen. Die Schleimhaut zeigt in der akuten Inflamationsphase fleckige Kongestionen (Hyperämie). Typisch sind im weiteren Verlauf „sandige" Areale. Es handelt sich hier um eine Mukosareaktion auf die in der Submukosa gelagerten Eier (die Eier erscheinen wie „unter Wasser gelagerter Sand", Abb. 2) [4].

Die Entzündung der Harnblase bildet im weiteren Verlauf tiefe Ulzera, es kommt zu Wandverdickungen, polypösen Veränderungen und Schrumpfung der Harnblase (Harnblasenhalsfibrose). Kalzifizierungen sind nicht selten. Harnblasenwandveränderungen führen zu Abflußbehinderungen mit Aufstau der Nieren (obstruktive Uropathie).

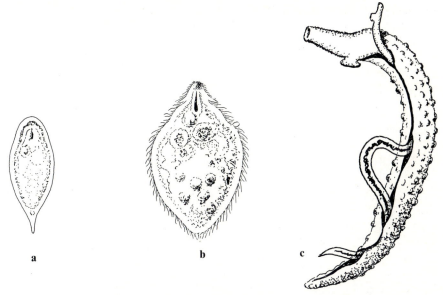

Abb. 1a–c. Schistosoma haematobium. **a** Ei, **b** Miracidium, **c** Wurm

Die Schistosomiasis kann auch zu Nephritis (mit Proteinurie und selten auftretender Niereninsuffizienz) führen. Die langanhaltenden Entzündungen infolge Bilharziose, mit den erheblichen Umbauten der Schleimhaut und der übrigen Harnblasenwand können in Plattenepithelkarzinome übergehen. Ein Kausalzusammenhang ist anzuerkennen (Liste der Berufskrankheiten gemäß Anlage 1 zur Berufskrankheitenverordnung, Nr. 3103: ‚Von Tieren auf Menschen übertragbare Krankheiten') [2].

Diagnostik. Zu unterscheiden sind dabei der Nachweis der Infektion und Untersuchungen zur Erfassung der Erkrankungsfolgen an den ableitenden Harnwegen. Die Urinuntersuchung erlaubt bei einer Infektion den Nachweis von Parasiteneiern. Eventuell muß der 24-h-Urin (am besten unter körperlicher Belastung) untersucht und eine Färbung mit Ninhydrin durchgeführt werden. Fernerhin sind serologische Teste (ELISA) zum Nachweis der Schistosomiasis erforderlich (Tropeninstitut Hamburg).

Zum Nachweis pathologischer Veränderungen an den ableitenden Harnwegen sind Urogramm und Zystoskopie mit Biopsien notwendig.

Gutachterliche Beurteilung. Die Schätzung des Körperschadens bei der Bilharziose richtet sich nach dem Ausmaß pathologischer Veränderungen im Urogenitalbereich. Bei Herstellung der Kausalkette zwischen Bilharziose und Plattenepithelkarzinom der Harnblase ist das Karzinom als Folge der Infektion an-

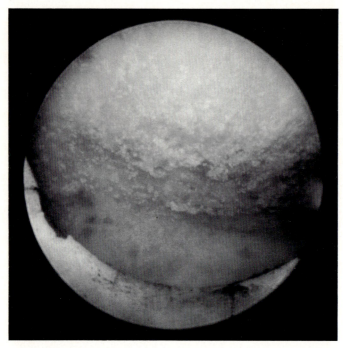

Abb. 2. Zystoskopiebefund bei einem Patienten mit schweren zystischen Veränderungen bei Bilharziose

zuerkennen. Unter gegebenen Umständen handelt es sich um Berufserkrankungen (Entwicklungshelfer, Angehörige des diplomatischen Dienstes, Techniker u.a., Nr. 3104 der BekV).

Filariasis (Bancroftian filariasis)

Die Wurmerkrankung tritt im Südpazifischen Raum auf. Die Mikrofilarien werden durch Moskitos übertragen (u.a. Anopheles). Im Wirtsorgan der Moskitofliege durchläuft die Mikrofilarie verschiedene Entwicklungsstadien. Die Larve gerät durch einen Stich in die Haut des Menschen. Sie bevorzugen die Lymphwege, entwickeln sich zu reifen Würmern und übersäen den Wirtskörper mit neuen Mikrofilarien [5].

Die am häufigsten befallenen Lymphwege sind die der unteren Extremitäten, des Retroperitoneums (Ureteritis, Periureteritis – s. auch das Kapitel „Verletzungen und Erkrankungen des Harnleiters"), des Samenstrangs und der Nebenhoden (Funikulo-Epididymitis, Orchitis, Hydrozele). Der Wurmbefall führt jedoch nicht immer zu klinischen Symptomen. Die Krankheit äußert sich in Endolymphangitis, Granulomen und Lymphödemen. Die Proliferation des

Bindegewebes und die Verdickung der Haut führen zur Elephantiasis (Skrotum, Penis). Sekundäre bakterielle Infekte verschlimmern das Krankheitsbild. Die Häufigkeit von Hydrozelen in den Tropengebieten steht in Beziehung zur Inzidenz der Filariasis.

Diagnostik. Sie besteht im Infektionsnachweis und Feststellung der Krankheitsfolgen. Nachweis von Filarien geschieht im Blut nach Hämolyse und Färbung mit Giemsa, fernerhin histologischem Nachweis in Gewebsproben. Bei der lokalen Untersuchung können als Krankheitsfolgen, ideopathische Hydrozele, vor allem in jüngerem Alter, Samenstrang- und Nebenhodenentzündungen festgestellt werden. Lymphangiographie dient zur Differenzierung von anderen obstruktiven Lympherkrankungen; Röntgenuntersuchung zum Nachweis verkalkter Filarien.

Die urologische *Begutachtung* betrifft die Erkrankungen am äußeren Genitale (Hoden-, Nebenhodenentzündungen, Samenstrangentzündungen, Hydrozele, Skrotalschwellung, z.T. mit elephantiastischen Veränderungen). Zur Bewertung s.u. den betreffenden Organkapiteln. Bei entsprechender Kausalität ist die Anerkennung als Berufskrankheit zu prüfen (Berufskrankheit Nr. 3104) [2].

Echinokokkosis

Zwei verschiedene Formen der Echinokokkosis können unterschieden werden: die zystische und die alveoläre Form. Die häufigere, zystische Echinokokkose wird vom Echinococcus granulosus hervorgerufen. Endemiegebiete der Erkrankung sind neben dem Mittelmeergebiet v.a. Australien, Argentinien und Lateinamerika. Der Mensch wird vorwiegend von Hunden infiziert, die Träger der erwachsenen Bandwürmer sind. Seltenere Wirte sind hundeartige Raubtiere wie Wolf oder Schakal. Der Mensch ist Zwischenwirt (Finnenträger). Die Finnen (Hydatiden) treten überwiegend in Leber und Lunge, jedoch auch in der Niere auf und können so den Urologen bzw. den urologischen Gutachter beschäftigen.

Der Echinokokkus gelangt über das Duodenum in die Leber, einige wenige Hydatiden kommen von dort aus in die Lunge. Über den Blutkreislauf der Lunge gelangen sie in die linke Herzhälfte, von da aus in die arterielle Zirkulation. Auf diesem Wege kann auch die Niere von Echinokokkuszysten befallen werden. Die häufigste Lokalisation ist sicher in Leber (70%) und Lunge. Für den Gutachter ist zu bedenken, daß 25% der Patienten, die an der Infektion erkrankt sind, zeitlebens keine Symptomatik angeben. Ein Teil der Zysten geht in Abszesse über. Andere kollabieren oder kalzifizieren. Zumeist wird differentialdiagnostisch beim Nierenbefall an ein Nierenkarzinom gedacht.

Die alveoläre Echinokokkose wird vom Echinokokkus multilokularis übertragen. Endemiegebiete sind die südliche Bundesrepublik (Baden-Württemberg und Bayern), Schweiz, Österreich, Teile der Gemeinschaft unabhängiger Staaten (GUS), Sibirien und Alaska.

Träger des erwachsenen Bandwurms ist in Mitteleuropa in erster Linie der Fuchs, seltener die Katze. Der Mensch ist Zwischenwirt (Finnenträger). Im Gegensatz zum Echinokokkus granulosus, der Hydatiden produziert, verursacht Echinococcus multilocularis entzündliche Reaktionen mit tumorähnlichem infiltrativem Wachstum. Im allgemeinen tritt die alveoläre Echinokokkose in der Leber auf, andere Lokalisationen (Lunge und Hirn) sind selten. Wir beobachteten kürzlich auch einen Patienten, der neben einer Lebermanifestation auch eine retroperitoneale Besiedelung mit Harnleiterobstruktion sowie einen Hodenbefall zeigte [6].

Zur *Diagnostik* sind das Differentialblutbild (Eosinophilie!) häufiger beim Echinococcus granulosus, seltener beim Echinococcus alveolaris, der indirekte Hämagglutinationstest (Antigen: Erythrozyten beschichtet mit Hydatidenflüssigkeit menschlichen Ursprungs bzw. indirekter Immunofluoreszenztest (Antigen: Kryostatschnitte von Echinococcus granulosus protoscolices) von Bedeutung. Der Casoni-Test gilt in Anbetracht möglicher allergischer Reaktionen und empfindlicherer serologischer Methoden heute als obsolet. Zusätzlich ist bei Verdacht auf Befall der Nieren- und Harnwege die Untersuchung des Urinstatus erforderlich, typischerweise finden sich neben Leukozyten und Erythrozyten Häkchen, Membranen, seltener auch Hydatiden des Echinokokkus. Zur morphologischen Diagnostik des Organbefalls sind Ultraschall- und Röntgenuntersuchungen der Nieren und ableitenden Harnwege erforderlich. Darüber hinaus ist, insbesondere auch zur Beurteilung weiterer Herde in Leber und Lunge, eine Computertomographie bzw. Thoraxröntgenuntersuchung nötig.

Die *Beurteilung* des Körperschadens durch den Echinokokkus hat entsprechend den in den verschiedenen Organkapiteln (z. B. zur Niere) angegebenen Prozentsätzen zu erfolgen. Zu bedenken ist auch hier eine mögliche Anerkennung als Berufskrankheit.

Malaria

Eine Infektion mit Plasmodium malariae (Malaria quartana) kann zu einer Glomerulonephritis (mit granulären Ablagerungen von IGM und C3 an der Basalmembran) führen. Daraus kann eine Hypertonie, Proteinurie und Niereninsuffizienz folgern. Eine derartige Glomerulonephritis kann im tropischen Afrika im Verbreitungsgebiet der Malaria quartane auftreten bzw. Menschen befallen, die sich in diesen Gebieten als Entwicklungshelfer, im diplomatischen Dienst oder als Reisende aufgehalten haben. Der Krankheitsverlauf ist in der Regel chronisch.

Zur *Diagnostik* ist neben den Untersuchungen wie Urinstatus (bei Proteinurie spezielle Untersuchungen, Erfassung der quantitativen Eiweißausscheidung bzw. Messung von Einzelproteinen – selektive oder unselektive Proteinurie) erforderlich. Im Serum ist neben den Bestimmungen das Gesamteiweiß, die Elektrophorese, Serumkreatinin sowie die Bestimmung der Elektrolyte und Harnsäure notwendig. Die Diagnose stützt sich auf den Erregernachweis im Blutausstrich und im dicken Tropfen sowie auf den Immunfluoreszenztest, die KBR und indirekte Hämagglutination. Zur Erfassung des Nierenschadens ist ein AUR, Isotopennephrogramm und evtl. Nierenbiopsie durchzuführen.

Die *Beurteilung* des Körperschadens entspricht dem betreffenden Organabschnitt bzw. der im Kapitel „Nephrologische Begutachtung" angegebenen Größenordnungen.

Zur *Beurteilung des Körperschadens* durch parasitäre Erkrankungen, insbesondere Tropenkrankheiten, ist generell hier festzuhalten, daß der entstandene Körperschaden entsprechend den in den einzelnen Kapiteln Niere, Harnblase usw. angegebenen Prozentsätzen erfolgt. Bei der Erfassung bzw. Begutachtung parasitärer Erkrankungen ist zu bedenken, daß es sich hierbei um Berufskrankheiten handeln kann, die entsprechend den gesetzlichen Bestimmungen der Unfallversicherung der Berufsgenossenschaft zu melden sind. Diese gesetzlichen Bestimmungen sind im Erkrankungs- und Begutachtungsfall bei Laborpersonal und dienstlicher Tätigkeit in gesundheitsgefährdenden Gebieten (Entwicklungshilfe, diplomatischer Dienst u. a.) zu berücksichtigen. In diesem Zusammenhang ist darauf hinzuweisen, daß für die Begutachtung von Körperschäden, die in gesundheitsgefährdenden Gebieten erworben wurden, die vor Aufnahme der Tätigkeit durchgeführte Tauglichkeitsuntersuchung von großer Bedeutung für die Zusammenhangsfrage sind [1].

Literatur

1. Bichler KH (1980) Erkrankungen der Niere und Harnwege. X. Tagung der Deutschen Gesellschaft für Tropenmedizin, Heidelberg 1979. In: Diesfeld HJ: Medium in Entwicklungsländern, Band 6. Lang, Frankfurt/Main 115–121
2. Berufskrankheitenverordnung (Anlage 1, BKVO 1992)
3. Lichtenberg F, Lehmann JS (1992) Parasitic diseases of the genitourinary system. In: Walsh PC et al. (eds) Campbells urology, 6th edn. Saunders, Philadelphia, pp 883–927
4. Lloyd-Davies RW, Gow JG, Davies DR (1989) A colour atlas of urology. Wolfe Medical, London
5. Marcial-Rojas RA (1966) Protozoal and helminithic diseases. In: Anderson WAD (ed) Pathology, vol 1. Mosby, St. Louis, pp 324–358
6. Strohmaier WL, Bichler KH, Wilbert DM, Seitz HM (1990) Alveolar echinococcosis with involvement of the ureter and testis. J Urol 144:733–734

Sportverletzungen und Sportschäden

K.-H. BICHLER

Sport nimmt in unserer Gesellschaft einen breiten, vielleicht zunehmend breiten Raum ein. Das betrifft sowohl den Amateur- und Berufssport als auch den sog. Freizeitsport. Verletzungen beim Sport sind „systemimmanent". Ausmaß und Häufigkeit sind abhängig vom Trainingszustand, der Betreuung durch Trainer und Lehrer, sie sind aber auch mitbestimmt von der mangelnden Einsicht mancher Sportler.

Gutachterliche Tätigkeit bei Sportverletzungen ist daher heute keine Seltenheit mehr, auch im Fach Urologie.

Auftraggeber sind bei Schülern häufig die Gemeindeunfallversicherungsverbände und bei Verletzungen im Vereinsbereich bzw. „Freizeitsportlern" Versicherungen.

Typische Verletzungslokalisationen des Urogenitaltrakts bei verschiedenen Sportarten gibt die Tabelle 1 wieder.

Für die gutachterliche Einschätzung bzw. Handhabung der verschiedenen Verletzungen, z. B. der Niere, Harnröhre und Hoden, sei auf die entsprechenden „Organkapitel" verwiesen.

Im folgenden werden Beispiele einer Nierenverletzung beim Sport bzw. einer Nierenerkrankung, die im Zusammenhang mit sportlicher Belastung symptomatisch wurde, vorgestellt.

Tabelle 1. Typische Verletzungslokalisationen im Bereich des Urogenitaltrakts bei verschiedenen Sportarten

Verletzungen	Sportart
Äußeres Genitale (Vulva, Harnröhrenöffnung) Hoden (Zerreißung der Kapsel) Nebenhoden (Einrisse und Hämatome) Penis (Ablederungen, Harnröhrenverletzung)	Fußball, Radfahren (und Motorrad), Reiten, Ski alpin, Leichtathletik
Harnröhren- und Harnblasenverletzungen (Beckenfraktur, Straddelverletzungen)	Fußball, Reiten, Ski alpin, Leichtathletik (Sprungdisziplinen), Radfahren, Motorradfahren
Nierenverletzungen (Kontusion, Kapselhämatome, Parenchymzerreißungen, Nierenstielabrisse)	Fußball, Reiten, Ski alpin, Rodel

Abb. 1a, b. Schwere Nierenverletzung (E. R., 17 J., männl.) **a** Ausscheidungsurogramm, **b** Renovasographie. (Nach Bichler et al. 1983 [2])

Sportverletzungen und Sportschäden

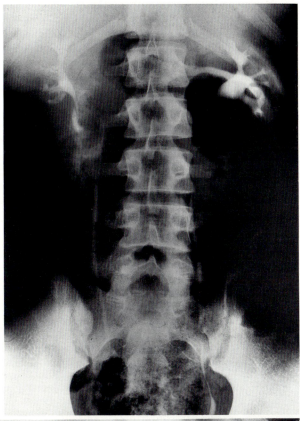

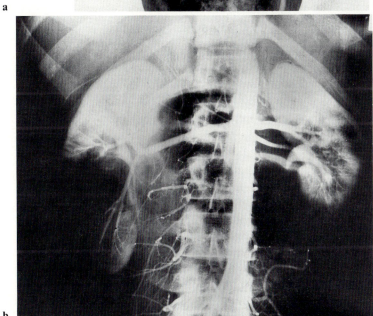

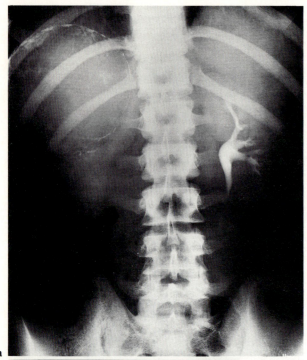

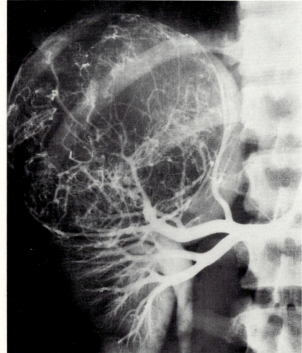

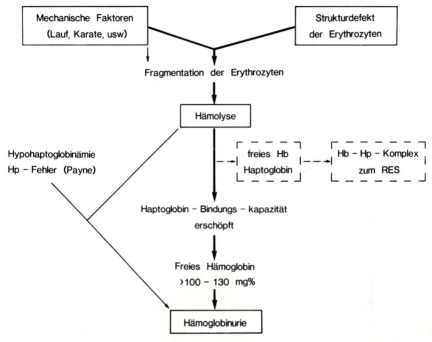

Abb. 3. Pathogenese der Sporthämoglobinurie. (Nach Bichler et al. 1983) [2])

Ein 17 Jahre alter Fußballspieler (Torwart) kollabierte nach einem Zusammenstoß mit einem anderen Spieler und mußte mit Makrohämaturie in die Klinik eingeliefert werden. Als Ursache der Hämaturie fand sich ein totaler Querriß des Nierenparenchyms mit Abriß der Nierenkelche. Eine Heminephrektomie war erforderlich (Abb. 1).

In einem weiteren Beispiel trat bei einem 16jährigen Handballspieler unmittelbar nach dem Spiel eine Hämaturie auf. In der Abklärung fand sich ein Nierenkarzinom, das zur Nephrektomie zwang. Hier ist die sportliche Betätigung nicht als Schädigung anzusehen. Das Nierenkarzinom war ein vorbestehendes Leiden, das evtl. infolge der sportlichen Belastung zu einer pronozierenden Blutung führte (Abb. 2).

Neben den Verletzungen kann sportliche Tätigkeit, z. B. bei Langlaufdisziplinen (Leichtathletik oder Skilanglauf), vereinzelt zu Hämoglobinurie führen. Es tritt hierbei eine Schädigung der Erythrozyten auf. Eine Vorschädigung der roten Blutzellen wird allerdings angenommen.

Die pathophysiologischen Zusammenhänge zeigt Abb. 3. Sowohl für den Sportarzt als auch für den Gutachter sind bei derartigen Veränderungen neben urologischer Diagnostik (Röntgen, Sonographie, Laborwerte wie Blutbild, Kreatinin, Harnstoff und Elektrolyte) spezielle Untersuchungen zur Erfassung der Hämolyse wie Plasma-Hb, Haptoglobin, Hämopexin, Enzyme (LDH!) wichtig (2).

◄──────────

Abb. 2a, b. Hypernephroides Nierenkarzinom (K. B., 16 J., männl.). **a** Ausscheidungsurogramm, **b** Renovasographie. (Nach Bichler et al. 1983 [2])

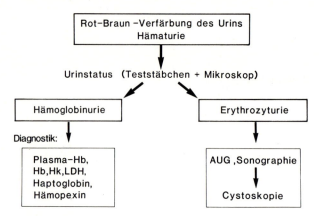

Abb. 4. Untersuchungsgang zur Diagnose von Hämoglobinurie und Erythrozyturie. (Nach Bichler et al. 1983) [2])

Zur differentialdiagnostischen Trennung Hämoglobinurie/Erythrozyturie bedarf es eines besonderen Untersuchungsgangs (Abb. 4), wobei die Erythrozyten einer weiteren differentialdiagnostischen Aufbereitung zugeführt werden können, so z.B. die Erfassung renaler Erythrozyten. Damit können renale Sportverletzungen von entzündlichen Erkrankungen (z.B. Glomerulonephritis) oder traumatischen Veränderungen, z.B. der ableitenden Harnwege, separiert werden.

Langlaufarten (Leichtathletik oder Ski) führen bereits physiologischerseits zu einer mäßiggradigen Proteinurie, die im Anschluß an die sportliche Betätigung normalerweise wieder abklingt (Abb. 5). Bei einzelnen Sportlern dieser Disziplinen kann es jedoch zu nennenswerten Eiweißverlusten kommen. Entsprechende Untersuchungen zur renalen Bearbeitung der Proteine sind erforderlich, sowohl zur Beratung als auch evtl. zur Begutachtung [1].

Im Zusammenhang mit der Begutachtung interessiert den sportärztlich tätigen Urologen die Frage, wann nach Verletzungen bzw. Sportschäden wieder sportliche Betätigung erfolgen kann. Sie taucht insbesondere bei Kindern und Jugendlichen im Zusammenhang mit der Freistellung vom Schulsport auf. Hier sei zunächst auf die vom Deutschen Sportärztebund herausgegebene Veröffentlichung „Die ärztlich indizierte Rückstellung vom sportpraktischen Unterricht" [4] verwiesen. Grundsätzlich kann hier gesagt werden, daß nach akut entzündlichen Erkrankungen das Ausmaß der Schonung sowohl vom Krankheitsbild als auch vor allem von der Einschränkung der Nierenfunktion abhängt. Während akute entzündliche Erkrankungen eine Freistellung bzw. Teilfreistellung von 1–3 Monate umfassen, wobei Schwimmsport (Unterkühlung) bzw. andere Sportarten mit erheblicher körperlicher Belastung generell nicht in Frage kommen. Bei chronischen Erkrankungen bzw. Niereninsuffizienz sind Zeiträume von 1–2 Jahren für aktive sportliche Tätigkeit erforderlich, wobei Gymnastik, Geräteturnen und Spiele im Einzelfall durchaus möglich sind. Bei Jugendlichen mit Niereninsuffizienz, Dialysepatienten bzw. Nierentransplan-

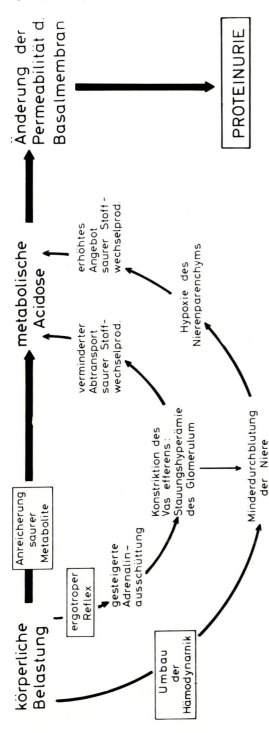

Abb. 5. Pathogenese der Proteinurie nach körperlicher Belastung. (Nach Bichler et al. 1983 [2])

tierten ist im Einzelfalle zu entscheiden. Sportliche Tätigkeit kann hier durchaus Bestandteil der Rehabilitation bzw. ein Faktor der Behandlung sein (Kalziumstoffwechsel!). Bei den urologischen Erkrankungen wie Urolithiasis ist nach der Grunderkrankung (Pyelonephritis) zu entscheiden. Insbesondere bei der Urolithiasis kann zur Beeinflussung des Kalziumstoffwechsels sportliche Tätigkeit indiziert sein [3]. Tumoren der Niere und der ableitenden Harnwege verlangen eine individuelle Begutachtung. Hier dürfte aber Freistellung von 6–8 Monaten erfolgen, wobei früher leichte Gymnastik, Geräteturnen und Spiele erlaubt sind.

Erkrankungen des äußeren Genitale wie Hydrozele, Varikozele, Leistenhoden machen wesentliche kürzere Sportdispensen notwendig (4–8 Wochen).

Fehlbildungen wie Nierenaplasie, Doppelniere, Hufeisenniere sind entsprechend ihren Folgeerscheinungen bzw. der Nierenfunktion zu entscheiden.

Literatur

1. Bichler KH, Porzsolt F, Naber K (1972) Proteinurie unter körperlicher Belastung. Dtsch Med Wochenschr 97:1229–1234
2. Bichler KH, Nelde HJ, Strohmaier WL (1983) Sporthämaturie – Pathophysiologie und Klinik. Urologe [B] 23:298–303
3. Bichler KH, Strohmaier WL, Gaiser E, Linn R, Schreiber M, Wittkowski H, Andree-Esser U (1993) Kalziumstoffwechsel unter sportlicher Belastung. Deutsche Zeitschrift für Sportmedizin 44
4. Kaldewey W (1988) Erkrankungen der Nieren und ableitenden Harnwege. In: Deutscher Sportärztebund (DSÄB) (Hrsg) Freistellungen im Schulsport. Zur ärztlichen indizierten Rückstellung vom sportpraktischen Unterricht. Hofmann, Schorndorf

Anhang A

Abkommen

Ärzte/Unfallversicherungsträger (Ärzteabkommen)
in der ab 1. 1. 1991 gültigen Fassung

zwischen

1. dem Hauptverband
   der gewerblichen Berufsgenossenschaften e. V., Sankt Augustin
2. dem Bundesverband
   der landwirtschaftlichen Berufsgenossenschaften e. V., Kassel
3. dem Bundesverband
   der Unfallversicherungsträger der öffentlichen Hand e. V., München, einerseits

und

der Kassenärztlichen Bundesvereinigung, Köln, andererseits

vom 23. März 1984 i. d. F. vom 24. September 1990 mit Schiedsvertrag.

Inhaltsübersicht

Erster Teil
Grundsätze   Leitnummern   1–4

Zweiter Teil
Heilverfahren bei Arbeitsunfällen

A) Allgemeines   Leitnummern   5–22
B) Allgemeine Auswahl der Verletzungsfälle
   1. Durchgangsarztverfahren   Leitnummern   23–39
   2. Beratungsfacharztverfahren   Leitnummern   40–44
   3. Verletzungsartenverfahren   Leitnummern   45–46
   4. Verfahren bei Augen- und Hals-, Nasen-,   Leitnummern   47–49
      Ohrenverletzungen
   5. H-Arzt-Verfahren   Leitnummern   50–58

C) Verfahren zur Früherfassung berufsbedingter   Leitnummern 59–62
   Hauterkrankungen (Hautarztverfahren)
D) Berufskrankheiten   Leitnummer   62a

Dritter Teil
Auskünfte, Berichte, Aufzeichnungen, Gutachten   Leitnummern 63–70

Vierter Teil
Vergütungen

1. Allgemeine Regelungen   Leitnummern 71–74
2. Besondere Regelungen   Leitnummern 75–78
3. Regelungen bei stationärer Behandlung   Leitnummern 79–81
4. Regelungen für Auskünfte, Bescheinigungen,   Leitnummern 82–92
   Berichte und Gutachten
5. Regelungen bei Hinzuziehung zur Klärung der   Leitnummern 93–94
   Diagnose einschließlich Dokumentation
6. Regelungen für die Vergütung von Durch-   Leitnummern 95–103
   gangsärzten, Beratungsfachärzten und an der
   Durchführung der besonderen Heilbehandlung
   beteiligten Ärzten (H-Ärzte)
7. Rechnungslegung und Vergütung   Leitnummer   104

Fünfter Teil
Arbeitsgemeinschaften und Schiedsgerichte   Leitnummern 105–116

Sechster Teil
Kündigung und Schiedsamt   Leitnummer   117

Siebter Teil
Beteiligung am Abkommen   Leitnummer   118

Achter Teil
Sondervereinbarungen   Leitnummer   119–

Neunter Teil
Inkrafttreten   Leitnummer   120

Anhang

1. Rechtsgrundlagen
2. Schiedsvertrag

Anlage A
Gebührenverzeichnis

Anhang A

Erster Teil

Grundsätze

Ltnr. *) 1
(1) Die Träger der gesetzlichen Unfallversicherung sind nach den gesetzlichen Vorschriften**) verpflichtet, alle Maßnahmen zu treffen, durch die eine möglichst bald nach dem Arbeitsunfall***) einsetzende schnelle und sachgemäße Heilbehandlung, insbesondere auch, soweit nötig, eine fachärztliche oder besondere unfallmedizinische Versorgung gewährleistet wird. Diese berufsgenossenschaftliche Heilbehandlung wird als allgemeine Heilbehandlung oder als besondere Heilbehandlung nach Ltnr. 5 gewährt.
(2) Zur Erfüllung dieser Aufgaben bedürfen die Träger der gesetzlichen Unfallversicherung mit Mitarbeit aller Ärzte.

Ltnr. 2
Die Regelungen dieses Abkommens erstrecken sich auch auf Berufskrankheiten, soweit nicht ausdrücklich anderes bestimmt ist.

Ltnr. 3
Die Vertragspartner verpflichten sich, bei ihren Mitgliedern auf eine gewissenhafte Erfüllung dieses Abkommens hinzuwirken.

Ltnr. 4
Alle Streitigkeiten über Auslegung und Durchführung des Abkommens sind in den dafür vorgesehenen Verfahren (Fünfter Teil) auszutragen. Sie berechtigen nicht zur Verzögerung oder zur Verweigerung der gesetzlichen und vertraglichen Pflichten.

Zweiter Teil

Heilverfahren bei Arbeitsunfällen

A. Allgemeines

Ltnr. 5
Der Träger der gesetzlichen Unfallversicherung gewährt für die Folgen eines Arbeitsunfalls vom Unfalltag an oder jederzeit später
1. besondere Heilbehandlung, wenn wegen der Art oder Schwere der Verletzung eine besondere unfallmedizinische Versorgung durch von den Trägern

---

*) Ltnr. = Leitnummer.
**) Siehe Anhang am Schluß des Abkommens 1), 2).
***) Als Arbeitsunfälle gelten auch Unfälle, die Kinder während des Besuchs von Kindergärten, Schüler während des Besuchs von Schulen und Studierende während des Besuchs von Hochschulen erleiden (§ 539 Abs. 1 Nr. 14 RVO).

der gesetzlichen Unfallversicherung bestellte oder besonders beauftragte Ärzte erforderlich ist,
2. allgemeine Heilbehandlung in den übrigen Fällen.

Ltnr. 6
Die Einleitung besonderer Heilbehandlung kann — unbeschadet des Verletzungsartenverfahrens (§§ 6, 6a der Bestimmungen des ehemaligen Reichsversicherungsamtes) — nur durch den Träger der gesetzlichen Unfallversicherung oder die nach diesem Abkommen dazu berechtigten Ärzte erfolgen.

Ltnr. 7
Im Rahmen der gesetzlichen Vorschriften kann der Träger der gesetzlichen Unfallversicherung die Ärzte oder die Krankenhäuser für die Behandlung des Unfallverletzten bestimmen.

Ltnr. 8
Der Träger der gesetzlichen Unfallversicherung kann jederzeit ärztliche Untersuchungen, auch nach Abschluß der Behandlung (Nachuntersuchungen), durch von ihm ausgewählte Ärzte veranlassen. Auf sein Verlangen leitet dabei der behandelnde Arzt den Unfallverletzten unverzüglich dem vom Träger der gesetzlichen Unfallversicherung bezeichneten Arzt zur Untersuchung zu.

Ltnr. 9
Im allgemeinen sollen etwa 80 v. H. aller Fälle von Verletzungen in der allgemeinen Heilbehandlung (Ltnr. 5 Ziffer 2) verbleiben.

Ltnr. 10
(1) Der behandelnde Arzt erstattet am Tage der ersten Inanspruchnahme durch den Unfallverletzten, spätestens am Tage darauf, dem Träger der gesetzlichen Unfallversicherung eine ärztliche Unfallmeldung auf Arztvordruck 13 (vgl. Ltnr. 82).
(2) Die ärztliche Unfallmeldung nach Absatz 1 entfällt, wenn eine Vorstellung des Unfallverletzten beim Durchgangsarzt nach Ltnr. 29, beim Beratungsfacharzt nach Ltnr. 41, im Verletzungsartenverfahren nach Ltnr. 45 oder beim Augen-/Hals-Nasen-Ohrenarzt nach Ltnr. 47 erfolgt oder wenn ein H-Arzt-Bericht nach Ltnr. 57 zu erstatten ist.

Ltnr. 11
Der Arzt, der bei einem Unfallverletzten — vor der Vorstellung nach Ltnrn. 29, 41, 45 oder 47 — die erste ärztliche Versorgung leistet, erstattet auf Verlangen des Trägers der gesetzlichen Unfallversicherung diesem einen Bericht über den Zustand des Unfallverletzten und die Art der geleisteten Versorgung; die Vergütung für die Berichterstattung ist in Ltnr. 82 geregelt.

Ltnr. 12
Die erste ärztliche Versorgung umfaßt die ärztlichen Leistungen, die den Rahmen des sofort Notwendigen nicht überschreiten. Eine Vergütung der ärztlichen Leistungen erfolgt nach Ltnr. 5 Abs. 2.

Ltnr. 13
— Nicht besetzt —

Ltnr. 14
Überweist der behandelnde Arzt den Unfallverletzten einem Facharzt zur weiteren Behandlung, soll er diesen — wenn nötig — durch einen kurzen Bericht über seine Feststellungen bezüglich des Unfallhergangs, seinen ersten Befund, die von ihm getroffenen Maßnahmen und über den bisherigen Heilverlauf unterrichten. Dieser Bericht wird in freier Form erstattet und von dem Facharzt nach Kenntnisnahme an den Träger der gesetzlichen Unfallversicherung weitergeleitet. Für die Erstattung des Berichts hat der Träger der gesetzlichen Unfallversicherung eine Vergütung zu gewähren (Ltnr. 87). Diese Bestimmungen gelten nicht in den Fällen, in denen die Vorstellung beim Facharzt auf Grund der für die Sonderverfahren erlassenen Bestimmungen erfolgt.

Ltnr. 15
— Nicht besetzt —

Ltnr. 16
(1) Der Arzt hat Anspruch auf Vergütung vom Beginn der allgemeinen Heilbehandlung an, wenn er die ärztliche Unfallmeldung nach Ltnr. 10 Abs. 1 abgegeben hat oder ein Fall nach Ltnr. 10 Abs. 2 vorliegt.
(2) Wenn ein Arbeitsunfall offensichtlich nicht vorgelegen hat, so kann der Träger der gesetzlichen Unfallversicherung innerhalb von 10 Tagen nach Eingang der Mitteilung nach Ltnr. 10 Abs. 1 seiner Leistungspflicht widersprechen. In diesen Fällen entfällt der Anspruch auf Vergütung von Beginn der allgemeinen Heilbehandlung an; erfolgt der Widerspruch später, so entfällt der Anspruch ab dem Tag nach Eingang des Widerspruchs beim Arzt. Ein Widerspruch findet nicht statt in Fällen der Ltnr. 10 Abs. 2.
(3) Hat der Arzt eine Mitteilung nach Abs. 1 nicht gemacht, so hat er einen Anspruch auf Vergütung für allgemeine Heilbehandlung gegen den Träger der gesetzlichen Unfallversicherung nur dann, wenn dieser eine rückwirkende Vergütungszusage erteilt hat.

Ltnr. 17
Wünscht der Unfallverletzte private Behandlung, so besteht für den Arzt gegenüber dem Träger der gesetzlichen Unfallversicherung ein Anspruch auf Honorierung nur in der Höhe, wie sie der Träger der gesetzlichen Unfallversicherung nach diesem Abkommen zu leisten hat.

Ltnr. 18
Der behandelnde Arzt gibt dem Träger der gesetzlichen Unfallversicherung, soweit es notwendig erscheint, von allen nachteiligen Zwischenfällen (z. B. vorzeitiges Ausscheiden aus der Behandlung, verfrühte Entlassung aus dem Krankenhaus, Widerstand des Unfallverletzten oder ungenügende Unterstützung der Heilbehandlung durch ihn, Inanspruchnahme von Laienbehandlung, unerwartete Heilkomplikationen), von der Verlegung in ein anderes Krankenhaus sowie von jeder wesentlichen Änderung der Diagnose unverzüglich Kenntnis.

Ltnr. 19
Der behandelnde Arzt gibt dem Träger der gesetzlichen Unfallversicherung möglichst frühzeitig einen Hinweis, wenn die Einleitung von Maßnahmen der Arbeits- und Berufsförderung notwendig erscheint.

Ltnr. 20
— Nicht besetzt —

Ltnr. 21
(1) Der behandelnde Arzt unterstützt den Träger der gesetzlichen Unfallversicherung auf Verlangen, wenn dieser im Einzelfall besondere Heilbehandlung einleiten oder während besonderer Heilbehandlung anderweitige unfallmedizinische Behandlung veranlassen will oder eine dieser Maßnahmen vorbereitet.
(2) Vom Träger der gesetzlichen Unfallversicherung im Zusammenhang mit Absatz 1 angeforderte Auskünfte, Berichte und Aufzeichnungen sind innerhalb von drei Tagen vorzulegen.
(3) Von Anordnungen, die einen Eingriff in seine Behandlung bedeuten, ist der Arzt so rechtzeitig zu benachrichtigen, daß er davon nicht später Kenntnis erhält als der Unfallverletzte.

Ltnr. 22
Die nachfolgenden Bestimmungen der Leitnummern 23 bis 62 gelten nicht bei Vorliegen von Berufskrankheiten.

B. *Allgemeine Auswahl der Verletzungsfälle*

1. Durchgangsarztverfahren*)

Ltnr. 23
(1) Jeder Träger der gesetzlichen Unfallversicherung ist berechtigt, für sich allein oder gemeinsam mit anderen Trägern der gesetzlichen Unfallversicherung durch die Landesverbände der gewerblichen Berufsgenossenschaften Durchgangsärzte zu bestellen. Die Durchgangsärzte müssen als Ärzte für Chirurgie oder Orthopädie niedergelassen oder als solche an Krankenhäusern oder Kliniken tätig sein.
(2) Soweit es erforderlich und zweckmäßig erscheint, können von den Landesverbänden Durchgangsarzt-Vertreter anerkannt werden. Sie müssen Ärzte für Chirurgie oder Orthopädie sein.
(3) Weitere Voraussetzung für die Bestellung zum Durchgangsarzt oder für die Anerkennung als Durchgangsarzt-Vertreter ist, daß der Arzt besondere Kenntnisse und Erfahrungen auf dem gesamten, die Behandlung von Unfallverletzungen umfassenden Gebiet hat.

Ltnr. 24
Von der Bestellung eines Durchgangsarztes oder der Anerkennung eines Durchgangsarzt-Vertreters durch den Landesverband teilt dieser die beabsichtigte Maßnahme der örtlich zuständigen Stelle der Kassenärztlichen Vereini-

---
*) Siehe Anhang am Schluß des Abkommens 3).

gung mit. Erhebt diese innerhalb von 4 Wochen nach Eingang der Mitteilung Einwände gegen die persönliche oder fachliche Eignung des Arztes, so hat der Landesverband, falls er die Einwände für unbegründet hält, die Angelegenheit der Landesarbeitsgemeinschaft zur Entscheidung vorzulegen.

Ltnr. 25
Der Durchgangsarzt ist verpflichtet, die Tätigkeit persönlich auszuüben. Wird für den Fall der Verhinderung ein Vertreter tätig, muß dieser die gleichen Voraussetzungen erfüllen wie ein Durchgangsarzt. Eine Übertragung der Tätigkeit auf Assistenzärzte ist nicht statthaft.

Ltnr. 26
(1) Der Durchgangsarzt kann nach pflichtgemäßem Ermessen zur Klärung der Diagnose einen Arzt für Röntgenologie zuziehen. Der Durchgangsarzt soll andere Ärzte zuziehen, wenn er wegen der Besonderheit der Verletzung dies für erforderlich hält. Er soll Ärzte anderer Fachrichtungen zuziehen, wenn bei der Art der Verletzung der Verdacht auf Mitbeteiligung eines entsprechenden Organes oder Organsystemes besteht.
(2) Der zugezogene Arzt erstattet unverzüglich einen Bericht (Ltnrn. 93 und 94).
(3) Die Gebühren der zugezogenen Ärzte sind diesen vom Träger der gesetzlichen Unfallversicherung unmittelbar zu erstatten.

Ltnr. 27
– Nicht besetzt –

Ltnr. 28
Der Unfallverletzte hat die freie Wahl unter den Durchgangsärzten seines Bezirks.

Ltnr. 29
(1) Der Arzt hält den Unfallverletzten an, sich unverzüglich einem Durchgangsarzt vorzustellen, wenn die Unfallverletzung zur Arbeitsunfähigkeit führt oder die Behandlungsbedürftigkeit voraussichtlich mehr als eine Woche beträgt. Bei Wiedererkrankung ist in jedem Falle eine Vorstellung erforderlich.
(2) Für die Überweisung hat der Arzt den Vordruck ÜV zu verwenden (vgl. Ltnr. 82).
(3) Absatz 1 gilt nicht, wenn der Unfallverletzte von einem Arzt für Chirurgie oder einem Arzt für Orthopädie, die als solche niedergelassen sein müssen, im Rahmen seines Fachgebietes (Stütz- und Bewegungsorgane) behandelt wird.

Ltnr. 30
– Nicht besetzt –

Ltnr. 31
Dem Durchgangsarzt obliegt die Untersuchung aller ihn unmittelbar aufsuchenden oder ihm überwiesenen Unfallverletzten.

Ltnr. 32
(1) Der Durchgangsarzt beurteilt und entscheidet, ob eine besondere Heilbehandlung angezeigt ist. Leitet er sie ein, so veranlaßt er sofort die erforder-

lichen Maßnahmen. Er erstattet in jedem Fall unverzüglich den Durchgangsarztbericht (Vordruck D 13). Durchschrift dieses Berichts hat der Durchgangsarzt unverzüglich dem behandelnden Arzt zu übersenden. Die Krankenkasse erhält gleichfalls unverzüglich die für sie bestimmte Durchschrift. Dies gilt auch bei Wiedererkrankungen.
(2) Bei Unfällen mit Kopfverletzungen mit Gehirnbeteiligung oder Verdacht auf Gehirnbeteiligung erstattet der Durchgangsarzt unverzüglich zusätzlich einen Ergänzungsbericht nach Vordruck D (H) 13 a (Kopf). Hiervon bleibt die alsbaldige Hinzuziehung eines Neurologen unberührt.
(3) Bei Unfällen mit Knieverletzungen oder Knieschäden erstattet der Durchgangsarzt zusätzlich einen Ergänzungsbericht nach Vordruck D (H) 13 b (Knie) in den dafür vorgesehenen Fällen.
(4) Bei Unfällen durch elektrischen Strom erstattet der Durchgangsarzt zusätzlich einen Ergänzungsbericht nach Vordruck D (H) 13 c (elektrischer Unfall) in doppelter Ausfertigung.
(5) Bei schweren Verbrennungen (2. und 3. Grades) erstattet der Durchgangsarzt zusätzlich einen Ergänzungsbericht nach Vordruck D (H) 13 d (schwere Verbrennungen) in doppelter Ausfertigung.

Ltnr. 33
Ist eine besondere Heilbehandlung nicht oder nicht mehr erforderlich, bedarf der Unfallverletzte aber noch ärztlicher Behandlung, so hat ihn der Durchgangsarzt an den Kassenarzt/Hausarzt zu verweisen oder zurückzuverweisen. Der Kassenarzt/Hausarzt führt dann die erforderliche allgemeine Heilbehandlung durch.

Ltnr. 34
Wird der Kassenarzt/Hausarzt während einer besonderen Heilbehandlung von einem Unfallverletzten in Anspruch genommen, so kann er in Fällen, in denen eine sofortige ärztliche Maßnahme dringend erforderlich ist, Leistungen erbringen, die den Rahmen des sofort Notwendigen nicht überschreiten dürfen (allgemeine Heilbehandlung). Im übrigen hat er den Unfallverletzten an den die besondere Heilbehandlung durchführenden Arzt zu verweisen.

Ltnr. 35
(1) Soweit es aus medizinischen Gründen erforderlich ist, hat der Durchgangsarzt bei den nicht in eigener Behandlung befindlichen Unfallverletzten den Heilverlauf durch Nachschau zu überwachen und unverzüglich einen Nachschaubericht zu erstatten (Vordruck D 9 a). Durchschrift dieses Berichtes hat der Durchgangsarzt unverzüglich dem behandelnden Arzt zu übersenden. Die Krankenkasse erhält gleichfalls unverzüglich die für sie bestimmte Durchschrift.
(2) Eine Nachschau entfällt, wenn die allgemeine Heilbehandlung durch einen H-Arzt erfolgt.

Ltnr. 36
Der behandelnde Arzt kann von sich aus jederzeit eine Nachschau veranlassen.

Ltnr. 37
Die Bestimmungen über die durchgangsärztliche Tätigkeit gelten auch für Durchgangsärzte an Kliniken, Polikliniken und Krankenhäusern.

Ltnr. 38
Die Träger der gesetzlichen Unfallversicherung haben durch allgemeinen Auftrag dafür Sorge zu tragen, daß dem Hausarzt, sofern der Unfallverletzte einen solchen benennt, bei Beendigung der besonderen Heilbehandlung vom Durchgangsarzt bzw. Krankenhaus ein Schlußbericht zugesandt wird.

Ltnr. 39
Das Durchgangsarztverfahren findet keine Anwendung bei isolierten Augen- und Hals-, Nasen-, Ohrenverletzungen. (Hierfür siehe „Verfahren bei Augen- und Hals-, Nasen-, Ohrenverletzungen" unter Ltnr. 47).

2. Beratungsfacharztverfahren*)

Ltnr. 40
(1) In ländlichen Bezirken ist dem Beratungsfacharztverfahren vor dem Durchgangsarztverfahren der Vorzug zu geben, wenn dem Unfallverletzten billigerweise wegen der Verkehrsverhältnisse nicht zugemutet werden kann, den Durchgangsarzt aufzusuchen.
(2) Für die Bestellung zum Beratungsfacharzt und für die von ihm zu erfüllenden Voraussetzungen gelten die Bestimmungen der Leitnummern 23 bis 26 für das Durchgangsarztverfahren entsprechend.

Ltnr. 41
(1) In den Bezirken, in denen das Beratungsfacharztverfahren eingeführt ist, sind die Kassenärzte/Hausärzte – unbeschadet der Bestimmungen für das Verletzungsartenverfahren (Ltnrn. 45, 46) und über das Verfahren bei Augen-, Hals-, Nasen-, Ohrenverletzungen (Ltnrn. 47 bis 49) – berechtigt, die Unfallverletzten, bei denen sie zu irgendeiner Zeit die Einholung eines fachärztlichen Rates für angezeigt halten, dem Beratungsfacharzt zur Untersuchung vorzustellen.
(2) Sie sind verpflichtet, den Unfallverletzten unverzüglich dem Beratungsfacharzt vorzustellen, wenn
a) eine sofortige Versorgung erforderlich ist,
b) die Arbeitsunfähigkeit oder die Behandlungsbedürftigkeit wegen der Unfallfolgen über den 21. Tag nach dem Unfall andauert,
c) sich der Unfallverletzte wegen der Folgen desselben Unfalls erneut in ärztliche Behandlung begibt, es sei denn, der Kassenarzt/Hausarzt verneint die Arbeitsunfähigkeit oder Behandlungsbedürftigkeit.

Ltnr. 42
(1) Der Kassenarzt/Hausarzt erstattet in diesen Fällen dem Beratungsfacharzt einen kurzen Krankheitsbericht (Arztvordruck 5a; siehe Ltnr. 82). Der Bera-

---
*) Siehe Anhang am Schluß des Abkommens 4).

tungsfacharzt gibt diesen Bericht unverzüglich an den Träger der gesetzlichen Unfallversicherung weiter und erstattet nach Untersuchung des Unfallverletzten den Beratungsfacharztbericht (Vordruck B 13). Durchschrift dieses Berichtes hat der Beratungsfacharzt unverzüglich dem behandelnden Arzt zu übersenden. Die Krankenkasse erhält gleichfalls unverzüglich die für sie bestimmte Durchschrift.
(2) Für die Erstattung von Ergänzungsberichten gilt Leitnummer 32 Ziffer 2 bis 5 entsprechend.
(3) Für die Vergütung der Tätigkeit des Beratungsfacharztes sind die Bestimmungen für die Vergütung der Durchgangsärzte anzuwenden.

Ltnr. 43
(1) Der Beratungsfacharzt kann besondere Heilbehandlung einleiten und durchführen.
(2) Der Beratungsfacharzt soll den Kassenarzt/Hausarzt bei der Durchführung der allgemeinen Heilbehandlung beraten.
(3) Die Bestimmungen der Ltnrn. 33, 34, 35, 37, 38 und 39 gelten entsprechend.

Ltnr. 44
– Nicht besetzt –

3. Verletzungsartenverfahren*)

Ltnr. 45
Im Verletzungsartenverfahren (§ 6 der Bestimmung des Reichsversicherungsamtes vom 19. Juni 1936) haben die behandelnden Ärzte dafür zu sorgen, daß die von dem Verfahren erfaßten Unfallverletzten unverzüglich einem der von den Trägern der gesetzlichen Unfallversicherung bezeichneten Krankenhäuser überwiesen werden.

Ltnr. 46
Hält der behandelnde Arzt den Unfallverletzten für transportunfähig, so hat er darüber auf Verlangen des Trägers der gesetzlichen Unfallversicherung eine Bescheinigung auszustellen. In ihr muß die Transportunfähigkeit*) näher begründet werden. Die Bescheinigung ist von dem Träger der gesetzlichen Unfallversicherung zu vergüten (Ltnr. 82).

4. Verfahren bei Augen- und Hals-, Nasen-, Ohrenverletzungen**)

Ltnr. 47
Jeder Träger der gesetzlichen Unfallversicherung ist berechtigt, für sich allein oder gemeinsam mit anderen Trägern der gesetzlichen Unfallversicherung durch die Landesverbände der gewerblichen Berufsgenossenschaften das Verfahren bei Augen- und Hals-, Nasen-, Ohrenverletzungen einzuführen. Ist ein

---

*) Siehe Anhang am Schluß des Abkommens 6), 7).
**) Siehe Anhang am Schluß des Abkommens 8).

Anhang A

solches Verfahren eingeführt, so ist der Arzt verpflichtet, jeden Unfallverletzten mit einer Augen- oder Hals-, Nasen-, Ohrenverletzung unverzüglich möglichst dem nächstwohnenden oder am leichtesten erreichbaren Facharzt zur Untersuchung vorzustellen, es sei denn, daß sich durch die vom erstbehandelnden Arzt geleistete Erstbehandlung eine weitere fachärztliche Behandlung erübrigt. Für die Überweisung hat der Arzt den Vordruck ÜV zu verwenden. Er erhält hierfür eine Gebühr nach Leitnummer 82.

Ltnr. 48
Der Augen- oder Hals-Nasen-Ohrenarzt erstattet dem Träger der gesetzlichen Unfallversicherung unverzüglich ohne besondere Anforderung den Augen- bzw. Hals-Nasen-Ohrenarzt-Bericht (Arztvordruck 14a bzw. 14b) und übersendet der Krankenkasse eine Durchschrift dieses Berichts. Dies gilt auch bei Wiedererkrankungen.

Ltnr. 49
Eine besondere Heilbehandlung ist in jedem Falle durchzuführen, wenn stationäre Behandlung erforderlich ist oder eine Verletzung vorliegt, die in den folgenden Verletzungsartenkatalogen aufgeführt ist.

a) Verletzungsarten auf dem Fachgebiet der Augenheilkunde

aa) Direkte Verletzungen

1. Blutige Verletzungen der Lider oder Tränenwege, bei denen zur Erhaltung der Funktion eine operative Behandlung erforderlich ist, sowie Verbrennungen oder Verätzungen, die zu einer Funktionsbeeinträchtigung führen können;
2. Verbrennungen und Verätzungen der Bindehaut oder Hornhaut, bei denen mit einer Beweglichkeitsstörung des Augapfels oder einer Beeinträchtigung der Sehleistung zu rechnen ist;
3. Bindehautverletzungen, die eine operative Versorgung erfordern;
4. Verletzungen der Augenmuskeln;
5. Tiefe Hornhautverletzungen (keine eingebrannten Fremdkörper);
6. Ulcus serpens, Herpes corneae oder andere schwere Komplikationen nach Verletzungen;
7. Stumpfe Augenverletzungen, sobald Folgen im Augeninneren eingetreten sind;
8. Perforierende Verletzungen;
9. Verletzungen am letzten Auge;
10. Verletzungen durch Laserstrahlen.

bb) Mitverletzungen die eine augenärztliche konsiliarische Untersuchung und gegebenenfalls Mitbehandlung erforderlich machen

Schwere Verletzungen des Hirnschädels, insbesondere Commotionen, Kontusionen und Frakturen, vor allen Dingen der Schädelbasis, sowie alle Verletzungen, bei denen Verdacht auf Mitverletzung des Auges, der Augenhöhle oder der Anhangsorgane des Auges besteht.

b) Verletzungsarten auf dem Fachgebiet der Hals-Nasen-Ohrenheilkunde

aa) Direkte Verletzungen

Ohr:

1. Verletzungen der Ohrmuschel oder des äußeren Gehörganges, die nach Art und Schwere die Gefahr einer späteren Verlegung oder Einengung (Atresi bzw. Stenose) in sich bergen;
2. Eingekeilte perforierende oder nicht perforierende Fremdkörper im Gehörgang;
3. Trommelfellzerreißungen (infiziert oder nicht infiziert), Trommelfellrandbrüche;
4. Trommelfellverätzungen, Trommelfellverbrennungen;
5. Akute traumatische Vertäubungen des Ohres;
5. a Verletzungen am letzten Ohr.

Nase, Nebenhöhlen, Rachen:

6. Komplizierte Frakturen des Nasenbeines unter Eröffnung der Nasenhaupthöhle;
7. Verletzungen mit einer klar erkennbaren Eröffnung einer der Nasennebenhöhlen (Stirnhöhle, Siebbein, Kieferhöhle);
8. Schwere Blutungen aus der Nase, die nicht mit den üblichen allgemeinärztlichen oder chirurgischen Mitteln zu stillen sind;
9. Pfählungsverletzungen des weichen Gaumens in der Mandelgegend, der Rachehinterwand bzw. des Nasenrachenraumes;
10. Prellungen (Kontusionen) und Frakturen des Kehlkopfes;
11. Verletzungen, die mit einer Eröffnung des Kehlkopfes einhergehen;
12. Schwere Verätzungen der Nase, des Nasenrachenraumes, des tiefen Rachens und des Kehlkopfeingangs.

bb) Mitverletzungen, die eine hals-nasen-ohrenärztliche konsiliarische Untersuchung und gegebenenfalls Mitbehandlung erforderlich machen

Schwere Verletzungen des Hirnschädels, Kontusionen und Frakturen, vor allem der Schädelbasis, aber auch des Schädeldaches, auch wenn keine Blutung aus der Nase, dem Nasenrachenraum, dem Ohr oder kein Liquorabfluß aus diesen Organen erkennbar ist.

Schwere Verletzungen des Gesichtsschädels bei bestehendem Verdacht auf Mitbeteiligung der Nasenhaupt- oder einer der Nasennebenhöhlen.

5. H-Arzt-Verfahren

Ltnr. 50

An der Durchführung der besonderen Heilbehandlung (vgl. Ltnr. 1) sind – unbeschadet der Bestimmungen über das Durchgangsarztverfahren, das Beratungsfacharztverfahren und das Verfahren bei Augen- und Hals-Nasen-Ohren-Verletzungen (Ltnrn. 23 bis 49) – hinsichtlich der von ihnen in Behand-

Anhang A

lung genommenen Unfallverletzten die Ärzte zu beteiligen, die dazu fachlich befähigt, entsprechend ausgestattet und zur Übernahme der damit verbundenen Pflichten bereit sind (H-Ärzte).

Ltnr. 51
Die fachliche Befähigung liegt vor, wenn der Arzt besondere Kenntnisse und Erfahrungen auf dem gesamten, die Behandlung von Unfallverletzungen umfassenden Gebiet besitzt. Die Vertragspartner legen in Richtlinien die Voraussetzungen fest, unter denen ein Arzt an der besonderen Heilbehandlung zu beteiligen ist.

Ltnr. 52
Die Beteiligung an der besonderen Heilbehandlung erfolgt auf Antrag, der an den zuständigen Landesverband der gewerblichen Berufsgenossenschaften zu richten ist. In dem Antrag hat der Arzt zu erklären, daß er alle mit der Heilbehandlung verbundenen Pflichten zu übernehmen bereit ist.

Ltnr. 53
Über den Antrag entscheidet ein Ausschuß, der sich aus je drei Vertretern der für den Praxissitz des Arztes zuständigen Kassenärztlichen Vereinigung und des zuständigen Landesverbandes der gewerblichen Berufsgenossenschaften zusammensetzt. Je zwei Vertreter sollen Ärzte sein. Der Ausschuß entscheidet über den Antrag mit einfacher Mehrheit. Stimmengleichheit gilt als Ablehnung. Die Beratungen sind nicht öffentlich. Eine ablehnende Entscheidung ist mit kurzer Begründung zu versehen.

Ltnr. 54
Auf Antrag der zuständigen Kassenärztlichen Vereinigung oder des zuständigen Landesverbandes der gewerblichen Berufsgenossenschaften entscheidet der Ausschuß auch über einen Widerruf der Beteiligung, falls die Voraussetzungen für die Beteiligung nicht oder nicht mehr vorliegen.

Ltnr. 55
Der H-Arzt ist von der Vorstellung des Unfallverletzten beim Durchgangsarzt befreit.

Ltnr. 56
Die Leitnummern 25 und 26 finden sinngemäß Anwendung.

Ltnr. 57
(1) Der H-Arzt erstattet unverzüglich einen Bericht nach Vordruck H 13. Die Durchschrift des Berichts nach H 13 hat der H-Arzt unverzüglich der Krankenkasse zu übersenden.
(2) Bei Unfällen mit Kopfverletzungen mit Gehirnbeteiligung oder Verdacht auf Gehirnbeteiligung erstattet der H-Arzt unverzüglich zusätzlich einen Ergänzungsbericht nach Vordruck D (H) 13 a (Kopf). Hiervon bleibt die alsbaldige Hinzuziehung eines Neurologen unberührt.
(3) Bei Unfällen mit Knieverletzungen oder Knieschäden erstattet der H-Arzt zusätzlich einen Ergänzungsbericht nach Vordruck D (H) 13 b (Knie) in den dort vorgesehenen Fällen.

(4) Bei Unfällen durch elektrischen Strom erstattet der H-Arzt zusätzlich einen Ergänzungsbericht nach Vordruck D (H) 13 c (elektrischer Unfall) in doppelter Ausfertigung.

(5) Bei schweren Verbrennungen (2. und 3. Grades) erstattet der H-Arzt zusätzlich einen Ergänzungsbericht nach Vordruck D (H) 13 d (schwere Verbrennungen) in doppelter Ausfertigung.

(6) Bei Berufskrankheiten ist nur die gesetzlich vorgeschriebene Berufskrankheitenanzeige zu erstatten (vgl. Ltnr. 62 a).

Ltnr. 58

(1) Der H-Arzt ist berechtigt, in den Fällen, in denen eine der folgenden Verletzungen vorliegt, eine besondere Heilbehandlung durchzuführen, soweit es sich nicht um eine der im Verletzungsartenverfahren (vgl. § 6 der Bestimmungen des Reichsversicherungsamtes über die Unterstützungspflicht usw. vom 19. Juni 1936 [AN 1936, S. 195]) aufgeführten Verletzungen handelt.

1. Offene, bis in die Muskulatur hineinreichende Weichteilverletzungen;
2. Lokalisierte eitrige Entzündungen;
3. Ausgedehnte Verbrennungen zweiten Grades oder Verbrennungen dritten Grades sowie schwere Verätzungen, bei denen schlechte Narbenbildung oder Kontrakturen zu erwarten sind;
4. Offene Sehnenverletzungen oder Sehnennähte (mit Ausnahme an Hand, Fingern und Fuß) sowie offene Gelenke und gelenknahe Verletzungen;
5. Muskelrisse, die eine operative Behandlung erfordern;
6. Offene Nervenverletzungen;
7. Schwere Prellungen, Quetschungen, Stauchungen und Verzerrungen von Gelenken mit intraartikulärer oder starker periartikulärer Blutung, besonders bei Vorschäden der Gelenke;
8. Knochenbrüche mit Gefahr nachfolgender Funktionsstörungen, die eine intensive Nachbehandlung erfordern;
9. Luxationen, die eine intensive Behandlung erfordern.

(2) Vom Ende der Behandlung gibt der H-Arzt dem Träger der gesetzlichen Unfallversicherung mit Vordruck K (H) 10 Nachricht.

C. Verfahren zur Früherfassung berufsbedingter Hauterkrankungen (Hautarztverfahren)

Ltnr. 59

Jeder Träger der gesetzlichen Unfallversicherung ist berechtigt, für sich allein oder gemeinsam mit anderen Trägern der gesetzlichen Unfallversicherung durch die Landesverbände der gewerblichen Berufsgenossenschaften ein Verfahren zur Früherfassung beruflich bedingter Hauterkrankungen einzuführen. Ist ein solches Verfahren eingeführt, so ist der Arzt verpflichtet, einen Versicherten, bei dem die Möglichkeit besteht, daß eine Hauterkrankung durch eine berufliche Tätigkeit im Sinne der Berufskrankheitenverordnung entsteht, wiederauflebt oder sich verschlimmert, unverzüglich möglichst dem nächstwohnenden oder am leichtesten erreichbaren Hautarzt zur Untersuchung vorzustel-

Anhang A

len. Für diese Überweisung hat der Arzt den Vordruck ÜV zu verwenden. Er erhält hierfür eine Gebühr nach Leitnummer 82.

Ltnr. 60
Der Hautarzt untersucht den Versicherten. Er erstattet unverzüglich den Hautarztbericht (Arztvordruck 20a) mit einer Durchschrift dem Träger der gesetzlichen Unfallversicherung und übersendet weitere Durchschriften dem behandelnden Arzt und der Krankenkasse.

Ltnr. 61
Soweit es aus Gründen der Diagnose erforderlich ist, kann der Hautarzt den Krankheitsverlauf durch Wiedervorstellung des Versicherten überwachen. Er hat unverzüglich den Bericht (Arztvordruck 20a) mit einer Durchschrift dem Träger der gesetzlichen Unfallversicherung zu erstatten und weitere Durchschriften dem behandelnden Arzt und der Krankenkasse zu übersenden.

Ltnr. 62
Die Durchführung von Tests, die zur Klärung des Ursachenzusammenhangs zwischen der Hauterkrankung und der beruflichen Tätigkeit erforderlich sind, bedarf nicht der Einwilligung des Unfallversicherungsträgers.

D. Berufskrankheiten

Ltnr. 62a
(1) Hat ein Arzt den begründeten Verdacht, daß bei einem Versicherten eine Berufskrankheit besteht, wiederauflebt oder sich verschlimmert, so erstattet er dem Unfallversicherungsträger unverzüglich die nach § 5 Berufskrankheiten-Verordnung vorgesehene Anzeige. Er erhält dafür eine Vergütung nach Ltnr. 82.
(2) Der Unfallversicherungsträger teilt dem anzeigenden Arzt unverzüglich mit, ob er allgemeine oder besondere Heilbehandlung nach diesem Abkommen erbringen kann.

Dritter Teil

Auskünfte, Berichte, Aufzeichnungen, Gutachten

Ltnr. 63
Der Arzt, der die erste ärztliche Versorgung geleistet oder den Unfallverletzten behandelt hat, erstattet dem Träger der gesetzlichen Unfallversicherung die Auskünfte, Berichte und Gutachten, die er im Vollzuge seiner gesetzlichen Aufgaben von ihm einholt (§ 1543d der Reichsversicherungsordnung).

Ltnr. 64
(1) Der zu Lasten eines Unfallversicherungsträgers behandelnde Arzt ist verpflichtet, die Bescheinigungen, die der Unfallverletzte für die Erfüllung seines Anspruches auf Fortzahlung des Arbeitsentgelts benötigt, auszustellen.

(2) Er ist weiterhin verpflichtet, dem Träger der gesetzlichen Krankenversicherung unverzüglich die Bescheinigungen über die Arbeitsunfähigkeit mit Angaben über den Befund und die voraussichtliche Dauer der Arbeitsunfähigkeit zu übersenden.

(3) Eine Bescheinigung über die Arbeitsunfähigkeit und deren voraussichtliche Dauer wird nach Leitnummer 82 vergütet.

Ltnr. 65

Der Träger der gesetzlichen Unfallversicherung entscheidet darüber, ob ein vereinbartes Formulargutachten – und gegebenenfalls welches – oder ob ein freies Gutachten zu erstellen ist. Bei Anforderung einer Krankengeschichte trifft der Arzt die Entscheidung darüber, ob die Urschrift, eine vollständige Abschrift oder ein Auszug zu liefern ist. Auszüge aus Krankengeschichten müssen alles das enthalten, was in einem unmittelbaren oder mittelbaren Zusammenhang mit dem Unfall steht, somit für den Träger der gesetzlichen Unfallversicherung von Interesse und Wichtigkeit sein könnte. Krankengeschichten, Auszüge aus ihnen sowie Auskünfte müssen vom absendenden Arzt durchgesehen und ihre Richtigkeit muß von ihm bescheinigt werden.

Ltnr. 66

Die Träger der gesetzlichen Unfallversicherung dürfen alle Auskünfte, Befundberichte und Gutachten lediglich für ihre eigenen Zwecke verwenden und ohne Einwilligung des betreffenden Arztes nicht Dritten zur Kenntnis geben, soweit nicht nach gesetzlichen Vorschriften für sie eine Auskunftspflicht besteht.

Ltnr. 67

(1) Der Arzt ist im Interesse des Unfallverletzten zu pünktlicher Berichterstattung verpflichtet. Die Frist beträgt vom Tage des Eingangs der Anforderung ab gerechnet für Auskünfte und Berichte längstens acht Tage, für Rentengutachten längstens drei Wochen; bei Einzelanordnung gilt Ltnr. 21 Abs. 2.

(2) Für den Fall, daß es dem mit der Begutachtung beauftragten Arzt nicht möglich ist, das Gutachten innerhalb der in Absatz 1 genannten Frist bzw. des im Gutachtenauftrag genannten Termins zu erstatten, ist der Unfallversicherungsträger unverzüglich zu benachrichtigen.

Ltnr. 68

Ferner ist der Arzt verpflichtet, ausreichende Aufzeichnungen über die Entstehung der Unfallverletzung, den Befund und den Verlauf der Heilbehandlung zu machen.

Ltnr. 69

Der Träger der gesetzlichen Unfallversicherung kann den Arzt im Einzelfall bitten, über den Verlauf der Heilbehandlung fortlaufend eingehende Aufzeichnungen zu machen. Diese sollen die spätere Darstellung des Heilverlaufes und besonders die wesentlichen Veränderungen im Zustand des Kranken erkennen lassen (Befundbericht). Für diese Aufzeichnungen und die Erteilung einer Abschrift der Aufzeichnungen zahlt der Träger der gesetzlichen Unfallversicherung dem Arzt eine besondere Gebühr (vgl. Ltnr. 87).

Anhang A

Ltnr. 70
Streitigkeiten zwischen Arzt und Träger der gesetzlichen Unfallversicherung sind unbeschadet der §§ 35 und 36 des Ordnungswidrigkeitengesetzes in Verbindung mit Art. 1, § 96 SGB IV und § 1543d der Reichsversicherungsordnung*) im Verfahren gemäß Fünfter Teil auszutragen.

Vierter Teil

Vergütungen

1. Allgemeine Regelungen

Ltnr. 71
(1) Die Vergütung für ärztliche Leistungen erfolgt auf der Grundlage der Gebührenordnung für Ärzte (GOÄ) vom 12. November 1982 in der Fassung vom 9. Juni 1988 nach Maßgabe des als Anlage A zum Abkommen vereinbarten Gebührenverzeichnisses**), soweit in diesem Abkommen nichts anderes bestimmt ist.
(2) Die nach dem Gebührenverzeichnis erbrachten Leistungen – mit Ausnahme der Leistungen des Abschnitts M – werden als Einzelleistungen im Rahmen der besonderen Heilbehandlung mit einem Punktwert von 15,66 Pf, im Rahmen der allgemeinen Heilbehandlung (Ltnr. 5 Ziffer 2) mit einem Punktwert von 12,62 Pf vergütet; dabei ist die errechnete Gebühr auf volle 0,10 DM aufzurunden.
(3) Die im Abschnitt M (Laboratoriumsuntersuchungen) des Gebührenverzeichnisses aufgeführten Leistungen – Gebührenziffern 3500 bis 4770 – werden mit einem Punktwert von 12,62 Pf vergütet; dabei ist die errechnete Gebühr auf volle 0,10 DM aufzurunden.

Ltnr. 72
(1) Für die Festlegung und Einordnung von Leistungen, die im Gebührenverzeichnis nicht enthalten sind sowie für die Auslegung und die Weiterentwicklung des Gebührenverzeichnisses, ist eine Ständige Kommission zuständig.
(2) Die Festlegungen der Kommission sind bis zur Beschlußfassung über die förmliche Änderung des Abkommens für die Vertragspartner bindend.

Ltnr. 73
Gebühren für arbeitsmedizinische Vorsorgeuntersuchungen gemäß § 708 Abs. 1 Nr. 3 RVO werden von einer Sonderkommission festgesetzt.

---

*) Siehe Anhang am Schluß des Abkommens 9).
**) Die im Gebührenverzeichnis dieses Buches aufgeführten Beiträge sind mit den in Ltnr. 71 Abs. 2 bzw. 3 genannten Punktwerten errechnet.

Ltnr. 74

(1) Vergütungen darf ein Arzt nur für Leistungen berechnen, die nach den Regeln der ärztlichen Kunst für eine medizinisch notwendige ärztliche Versorgung erforderlich sind.

(2) Der Arzt kann Gebühren nur für selbständige ärztliche Leistungen berechnen, die er selbst erbracht hat oder die unter seiner Aufsicht nach fachlicher Weisung erbracht wurden (eigene Leistungen). Als eigene Leistungen gelten auch von ihm berechnete Laborleistungen, die nach fachlicher Weisung unter der Aufsicht eines anderen Arztes in Laborgemeinschaften oder in von Ärzten ohne eigene Liquidationsberechtigung geleiteten Krankenhauslabors erbracht werden. Für eine Leistung, die Bestandteil oder eine besondere Ausführung einer anderen Leistung nach dem Gebührenverzeichnis ist, kann der Arzt eine Gebühr nicht berechnen, wenn er für die andere Leistung eine Gebühr berechnet.

(3) Als Vergütungen stehen dem Arzt Gebühren, Entschädigungen und Ersatz von Auslagen zu.

(4) Mit den Gebühren sind die Praxiskosten einschließlich der Kosten für den Sprechstundenbedarf sowie die Kosten für die Anwendung von Instrumenten und Apparaten abgegolten, soweit nicht in diesem Abkommen etwas anderes bestimmt ist. Hat der Arzt ärztliche Leistungen unter Inanspruchnahme Dritter, die nach diesem Abkommen selbst nicht liquidationsberechtigt sind, erbracht, so sind die hierdurch entstandenen Kosten ebenfalls mit der Gebühr abgegolten.

(5) Soweit in diesem Abkommen nichts anderes bestimmt ist, dürfen neben den für die einzelnen Leistungen vorgesehenen Gebühren als Auslagen nur berechnet werden:

1. Die Kosten für diejenigen Arzneimittel, Verbandmittel und sonstigen Materialien, die der Patient zur weiteren Verwendung behält oder die mit einer einmaligen Anwendung verbraucht sind, mit Ausnahme der Kosten für
    a) Kleinmaterialien wie Zellstoff, Mulltupfer, Schnellverbandmaterial, Verbandspray, Gewebeklebstoff auf Histoacrylbasis, Mullkompressen, Holzspatel, Holzstäbchen, Wattestäbchen, Gummifingerlinge,
    b) Reagenzien und Narkosemittel zur Oberflächenanästhesie,
    c) Desinfektions- und Reinigungsmittel,
    d) Augen-, Ohren-, Nasentropfen, Puder, Salben und geringwertige Arzneimittel zur sofortigen Anwendung sowie für
    e) folgende Einmalartikel: Einmalspritzen, Einmalkanülen, Einmalhandschuhe, Einmalharnblasenkatheter, Einmalproktoskope, Einmaldarmrohre, Einmalspekula,
2. die durch Leistungen nach den Abschnitten M, N und O des Gebührenverzeichnisses entstandenen Versand- und Portokosten,
3. die bei der Anwendung radioaktiver Stoffe durch deren Verbrauch entstandenen Kosten sowie
4. die nach den Vorschriften des Gebührenverzeichnisses als gesondert berechnungsfähig ausgewiesenen Kosten.

Anhang A

(6) Erbringen Mund-Kiefer-Gesichtschirurgen, Hals-Nasen-Ohrenärzte oder Chirurgen Leistungen, die ausschließlich im Gebührenverzeichnis für zahnärztliche Leistungen aufgeführt sind, werden diese nach den Regelungen der Ltnr. 71 vergütet.

2. Besondere Regelungen

Ltnr. 75
Als Entschädigung für Besuche erhält der Arzt folgende Wegepauschalen, Wegegelder und Reiseentschädigungen; hierdurch sind Zeitversäumnisse und die durch den Besuch bedingten Mehrkosten abgegolten:

1. Wegepauschale bei Tage — 10,– DM
2. Wegepauschale bei Nacht (zwischen 20.00 und 8.00 Uhr) — 20,– DM
   Die Wegepauschale ist abrechenbar bei einer Entfernung bis zu 2 km zwischen Praxisstelle des Arztes und Besuchsstelle.
3. Wegegeld pro km bei Tage — 2,50 DM
4. Wegegeld pro km bei Nacht (zwischen 20.00 und 8.00 Uhr) — 2,50 DM
   Wegegeld ist abrechenbar bei einer Entfernung von mehr als 2 bis 25 km zwischen Praxisstelle des Arztes und Besuchsstelle.
5. Bei Besuchen über eine Entfernung von mehr als 25 km zwischen Praxisstelle des Arztes und Besuchsstelle tritt an die Stelle des Wegegeldes eine Reiseentschädigung. Als Reiseentschädigung erhält der Arzt
5.1 50 Deutsche Pfennige für jeden zurückgelegten Kilometer, wenn er einen eigenen Kraftwagen benutzt, bei Benutzung anderer Verkehrsmittel die tatsächlichen Aufwendungen
5.2 bei Abwesenheit bis zu acht Stunden — 100,– DM
   bei Abwesenheit von mehr als acht Stunden je Tag — 200,– DM
5.3 Ersatz der Kosten für notwendige Übernachtungen.
   Besucht der Arzt auf einem Wege mehrere Patienten, so betragen Wegepauschale, Wegegeld oder Reiseentschädigung je Patient die Hälfte der genannten Beträge. Werden mehrere Patienten in demselben Haus oder in einem Heim besucht, darf der Arzt Wegepauschale, Wegegeld und Reiseentschädigung nur einmal und nur anteilig berechnen.

Ltnr. 76
Für eine Blutentnahme zum Zwecke der Alkoholbestimmung, den Befundbericht, die Kosten der Koller-Venüle und der Übersendung wird eine Pauschalvergütung von 73,90 DM gezahlt.

Ltnr. 77
Eingehende Untersuchungen nach den Nrn. 65, 800 und 801 des Gebührenverzeichnisses dürfen insgesamt in einem Behandlungsfall nicht mehr als dreimal berechnet werden.

Ltnr. 78
Bei augenärztlicher Tätigkeit ist der Leistungsinhalt einer eingehenden, das gewöhnliche Maß übersteigenden Untersuchung nach Nr. 65 des Gebührenverzeichnisses dann erfüllt, wenn eine Spaltlampenmikroskopie der vorderen und mittleren Augenabschnitte und eine eingehende Untersuchung des Augenhintergrundes mit dem Augenspiegel durchgeführt werden.

3. Regelungen bei stationärer Behandlung

Ltnr. 79
Die Träger der gesetzlichen Unfallversicherung gewähren grundsätzlich stationäre Behandlung im Rahmen der allgemeinen und besonderen Pflegesätze gemäß § 3, 4, 5, 6 und 8 der Verordnung zur Regelung der Krankenhauspflegesätze (Bundespflegesatzverordnung − BPflV) vom 21. August 1985 − Bundesgesetzblatt I, S. 1666 ff. − (allgemeine Krankenhausleistungen).

Ltnr. 80
(1) Die stationäre Behandlung beginnt mit der Aufnahme in das Krankenhaus. Die am Aufnahmetag erbrachten ärztlichen Leistungen gelten als stationäre Leistungen, es sei denn, daß sie außerhalb des Krankenhauses erbracht werden.
(2) Soweit durch den Pflegesatz die ärztliche Behandlung nicht abgegolten ist, kann der liquidationsberechtigte Arzt seine Leistungen unter entsprechender Anwendung des § 6a der Gebührenordnung für Ärzte (GOÄ) nach diesem Abkommen abrechnen.

Ltnr. 81
Wegepauschalen, Wegegelder und Reiseentschädigung sind zu vergüten, wenn der Arzt nicht regelmäßig am Krankenhaus tätig ist.

4. Regelungen für Auskünfte, Bescheinigungen, Berichte und Gutachten

Ltnr. 82
Für Auskünfte, Bescheinigungen, Berichte und Gutachten sind folgende Gebühren zu zahlen:

Arztvordruck

		DM
1	Kurze Krankheitsauskunft	13,40
2	Krankheitsauskunft bei Kopfverletzung	22,60
3	Kurze Krankheitsauskunft bei Verbrennung	13,40
4	Krankheitsauskunft bei Gliedmaßenverletzung	13,40
4a	Kurze Krankheitsauskunft bei Querschnittlähmung	13,40
5	Krankheitsbericht (Zwischenbericht)	13,40
5a	Kurzer Krankheitsbericht (Überweisungsbericht) zur Untersuchung durch den Beratungsfacharzt	17,30
6	Krankheitsbericht und Stellungnahme bei Zweifel an Unfallentstehung	24,60
7	Krankheitsbericht bei Brüchen (Hernien)	22,60

Anhang A 233

8	Ausführlicher Krankheitsbericht über eine Augenverletzung	31,50
8a	nicht besetzt	
8b	Ausführlicher Krankheitsbericht bei Knieschäden	43,40
8c	Befundbericht bei Luxationen und Frakturen im Bereich des Gesichtsschädels	29,30
9	Neurologischer Befundbericht	43,20
9a	Ärztliche Mitteilung an den Unfallversicherungsträger über eine Kopfverletzung mit Verdacht auf Gehirnbeteiligung	14,70
10	Erstes Rentengutachten (zur ersten Rentenfeststellung) oder Erstes Rentengutachten (Augen)	94,40
12	Zweites Rentengutachten (zur Rentennachprüfung) oder Zweites Rentengutachten (Augen)	82,70
12a	Ärztliches Gutachten wegen Gewährung erhöhter Witwenrente	56,60
12b	Ärztliches Gutachten bei Antrag auf Gewährung einer Rentenabfindung	56,60
13	Ärztliche Unfallmeldung	10,30
13S*)	Ärztliche Unfallmeldung (Schüler)	10,30
14a	Augenarztbericht	18,90
14b	Hals-Nasen-Ohrenarztbericht	18,90
15	Anfrage nach dem Stand der Heilbehandlung	6,90
20	Krankheitsbericht über eine Hauterkrankung	31,50
20a	Hautarztbericht	29,70
21	Kohlenoxid-Hämoglobin-Bestimmung	30,40
22	Hals-Nasen-Ohrenärztliches Gutachten zur Frage der beruflichen Lärmschwerhörigkeit	215,50

Vordruck

D13	Durchgangsarztbericht (siehe Ltnr. 95)	
B13	Beratungsfacharztbericht (siehe Ltnr. 101, 95)	
D9a	Nachschaubericht (siehe Ltnr. 97)	
H13	H-Arztbericht (siehe Ltnr. 102)	
D(H)13a	(Kopf) Begleitblatt und Verlaufskontrolle für Schädel-Hirn-Verletzte	17,30
D(H)13b	(Knie) Ergänzungsbericht bei Verdacht auf Knieinnenschäden	26,20
D(H)13c	(elektrischer Unfall) Ergänzungsbericht bei Unfällen durch elektrischen Strom	17,30

---

*) In der Schüler-Unfallversicherung kann der Vordruck A13S so lange weiterverwendet werden, bis das Verfahren auf den Vordruck A13 umgestellt ist. Insoweit gelten die für den Vordruck A13 getroffenen Regelungen auch für den Vordruck A13S.

D (H) 13 d (schwere Verbrennungen)
　　　Ergänzungsbericht bei schweren Verbrennungen 13,40
Bescheinigung nach Leitnummer 64 4,80
Bescheinigung über Transportunfähigkeit nach Leitnummer 46 6,60
Überweisungsvordruck (ÜV) gem. Ltnrn. 30, 47 und 59 6,10
Ärztliche Anzeige über eine Berufskrankheit (siehe Ltnr. 62 a) 23,20

Ltnr. 82 a
Andere als in diesem Abkommen vorgesehene oder zwischen den Vertragsparteien vereinbarten Vordrucke dürfen weder verwendet noch ausgefüllt werden.

Ltnr. 83
Die in Leitnummer 82 festgesetzte Gebühr für den Arztvordruck ist eine Pauschgebühr, mit der alle ärztlichen Leistungen, ausgenommen Röntgenleistungen, und alle Sachkosten abgegolten sind. Werden dem Unfallversicherungsträger Sachkosten von einem Dritten in Rechnung gestellt, so sind diese von dem Gutachtenhonorar abzusetzen.

Ltnr. 84
Auf Verlangen des Trägers der gesetzlichen Unfallversicherung frei erstattete Gutachten werden je nach Schwierigkeit, Umfang usw. mit 66,60 DM bis 217,50 DM vergütet.

Ltnr. 85
Die Gebühr für eingehend begründete wissenschaftliche Gutachten, die von dem aufgeforderten Arzt unterzeichnet sind, beträgt je nach Schwierigkeit, Umfang usw. 142,– DM bis 446,50 DM. Unter solchen Gutachten sind zu verstehen: auf Grund der Vorgeschichte, der Angaben und des Befundes durch wissenschaftliche Äußerungen gestützte und zugleich die wissenschaftlichen Erwägungen erläuternde ausführliche Gutachten, z. B. über den Zusammenhang eines Leidens mit einem Unfall oder in schwierigen Fällen über die strittige Diagnose.

Ltnr. 86
Die Höchstsätze nach den Leitnummern 84 und 85 dürfen beim Vorliegen besonderer Gründe und mit vorheriger Zustimmung des Trägers der gesetzlichen Unfallversicherung überschritten werden. Lehnt dieser einen dahingehenden vom Arzt begründeten Antrag ab, so entscheidet über ihn die zuständige Landesarbeitsgemeinschaft endgültig.

Ltnr. 87
Für Berichte, die auf Verlangen des Trägers der gesetzlichen Unfallversicherung oder auf Grund von Regelungen dieses Abkommens (z. B. nach Ltnrn. 18, 19) frei ohne Verwendung eines Vordrucks erstattet werden, bemißt sich die Gebühr nach Leitnummer 82.

Ltnr. 88
Ärztliche Leistungen, die im Zusammenhang mit Begutachtungen erbracht werden, werden nach dem für die Heilbehandlung nach Leitnummer 5 Ziffer 1 verbindlichen Punktwert vergütet.

Ltnr. 89
Für die im Zusammenhang mit einer Begutachtung erforderliche Beurteilung anderweitig angefertigter Röntgenaufnahmen erhält der Arzt eine Vergütung in Höhe von 18,– DM (pauschal).

Ltnr. 90
(1) Bei Anforderung von Auskünften, Berichten und Gutachten durch den Träger der gesetzlichen Unfallversicherung sind von diesem für die Rücksendung Freiumschläge beizulegen. In allen anderen Fällen ist dem Arzt das Porto zu ersetzen. Für die Übersendung angeforderter Röntgenaufnahmen (einschließlich Verpackung und Porto) ist ein Pauschbetrag von 10,– DM je Sendung zu zahlen.
(2) Bei den Berichten und Gutachten nach den Vordrucken 6 bis 12b sowie 22 (ausgenommen Audiologischer Befundbogen) und den Gutachten nach den Leitnummern 84 und 85 ist eine Schreibgebühr in Höhe von 3,85 DM für jede Seite und von 0,35 DM für jede verlangte Durchschlagseite zu vergüten.

Ltnr. 91
Unvollständige Auskünfte, Bescheinigungen, Berichte und Gutachten sind kostenlos zu ergänzen.

Ltnr. 92
(1) Abschriften von Krankengeschichten oder Auszüge daraus werden ungeachtet ihres Umfanges mit einem Pauschsatz von 22,60 DM vergütet. Sie müssen vom absendenden Arzt durchgesehen und ihre Richtigkeit muß von diesem bescheinigt werden.
(2) Die Kopie eines Tonschwellenaudiogramms (einschließlich Verpackung und Porto) wird mit 4,90 DM vergütet.

5. Regelungen bei Hinzuziehung zur Klärung der Diagnose einschließlich Dokumentation

Ltnr. 93
(1) Ein Arzt, der zur Klärung der Diagnose einschließlich Dokumentation hinzugezogen wird, erstattet einen Krankheitsbericht nach Vordruck oder in freier Form und erhält hierfür vom Träger der gesetzlichen Unfallversicherung eine Gebühr nach Leitnummer 82. Augen- und Hals-Nasen-Ohrenärzte erstatten in diesen Fällen den Augen- bzw. Hals-Nasen-Ohrenarzt-Bericht. Neben der Gebühr für den Bericht werden ärztliche Leistungen einschließlich Besuchs- und Wegegebühren vergütet.
(2) Durchschrift seines Berichts hat der Arzt unverzüglich dem Träger der gesetzlichen Unfallversicherung zu übersenden.

Ltnr. 94
Bei stationärer Behandlung im Rahmen des allgemeinen oder besonderen Pflegesatzes zahlt der Träger der gesetzlichen Unfallversicherung im Falle der Hinzuziehung eines am Krankenhaus angestellten Arztes zur Klärung der Diagnose einschließlich Dokumentation nur das Honorar für die Berichterstattung.

Ist der hinzugezogene Arzt nicht am Krankenhaus angestellt, werden zusätzlich zur Berichtsgebühr die zur Berichterstattung notwendigen ärztlichen Leistungen einschließlich Besuchs- und Wegegebühren vergütet.

6. Regelungen für die Vergütung von Durchgangsärzten, Beratungsfachärzten und an der Durchführung der besonderen Heilbehandlung beteiligten Ärzten (H-Ärzten)

Ltnr. 95
Wird eine besondere Heilbehandlung eingeleitet, so erhält der Durchgangsarzt für seine Berichterstattung eine Gebühr von 23,– DM. Die persönlichen und sächlichen Leistungen des Arztes und die Portoauslagen sind besonders zu vergüten.
  Bei Einleitung stationärer Behandlung gilt Leitnummer 80.

Ltnr. 96
Wird eine besondere Heilbehandlung nicht eingeleitet, so erhält der Durchgangsarzt je Fall einen Pauschalbetrag von 52,60 DM, bei Tätigwerden in der Nacht (20.00 Uhr bis 8.00 Uhr) oder bei Tätigwerden an Sonn- und Feiertagen einen Pauschbetrag von 64,20 DM.
  Mit diesem Pauschbetrag werden abgegolten:

a) die Untersuchung,
b) die Berichterstattung,
c) die sonstigen formularmäßigen Benachrichtigungen,
d) die Erstversorgung einschließlich des dazu benötigten Materials.

Außerdem werden besonders vergütet:

a) die Röntgenleistungen,
b) teuere Medikamente, die in besonderen Einzelfällen erforderlich werden (z. B. Seren, injizierte Antibiotika), Tetanus-Seren und -Toxoide,
c) die Portoauslagen,
d) die Blutentnahme zum Zwecke der Alkoholbestimmung einschließlich des zu erstattenden Befundberichtes, der Kosten für die Koller-Venüle und der Übersendungskosten (Ltnr. 76).

Bei Einleitung stationärer Behandlung ist nur eine Berichtsgebühr von 20,90 DM zuzüglich Portoauslagen zu vergüten.

Ltnr. 97
Wird anläßlich einer Nachschauuntersuchung (Ltnr. 35) eine besondere Heilbehandlung eingeleitet, so erhält der Durchgangsarzt für seine Berichterstattung auf Vordruck D 9a eine Gebühr von 11,90 DM. Die persönlichen und sächlichen Leistungen des Arztes und die Portoauslagen sind besonders zu vergüten.
  Bei Einleitung stationärer Behandlung gilt Leitnummer 80.

Ltnr. 98
Wird anläßlich einer Nachschauuntersuchung eine besondere Heilbehandlung nicht eingeleitet, so erhält der Durchgangsarzt für seine Nachschau je Fall einen Pauschbetrag von 21,70 DM.
Mir diesem Pauschbetrag werden abgegolten:

a) die Untersuchung,
b) die Berichterstattung mit Vordruck D 9a,
c) die sonstigen formularmäßigen Benachrichtigungen,
d) die Versorgung einschließlich des dazu benötigten Materials.

Außerdem werden besonders vergütet:

a) die Röntgenleistungen,
b) teuere Medikamente, die in besonderen Einzelfällen erforderlich sind (z. B. Seren, injizierte Antibiotika) und Tetanus-Toxoide,
c) die Portoauslagen.

Bei Einleitung stationärer Behandlung ist nur eine Berichtsgebühr von 9,70 DM zuzüglich Portoauslagen zu vergüten.

Ltnr. 99
Die Liquidation der Fahrkosten, die der Durchgangsarzt in den Fällen der Leitnummer 96 und bei Nachschauuntersuchungen dem Unfallverletzten auf Antrag zu erstatten hat, erfolgt auf den Vordrucken D 13 bzw. D 9a.

Ltnr. 100
Bei Untersuchungen zur Feststellung einer Wiedererkrankung oder Verschlimmerung werden für die Berichterstattung der Vordruck D 13, B 13 oder H 13 verwendet. Die Leitnummern 95, 96 und 102 finden Anwendung.

Ltnr. 101
Für den Beratungsfacharzt gelten die Leitnummern 95 bis 98 sinngemäß.

Ltnr. 102
Der H-Arzt erhält für seine Berichterstattung (Ltnr. 57 Abs. 1) eine Gebühr von 17,30 DM; in den Fällen, in denen die Kosten für die Behandlung des Unfallverletzten zu Lasten des Trägers der gesetzlichen Unfallversicherung gehen, sind die persönlichen und sächlichen Leistungen besonders zu vergüten.
Bei Einleitung stationärer Behandlung gilt Leitnummer 80.

Ltnr. 103
Der Hautarztbericht nach den Leitnummern 60 und 61 ist mit einem Pauschbetrag von 29,70 DM zu vergüten. Mit diesem Pauschbetrag sind alle im Zusammenhang mit der Erstattung des Berichts anfallenden Leistungen abgegolten. Besonders werden vergütet die Portoauslagen und die Tests nach Leitnummer 62.

7. Rechnungslegung und Vergütung

Ltnr. 104
(1) Die Forderung der Vorauszahlung der Gebühr und die Erhebung durch Nachnahme sind unzulässig.
(2) Die Rechnung des Arztes muß enthalten:

1. die Personaldaten des Unfallverletzten,
2. den Unfalltag,
3. den Namen des Betriebes, des Kindergartens, der Schule oder Hochschule, in der sich der Unfall ereignet hat,
4. das Datum der Erbringung der Leistung,
5. die entsprechende Nummer des Gebührenverzeichnisses,
6. den jeweiligen DM-Betrag, der im Leistungsverzeichnis aufgeführt ist,
7. bei Entschädigung (wie beispielsweise Wegegeldern etc.) die Art der Entschädigung und die Berechnung.

(3) Die Durchgangsärzte, Beratungsfachärzte sowie die H-Ärzte haben für die Abrechnung der ambulanten und stationären Behandlung die Rechnungsvordrucke zu verwenden, die die Landesverbände der gewerblichen Berufsgenossenschaft kostenlos zur Verfügung stellen.
(4) Arztrechnungen sind spätestens innerhalb einer Frist von zwei Monaten zu begleichen. Ist dies aus besonderen Gründen nicht möglich, ist der Arzt von dem Träger der gesetzlichen Unfallversicherung unter Angabe der Gründe zu benachrichtigen.

Fünfter Teil

Arbeitsgemeinschaften und Schiedsgerichte

Ltnr. 105
Zur Pflege der Beziehungen zwischen den Trägern der gesetzlichen Unfallversicherung und den Ärzten sowie zur Klärung von Zweifelsfragen, die sich aus dem Abkommen ergeben könnten, werden Landesarbeitsgemeinschaften und eine Bundesarbeitsgemeinschaft gebildet.

Ltnr. 106
Die Landesarbeitsgemeinschaft wird errichtet für das Gebiet einer kassenärztlichen Vereinigung. Jede Vertragspartei hat vier Sitze. Die personelle Besetzung kann wechseln. Jede Partei ernennt ihre Vertreter. Auf der Seite der Ärzte soll ein Durchgangsarzt sein.

Ltnr. 107
Die Geschäfte der Landesarbeitsgemeinschaft werden von der Geschäftsstelle eines Landesverbandes der gewerblichen Berufsgenossenschaften, in dessen Bereich die zuständige Kassenärztliche Vereinigung liegt, geführt.

Ltnr. 108
Die Bundesarbeitsgemeinschaft wird für das Bundesgebiet errichtet. Jede Vertragspartei hat sechs Sitze. Die personelle Besetzung kann wechseln. Jede Vertragspartei ernennt ihre Vertreter. Auf der Seite der Ärzte soll ein Durchgangsarzt sein.

Ltnr. 109
Die Geschäfte der Bundesarbeitsgemeinschaft werden von der Geschäftsstelle der Kassenärztlichen Bundesvereinigung geführt.

Ltnr. 110
Die Landesarbeitsgemeinschaften treten auf Antrag einer Vertragspartei innerhalb einer Frist von vier Wochen nach Eingang des Antrages zusammen. Die Bundesarbeitsgemeinschaft tritt nach Bedarf zusammen. Der Vorsitz wechselt zwischen den Parteien von Sitzung zu Sitzung. Die den Parteien durch die Tätigkeit der Arbeitsgemeinschaft unmittelbar erwachsenden Kosten (z. B. Reisekosten ihrer Vertreter) trägt jede Partei selbst; die übrigen Kosten werden von beiden Parteien zu gleichen Teilen getragen.

Ltnr. 111
Die Parteien können zu den Sitzungen Sachverständige hinzuziehen; über die Zuziehung ist der Vertragspartner 14 Tage vorher zu verständigen.

Ltnr. 112
Die Landesarbeitsgemeinschaften sollen auf eine gedeihliche Zusammenarbeit bei der Durchführung des Abkommens hinwirken. Sie nehmen Anregungen sowie Beschwerden beider Vertragspartner entgegen. Streitigkeiten sind nach dem diesem Abkommen beigefügten Schiedsvertrag zu bereinigen.

Ltnr. 113
Die Landesarbeitsgemeinschaft hat entweder von Amts wegen oder auf Antrag einen bei ihr anhängigen Fall an die Bundesarbeitsgemeinschaft abzugeben,

a) wenn Zweifel über die Auslegung des Abkommens bestehen oder
b) wenn es sich um eine grundsätzliche, die Durchführung des Abkommens betreffende Frage handelt.

Ltnr. 114
In diesen Fällen hat die Landesarbeitsgemeinschaft einen begründeten Abgabebescheid zu erteilen und ihre Auffassung zu der Streitfrage schriftlich niederzulegen.

Ltnr. 115
Die Bundesarbeitsgemeinschaft tritt innerhalb von vier Wochen nach Eingang des Abgabebescheides zusammen.

Ltnr. 116
Die Entscheidungen der Arbeitsgemeinschaften im Rahmen ihrer Zuständigkeit sind für die Vertragsparteien bindend.

Sechster Teil

Kündigung und Schiedsamt

Ltnr. 117
(1) Das Abkommen kann mit sechsmonatiger Frist zum Schlusse eines jeden Kalenderjahres, der vierte Teil (Vergütung) mit einer Frist von sechs Wochen zum Schlusse eines jeden Kalenderhalbjahres gekündigt werden.
(2) Kommt bis zum Ablauf eines gekündigten Abkommens ein neues Abkommen nicht zustande, so hat innerhalb einer Frist von einem Monat ein Schiedsamt zusammenzutreten und den Abkommensinhalt festzusetzen. Die Bestimmungen des bisherigen Abkommens gelten bis zur Entscheidung des Schiedsamts weiter.
(3) Das Schiedsamt besteht aus drei Vertretern der Kassenärztlichen Bundesvereinigung und drei Vertretern der Verbände der Unfallversicherungsträger sowie einem unparteiischen Vorsitzenden, auf den sich die Vertragspartner einigen.

Kommt eine Einigung über den unparteiischen Vorsitzenden nicht zustande, so wird der Präsident des Bundessozialgerichts gebeten, diesen zu benennen.

Die Geschäfte des Schiedsamtes werden vom Hauptverband der gewerblichen Berufsgenossenschaften geführt.
(4) Der vom Schiedsamt festgesetzte Abkommensinhalt ist frühestens nach einer Laufdauer von einem halben Jahr kündbar.

Siebter Teil

Beteiligung am Abkommen

Ltnr. 118
(1) An dem Abkommen kann sich jeder zu den Kassen zugelassene Arzt beteiligen. Die leitenden Krankenhausärzte sowie die niedergelassenen, zu den Kassen nicht zugelassenen Ärzte können sich an dem Abkommen ebenfalls beteiligen, bezüglich der ambulanten kassenärztlichen Tätigkeit jedoch nur mit der Beschränkung auf die Erstbehandlung und auf die Notfallbehandlung. Voraussetzung für die Beteiligung *eines jeden Arztes* ist jedoch die Abgabe nachfolgender schriftlicher Erklärung an die für seinen Praxisbereich zuständige Kassenärztliche Vereinigung des Landes:
(2) „Ich erkläre mich bereit, zu den Bedingungen des Abkommens zwischen dem Hauptverband der gewerblichen Berufsgenossenschaften, dem Bundesverband der landwirtschaftlichen Berufsgenossenschaften sowie dem Bundesverband der Unfallversicherungsträger der öffentlichen Hand einerseits und der Kassenärztlichen Bundesvereinigung andererseits in der jeweils geltenden

Fassung für die Träger der gesetzlichen Unfallversicherung tätig zu werden, die von der Kassenärztlichen Bundesvereinigung in diesem Abkommen übernommenen Verpflichtungen zu erfüllen sowie die Beschlüsse der Arbeitsgemeinschaften und Entscheidungen der Schiedsgerichte als für mich verbindlich anzuerkennen."

(3) Ärzte, die nach dem Abkommen vom 1. Januar 1956 in der jeweils geltenden Fassung beteiligt waren, sind auch nach diesem Abkommen beteiligt.

Achter Teil

Sondervereinbarungen

Ltnr. 119
(1) Dieses Abkommen läßt die zwischen Trägern der gesetzlichen Unfallversicherung und einzelnen Ärzten oder Ärztegruppen oder Kassenärztlichen Vereinigungen bestehenden Sondervereinbarungen, insbesondere über die Gebührenregelungen für Silikosebegutachtungen, unberührt.
(2) Neue Vereinbarungen einzelner Träger der gesetzlichen Unfallversicherung bedürfen der Zustimmung der Kassenärztlichen Bundesvereinigung und des Hauptverbandes der gewerblichen Berufsgenossenschaften bzw. des Bundesverbandes der landwirtschaflichen Berufsgenossenschaften bzw. des Bundesverbandes der Unfallversicherungsträger der öffentlichen Hand.

Neunter Teil

Inkrafttreten

Ltnr. 120
Dieses Abkommen tritt mit dem 1. Januar 1991 in Kraft.

Sankt Augustin/Kassel/München/Köln, den 24. September 1990

Anhang zum Abkommen Ärzte/Unfallversicherungsträger

Übergangsregelung für das Ärzteabkommen in den Bereichen der Bundesländer Mecklenburg/Vorpommern, Brandenburg, Sachsen, Sachsen-Anhalt, Thüringen und Berlin (Ost) ab dem 1. 1. 1991

zwischen dem Hauptverband der gewerblichen Berufsgenossenschaften, dem Bundesverband der landwirtschaftlichen Berufsgenossenschaften e.V. und dem Bundesverband der Unfallversicherungsträger der öffentlichen Hand e.V. einerseits und der Kassenärztlichen Bundesvereinigung andererseits vom 22. 11. 1990.

Das Abkommen Ärzte/Unfallversicherungsträger i.d.F. vom 24. 9. 1990 gilt in den Bundesländern Mecklenburg/Vorpommern, Brandenburg, Sachsen, Sachsen-Anhalt, Thüringen und Berlin (Ost) mit folgender Maßgabe:

1. *Zu Leitnummer 10 Abs. 2*
   Solange die in Leitnummer 10 Abs. 2 genannten Verfahren in dem Bezirk, in dem der jeweilige Arzt tätig ist, nicht eingeführt sind (Durchgangsarztverfahren, Beratungsfacharztverfahren, Verletzungsartenverfahren, Augen- und Hals-Nasen-Ohrenarztverfahren, Beteiligung von H-Ärzten), erstattet der behandelnde Arzt den Bericht nach Leitnummer 10 Abs. 1 und stellt im Rahmen der allgemeinen Heilbehandlung die notwendige Versorgung, z. B. durch Hinzuziehung anderer Ärzte usw., sicher. Die notwendige Überweisung zu anderen Ärzten erfolgt mit dem Überweisungsvordruck „ÜV".
2. *Die Leitnummern 40 bis 43 (Beratungsfacharztverfahren)* finden in den genannten Bundesländern keine Anwendung, soweit das Verfahren nicht eingeführt ist.
3. *Zu Leitnummer 62a (D. Berufskrankeiten)*
   Unbeschadet der Verpflichtung der Meldungen von Berufskrankheiten nach § 4 der Verordnung über die Verhütung, Meldung und Begutachtung von Berufskrankheiten vom 26. 2. 1981 (DDR) gilt Leitnummer 62a mit der Maßgabe, daß der Arzt unverzüglich dem zuständigen Unfallversicherungsträger die Berufskrankheitenanzeige erstattet, damit der Unfallversicherungsträger die Erklärung nach Leitnummer 62a Abs. 2 gegenüber dem behandelnden Arzt abgeben kann.
4.1 *Zu Leitnummer 71 Abs. 2 und 3*
   Leitnummer 71 Abs. 2 und 3 fundet mit der Maßgabe Anwendung, daß auf den nach der Anlage A zum Abkommen vereinbarten Gebührenverzeichnis berechneten Betrag für ärztliche Leistungen, die in den genannten Bundesländern einschließlich Berlin (Ost) erbracht wurden, ein Abschlag (Abzug) von 40 v. H. vorgenommen wird.
4.2 Die Regelung nach Ziffer 4.1 gilt auch für die Versorgung von Arbeitsunfällen durch Einrichtungen nach § 311 Abs. 2 SGB V.
5. *Zu Abschnitt 4 (Regelungen für Auskünfte, Bescheinigungen, Berichte und Gutachten)*
   Ärztliche Leistungen, die im Zusammenhang mit einer Begutachtung erbracht wurden (Leitnummer 88), werden mit dem für die Heilbehandlung nach Leitnummer 5 Ziff. 1 maßgebenden Betrag, reduziert um einen Abschlag (Abzug) von 40 v. H., vergütet.
6. *Zu Leitnummer 96*
   Leitnummer 96 gilt mit der Maßgabe, daß statt des Pauschbetrages von 52,60 DM ein Pauschbetrag von 41,– DM und des Pauschbetrages von 64,20 DM ein Pauschbetrag von DM 48,– DM zu vergüten ist.
7. *Zu Leitnummer 98*
   Leitnummer 98 gilt mit der Maßgabe, daß statt des Pauschbetrages von 21,70 DM ein Pauschbetrag von 18,– DM zu vergüten ist.

8. *Zu Leitnummer 104 (7. Rechnungslegung und Vergütung)*
   Leitnummer 104 Abs. 2 gilt mit der Maßgabe, daß von den Leistungspositionen des als Anlage A vereinbarten Gebürenverzeichnisses jeweils ein Abschlag (Abzug) von 40 v. H. vorzunehmen ist.
9. *Zu Leitnummer 118 (Beteiligung am Abkommen)*
   Einrichtungen nach § 311 Abs. 2 SGB V nehmen bis zum 31. 12. 1995 an dem Abkommen Ärzte/Unfallversicherungsträger für die Versorgung von Unfallverletzten im Rahmen der allgemeinen Heilbehandlung teil, wenn und soweit diese Einrichtungen zur kassenärztlichen Versorgung zugelassen sind. Voraussetzung ist, daß diese Einrichtungen der jeweils zuständigen Kassenärztlichen Vereinigung die Fachärzte/Gebietsärzte namentlich benennen, welche nach den für ihr Gebiet geltenden berufsrechtlichen Bestimmungen befugt sind, die entsprechenden ärztlichen Leistungen zu erbringen, und über die dafür notwendigen Kenntnisse und Erfahrungen verfügen. Mit Zustimmung der Träger dieser Einrichtungen können diese Ärzte durch die Kassenärztliche Vereinigung persönlich berechtigt werden, die ärztlichen Leistungen zu erbringen und unmittelbar gegenüber dem zuständigen Unfallversicherungsträger abzurechnen.
10. Die in den Ziffern 1 und 9 getroffenen Regelungen treten zum 1. 1. 1991 in Kraft.

Anhang

Die rechtlichen Grundlagen des Verhältnisses zwischen der Ärzteschaft und den Trägern der gesetzlichen Unfallversicherung

1) Die Träger der gesetzlichen Unfallversicherung haben nach § 547 der Reichsversicherungsordnung u. a. Heilbehandlung und Berufshilfe zu gewähren.

    § 56 Absatz 1 der Reichsversicherungsordnung, der das Ziel der Heilbehandlung und Berufshilfe absteckt, lautet:

    „Die Heilbehandlung und die Berufshilfe sollen mit allen geeigneten Mitteln

1. die durch den Arbeitsunfall verursachte Körperverletzung oder Gesundheitsstörung und Minderung der Erwerbsfähigkeit beseitigen oder bessern, ihre Verschlimmerung verhüten und die Auswirkungen der Unfallfolgen erleichtern,
2. den Verletzten nach seiner Leistungsfähigkeit und unter Berücksichtigung seiner Eignung, Neigung und bisherigen Tätigkeit möglichst auf Dauer beruflich eingliedern. Berufshilfe kann auch zum beruflichen Aufstieg gewährt werden."

Nach § 557 Absatz 2 der Reichsversicherungsordnung haben die Träger der Unfallversicherung alle Maßnahmen zu treffen, durch die eine möglichst bald nach dem Arbeitsunfall einsetzende, schnelle und sachgemäße Heilbehandlung, insbesondere auch, soweit nötig, eine fachärztliche oder besondere unfallmedizinische Versorgung gewährleistet wird.

2) § 1 der Bestimmungen des früheren Reichsversicherungsamts vom 19. Juni 1936 (RABl. IV S. 195) lautet:

„Den Trägern der Unfallversicherung soll es ermöglicht werden, die berufsgenossenschaftliche Krankenbehandlung so beschleunigt einzuleiten, daß schon der erste, meist für den weiteren Verlauf entscheidende ärztliche Eingriff (Einrichtung, Amputation, Resektion usw.) durch den Facharzt (nötigenfalls in der Heilanstalt) erfolgt und nur im Notfall dem Nichtfacharzt, der die Erste Hilfe leistet, überlassen bleibt. Es sollen alle Fälle, in denen die Berufsgenossenschaft ein im Sinne rascherer und vollständiger Wiederherstellung der Erwerbsfähigkeit wirksameres Heilverfahren zu gewähren imstande ist, ermittelt und möglichst von Anfang an dem berufsgenossenschaftlichen Heilverfahren zugeführt werden".

3) § 5 der Bestimmungen des früheren Reichsversicherungsamts vom 18. Juni 1936 (RABl. IV S. 195) lautet:

„Auf Verlangen einer Berufsgenossenschaft hält die Krankenkasse sämtliche Unfallverletzten der Berufsgenossenschaft (auch die scheinbar geringfügig Verletzten) dazu an, sofort nach der Krankmeldung und möglichst noch vor der ersten Inanspruchnahme eines Kassenarztes einen von der Berufsgenossenschaft bezeichneten Facharzt (Durchgangsarzt) zu Rate zu ziehen. Ist ein Verletzter nicht in der Lage, den Durchgangsarzt aufzusuchen, so benachrichtigt die Krankenkasse diesen unverzüglich. Der Durchgangsarzt beurteilt, ob die Fürsorge der Krankenkasse ausreicht oder ob besondere Heilmaßnahmen angezeigt sind. In letzterem Falle veranlaßt er, soweit er hierzu von der Berufsgenossenschaft ermächtigt ist, sofort die erforderlichen Maßnahmen.

Wird berufsgenossenschaftliche Krankenbehandlung eingeleitet, so erhält von deren Beginn die Krankenkasse durch die Berufsgenossenschaft oder den Durchgangsarzt unverzüglich Nachricht. Diese Nachricht steht der Anzeige nach § 559g Abs. 2 RVO gleich.

Die Wiederherstellung der Arbeitsfähigkeit teilt die Berufsgenossenschaft gegebenenfalls der Krankenkasse unverzüglich mit."

4) § 5a der Bestimmungen des früheren Reichsversicherungsamts vom 19. Juni 1936 (RABl. IV S. 195) lautet:

„Auf Verlangen einer Berufsgenossenschaft hält die Krankenkasse sämtliche Unfallverletzten, die sich nach Abschluß des Heilverfahrens erneut krank melden (während desselben Krankheitsfalles oder im Falle der Wiedererkrankung) dazu an, sofort nach der erneuten Krankmeldung und möglichst noch vor der Inanspruchnahme eines Kassenarztes einen von der Berufsgenossenschaft bezeichneten Facharzt (Beratungsfacharzt) zu Rate zu ziehen. Dabei kann die Berufsgenossenschaft diejenigen Fälle ausnehmen, in denen der Kassenarzt die Behandlungsbedürftigkeit und Arbeitsunfähigkeit des Verletzten verneint. § 5 Abs. 1 Satz 2 und 3, Abs. 2 und 3 gilt entsprechend.

Auf Verlangen einer Berufsgenossenschaft hält die Krankenkasse sämtliche Unfallverletzen mit bestimmten, von der Berufsgenossenschaft bezeichneten Verletzungsarten dazu an, sofort nach der Krankmeldung und möglichst noch vor der Inanspruchnahme eines Kassenarztes oder zu dem sich aus dem Auftrage (§ 5c) ergebenden Zeitpunkt einen von der Berufsgenossenschaft bezeichneten Facharzt (Beratungsfacharzt) zu Rate zu ziehen. Der Auftrag muß für alle sich beteiligenden Berufsgenossenschaften einheitlich sein. § 5 Abs. 1 Satz 2 und 3, Abs. 2 und 3 gilt entsprechend."

5a) und 5b) sind durch die 13. Zusatzvereinbarung vom 3. November 1967 gegenstandslos.

6) § 6 der Bestimmungen des früheren Reichsversicherungsamts vom 19. Juni 1936 (RABl. IV S. 195) lautet:

„(1) Die Berufsgenossenschaften, deren Mitglieder im Bezirke der Krankenkasse gegen Unfall versicherte Personen beschäftigen, können der Krankenkasse eine Erklärung darüber abgeben, bei welchen Verletzungsarten stets berufsgenossenschaftliche Krankenbehandlung stattfinden und ob deren Einleitung von einem bestimmten Lebensalter des Verletzten abhängig gemacht werden soll. Die Erklärung muß für alle sich beteiligenden Berufsgenossenschaften eine einheitliche sein.

(2) Gleichzeitig mit dieser Erklärung werden der Krankenkasse die für die Behandlung von Unfallverletzten geeigneten Ärzte (Arzt) und Heilanstalten (Heilanstalt) bezeichnet. Für berufsgenossenschaftliche Krankenbehandlung in der Form der Heilanstaltspflege kommen besonders folgende Verletzungsarten in Frage*):

1. Ausgedehnte oder tiefgehende Verbrennungen oder Verätzungen
2. Ausgedehnte oder tiefgehende Weichteilverletzungen
3. Quetschungen mit drohenden Ernährungsstörungen, ausgenommen an Fingern und Zehen
4. Verletzungen mit Eröffnung großer Gelenke
5. Eitrige Entzündungen der großen Gelenke
6. Verletzungen der großen Nervenstämme an Arm oder Bein und Verletzungen der Nervengeflechte
7. Quetschungen oder Prellungen des Gehirns (contusio oder compressio cerebri)
8. Quetschungen oder Prellungen der Wirbelsäule mit neurologischen Ausfallerscheinungen

---

*) Bis zum 30. Juni 1966 hatte das Verletzungsartenverzeichnis einen anderen Inhalt (s. RABl. IV S. 195). Die Berufsgenossenschaften haben von der Möglichkeit einer Änderung dieses Verzeichnisses (vgl. § 6a Abs. 1 Satz 4 der Bestimmungen) Gebrauch gemacht und vom 1. Juli 1966 ab das obenstehende Verzeichnis eingeführt.

9. Brustkorbverletzungen, wenn sie mit Eröffnung des Brustfells, mit erheblichem Erguß in den Brustfellraum, mit stärkerem Blutverlust oder mit Beteiligung innerer Organe verbunden sind
10. Stumpfe oder durchbohrende Bauchverletzungen
11. Verletzungen der Nieren- oder Harnwege
12. Verrenkungen der Wirbel, des Schlüsselbeins, im Handwurzelbereich, des Hüftgelenks, des Kniegelenks oder im Fußwurzelbereich
13. Verletzungen der Beugesehnen der Finger, der körperfernen Sehnen des Armbizeps und der Achillessehne
14. Folgende Knochenbrüche:
    a) Offene Brüche des Hirnschädels
    b) Geschlossene Brüche des Hirnschädels mit Gehirnbeteiligung, ausgenommen mit leichter Gehirnerschütterung
    c) Brüche im Augenhöhlenbereich
    d) Wirbelbrüche, ausgenommen Dorn- und Querfortsatzbrüche
    e) Schulterblatthalsbrüche mit Verschiebung
    f) Offene Brüche des Ober- und Unterarms
    g) Geschlossene Brüche des Ober- und Unterarms mit starker Verschiebung oder mit Splitterung, ausgenommen Speichenbrüche an typischer Stelle
    h) Brüche mehrerer Röhrenknochen oder mehrfache Brüche eines Röhrenknochens
    i) Beckenbrüche, ausgenommen Beckenschaufelbrüche und unverschobene Scham- und Sitzbeinbrüche
    j) Brüche des Oberschenkels einschließlich des Schenkelhalses
    k) Klaffende Brüche oder Trümmerbrüche der Kniescheibe
    l) Offene Brüche des Unterschenkels
    m) Geschlossene Brüche des Unterschenkels mit starker Verschiebung oder Splitterung
    n) Brüche eines Knöchels mit Verschiebung oder Splitterung
    o) Brüche des Fersenbeins mit stärkerer Höhenverminderung oder Verschiebung, Brüche des Sprungbeins, verschobene Brüche des Kahn- oder Würfelbeins, oder eines Keilbeins
    p) Stark verschobene oder abgeknickte Brüche eines Mittelfußknochens.

(3) Soweit die Berufsgenossenschaft diese Verletzungsarten bezeichnet haben, überweist die Krankenkasse den Verletzten im Auftrage der zuständigen Berufsgenossenschaft unverzüglich einer hiernach in Betracht kommenden Heilanstalt. Soweit andere Verletzungen bezeichnet sind, bestimmen die Berufsgenossenschaften gleichzeitig, wie das Heilverfahren durchzuführen ist.

(4) Vom Beginn der berufsgenossenschaftlichen Krankenbehandlung macht die Krankenkasse der Berufsgenossenschaft sofort Mitteilung. Diese hat die Wirkung einer Anzeige der Berufsgenossenschaft nach § 559g Abs. 2 RVO".

Anhang A

7) Transportunfähigkeit liegt nur vor, wenn der Transport auch bei Anwendung aller Erleichterungen (Benutzung von Fahrzeugen, Krankenwagen, der I. Eisenbahnwagenklasse, Gewährung von Reisebegleitung usw.) mit Lebensgefahr oder der Gefahr wesentlicher Verschlimmerung des Leidens verbunden ist. Unbequemlichkeit allein sowie ungünstige häusliche und wirtschaftliche Verhältnisse rechtfertigen nicht die Annahme von Transportunfähigkeit. Gefahr schwerer Verschlimmerung soll dann nicht Transportunfähigkeit begründen, wenn die Unterlassung des Transports größere Gefahren für Gesundheit und Leben herbeiführen kann.

8) § 5 b der Bestimmungen des früheren Reichsversicherungsamts vom 19. Juni 1936 (RABl. IV S. 195) lautet:

„Auf Verlangen einer Berufsgenossenschaft hält die Krankenkasse sämtliche Unfallverletzten der Berufsgenossenschaft mit einer Augen- und Ohrenverletzung dazu an, sofort nach der Krankmeldung und möglichst noch vor der ersten Inanspruchnahme eines Kassenarztes den nächstwohnenden oder am leichtesten erreichbaren Facharzt zu Rate zu ziehen. Dabei kann die Berufsgenossenschaft diejenigen Fälle ausnehmen, in denen sich durch die vom Kassenarzt geleistete Ersthilfe eine weitere ärztliche Behandlung erübrigt. Der Facharzt beurteilt, ob fachärztliche Behandlung angezeigt ist. Ist das der Fall und Behandlung in einer Heilanstalt erforderlich, so leitet er diese im Auftrage der Berufsgenossenschaft sofort ein. Reicht fachärztliche offene Behandlung aus, so veranlaßt er sie auf Rechnung der Berufsgenossenschaft, falls nicht schon die Krankenkasse in solchen Fällen fachärztliche Behandlung zu gewähren pflegt, § 5 Abs. 1 Satz 2, Abs. 2 und 3 gilt entsprechend."

9) § 1543 d der Reichsversicherungsordnung lautet auszugsweise
„(1) Der behandelnde Arzt ist verpflichtet, dem Träger der Unfallversicherung Auskunft über die Behandlung und den Zustand des Verletzten zu erteilen.
(2) Der Arzt hat Anspruch auf eine Gebühr für die Auskunft ...
(3) Ordnungswidrig handelt, wer als Arzt vorsätzlich oder fahrlässig dem Träger der Unfallversicherung die Auskunft über die Behandlung und den Zustand des Verletzten nicht, nicht rechtzeitig, nicht richtig oder nicht vollständig erteilt. Die Ordnungswidrigkeit kann mit einer Geldbuße geahndet werden."

Schiedsvertrag

zwischen

1. dem Hauptverband der gewerblichen Berufsgenossenschaften e. V., Bonn,
2. dem Bundesverband der landwirtschaftlichen Berufsgenossenschaften e. V., Kassel,

3. dem Bundesverband der Unfallversicherungsträger der öffentlichen Hand e. V., München, einerseits und
der Kassenärztlichen Bundesvereinigung, Köln, andererseits

vom 23. Januar 1962 in der Fassung vom 3. November 1967

§ 1

Streitfälle zwischen Ärzten und Trägern der gesetzlichen Unfallversicherung aus dem Abkommen zwischen den obengenannten Vertragsparteien vom 1. Januar 1956*) sind durch die Landesschiedsgerichte und ein Bundesschiedsgericht zu entscheiden.

§ 2

Streitfälle sind den nach dem Fünften Teil des Abkommens zwischen den obengenannten Vertragsparteien vom 1. Januar 1956 vorgesehenen Landesarbeitsgemeinschaften vorzulegen. Kommt eine Einigung oder ein Mehrheitsbeschluß innerhalb der Landesarbeitsgemeinschaft nicht zustande, so tritt diese innerhalb von 4 Wochen unter dem Vorsitz eines Unparteiischen als Landesschiedsgericht zusammen. Über diesen Unparteiischen haben sich die Vertragsparteien zu verständigen; einigen sich die Parteien nicht, soll der Präsident des für das Land der Kassenärztlichen Vereinigung zuständigen Landessozialgerichts oder dessen Vertreter um Benennung eines Unparteiischen gebeten werden.

Die Entscheidungen des Landesschiedsgerichts sind außer den im § 3 genannten Fällen endgültig.

§ 3

Das Landesschiedsgericht hat einen bei ihm anhängigen Fall an das Bundesschiedsgericht (§ 4) abzugeben,

a) wenn bestehende Zweifen über die Auslegung des Abkommens durch die Landesarbeitsgemeinschaft oder die Bundesarbeitsgemeinschaft nicht ausgeräumt werden konnten

oder

b) wenn eine der Landesarbeitsgemeinschaft oder der Bundesarbeitsgemeinschaft vorgelegte, die Durchführung des Abkommens betreffende grundsätzliche Frage durch die Landesarbeitsgemeinschaft oder die Bundesarbeitsgemeinschaft nicht geklärt werden konnte.

In diesen Fällen hat das Landesschiedsgericht einen begründeten Abgabebescheid zu erteilen und seine Auffassung zu der Streitfrage schriftlich niederzulegen.

§ 4

In den Fällen des § 3 tritt die im Fünften Teil des Abkommens zwischen den obengenannten Vertragsparteien vom 1. Januar 1956*) vorgesehene Bundes-

---

*) Der Schiedsvertrag gilt auch im Verhältnis zu den Mitgliedern der Bundesarbeitsgemeinschaft der Unfallversicherungsträger der Öffentlichen Hand e. V.

arbeitsgemeinschaft innerhalb von 4 Wochen unter Hinzuziehung von drei Unparteiischen als Bundesschiedsgericht zusammen. Jede Partei ernennt einen Unparteiischen, der dritte als Vorsitzender wird von beiden Parteien gemeinsam berufen. Einigen sich die Parteien nicht, soll der Präsident des Bundessozialgerichts oder dessen Stellvertreter um Benennung des Unparteiischen gebeten werden.

§ 5

Die Entscheidung der Schiedsgerichte sind bindend.

Bonn/Kassel/Köln, den 23. Januar 1962

Hauptverband der gewerblichen
Berufsgenossenschaften e. V.
gez. Schramm   gez. Hopf

Bundesverband der landwirtschaftlichen
Berufsgenossenschaften e. V.
gez. Löffel

Kassenärztliche
Bundesvereinigung
gez. Dr. Voges

Anhang B

Gesetz über die Entschädigung von Zeugen und Sachverständigen (ZuSEG)

§ 1 Geltungsbereich
(1) Nach diesem Gesetz werden Zeugen und Sachverständige entschädigt, die von dem Gericht oder dem Staatsanwalt zu Beweiszwecken herangezogen werden.
(2) Dieses Gesetz gilt auch, wenn Behörden oder sonstige öffentliche Stellen von dem Gericht oder dem Staatsanwalt zu Sachverständigenleistungen herangezogen werden.
(3) Für Angehörige einer Behörde oder sonstigen öffentlichen Stelle, die nicht Ehrenbeamte oder ehrenamtlich tätig sind, gilt dieses Gesetz nicht, wenn sie ein Gutachten in Erfüllung ihrer Dienstaufgaben erstatten, vertreten oder erläutern.

§ 2 Entschädigung von Zeugen
(1) Zeugen werden für ihren Verdienstausfall entschädigt. Dies gilt auch bei schriftlicher Beantwortung einer Beweisfrage (§ 377 Abs. 3 der Zivilprozeßordnung).
(2) Die Entschädigung beträgt für jede Stunde der versäumten Arbeitszeit 3 Deutsche Mark bis 20 Deutsche Mark. Die letzte, bereits begonnene Stunde wird voll gerechnet. Die Entschädigung richtet sich nach dem regelmäßigen Bruttoverdienst.
(3) Ist ein Verdienstausfall nicht eingetreten, erhält der Zeuge die nach dem geringsten Satz bemessene Entschädigung. Wer nicht erwerbstätig ist und einen eigenen Haushalt für mehrere Personen führt, erhält eine Entschädigung von 12 Deutsche Mark je Stunde. Der Zeuge erhält keine Entschädigung, wenn er durch die Heranziehung ersichtlich keinen Nachteil erlitten hat.
(4) Gefangene, die keinen Verdienstausfall aus einem privatrechtlichen Arbeitsverhältnis haben, erhalten Ersatz einer entgangenen Zuwendung der Vollzugsbehörde.
(5) Die Entschädigung wird für höchstens zehn Stunden je Tag gewährt.

§ 3 Entschädigung von Sachverständigen
(1) Sachverständige werden für ihre Leistungen entschädigt.
(2) Die Entschädigung beträgt für jede Stunde der erforderlichen Zeit 40 bis 70 Deutsche Mark. Für die Bemessung des Stundensatzes sind der Grad der erforderlichen Fachkenntnisse, die Schwierigkeit der Leistung, ein nicht ander-

Anhang B

weitig abzugeltender Aufwand für die notwendige Benutzung technischer Vorrichtungen und besondere Umstände maßgebend, unter denen das Gutachten zu erarbeiten war; der Stundensatz ist einheitlich für die gesamte erforderliche Zeit zu bemessen. Die letzte, bereits begonnene Stunde wird voll gerechnet; dies gilt jedoch nicht, soweit der Sachverständige für dieselbe Zeit in einer weiteren Sache zu entschädigen ist.

(3) Die nach Absatz 2 zu gewährende Entschädigung kann bis zu 50 vom Hundert überschritten werden

a) für ein Gutachten, in dem der Sachverständige sich für den Einzelfall eingehend mit der wissenschaftlichen Lehre auseinanderzusetzen hat, oder
b) nach billigem Ermessen, wenn der Sachverständige durch die Dauer oder die Häufigkeit seiner Heranziehung einen nicht zumutbaren Erwerbsverlust erleiden würde oder wenn er seine Berufseinkünfte im wesentlichen als gerichtlicher oder außergerichtlicher Sachverständiger erzielt.

Die Erhöhungen nach den Buchstaben a und b können nicht nebeneinander gewährt werden.

§ 4 Zu berücksichtigende Zeit
Bei Zeugen gilt als versäumt und bei Sachverständigen gilt als erforderlich auch die Zeit, während der sie ihrer gewöhnlichen Beschäftigung infolge ihrer Heranziehung nicht nachgehen können.

§ 5 Besondere Leistungen
(1) Soweit ein Sachverständiger oder ein sachverständiger Zeuge Leistungen erbringt, die in der Anlage bezeichnet sind, bemißt sich die Entschädigung nach der Anlage.
(2) Für Leistungen der in Abschnitt 0 des Gebührenverzeichnisses für ärztliche Leistungen (Anlage zur Gebührenordnung für Ärzte) bezeichneten Art erhält der Sachverständige in entsprechender Anwendung dieses Gebührenverzeichnisses eine Entschädigung nach dem 1,1fachen Gebührensatz. § 1 Abs. 2, § 4 Abs. 2, 3 und 4 Satz 1, § 10 der Gebührenordnung für Ärzte gelten entsprechend; im übrigen bleiben die §§ 8 und 11 unberührt.
(3) Für die zusätzlich erforderliche Zeit wird eine Entschädigung in Höhe der Mindestentschädigung nach § 3 Abs. 2 für jede Stunde gewährt. Wird eine Tätigkeit zu außergewöhnlicher Zeit oder unter außergewöhnlichen Umständen notwendig, kann die Gesamtentschädigung nach Absatz 1 oder 2 um bis zu 50 Deutsche Mark erhöht werden.

§ 6 Zeugen und Sachverständige aus dem Ausland
Zeugen und Sachverständigen, die ihren gewöhnlichen Aufenthalt im Ausland haben, können unter Berücksichtigung ihrer persönlichen Verhältnisse, insbesondere ihrer regelmäßigen Erwerbstätigkeit, nach billigem Ermessen höher als die in den §§ 2 bis 5 bestimmten Entschädigungen gewährt werden.

§ 7 Besondere Entschädigung
(1) Haben sich die Parteien dem Gericht gegenüber mit einer bestimmten Entschädigung für die Leistung des Sachverständigen einverstanden erklärt, so ist

diese Entschädigung zu gewähren, wenn ein ausreichender Betrag an die Staatskasse gezahlt ist.
(2) Die Erklärung nur einer Partei genügt, wenn das Gericht zustimmt. Vor der Zustimmung hat das Gericht die andere Partei zu hören. Die Zustimmung und die Ablehnung der Zustimmung sind unanfechtbar.

§ 8 Ersatz von Aufwendungen
(1) Dem Sachverständigen werden ersetzt
1. die für die Vorbereitung und Erstattung des Gutachtens aufgewendeten Kosten, einschließlich der notwendigen Aufwendungen für Hilfskräfte, sowie die für eine Untersuchung verbrauchten Stoffe und Werkzeuge;
2. die Schreibauslagen
    a) für das schriftliche Gutachten je angefangene Seite in Höhe von 4 Deutsche Mark,
    b) für Abschriften und Ablichtungen, die auf Erfordern gefertigt worden sind, sowie für eine Abschrift oder Ablichtung für die Handakten des Sachverständigen je angefangene Seite in Höhe von 0,30 Deutsche Mark;
3. die auf seine Entschädigung entfallende Umsatzsteuer, sofern diese nicht nach § 19 Abs. 1 des Umsatzsteuergesetzes unerhoben bleibt.
(2) Ein auf die Hilfskräfte (Absatz 1 Nr. 1) entfallender Teil der Gemeinkosten des Sachverständigen kann durch einen Zuschlag bis zu 15 vom Hundert auf den Betrag abgegolten werden, der als notwendige Aufwendung für die Hilfskräfte zu ersetzen ist.
(3) (gestrichen).

§ 9 Fahrtkosten
(1) Zeugen und Sachverständigen werden die Fahrtkosten bis zur Höhe der Kosten für die Benutzung des preisgünstigsten öffentlichen Beförderungsmittels oder bei einer Gesamtstrecke bis zu 200 Kilometern bis zur Höhe der Kosten für die Benutzung eines eigenen oder unentgeltlich von einem Dritten zur Verfügung gestellten Kraftfahrzeuges ersetzt. Höhere Fahrtkosten werden ersetzt, soweit durch die Benutzung eines anderen als durch die Benutzung des preisgünstigsten öffentlichen Beförderungsmittels die Entschädigung insgesamt nicht höher wird oder höhere Fahrtkosten wegen besonderer Umstände notwendig sind.
(2) Bei Benutzung von öffentlichen, regelmäßig verkehrenden Beförderungsmitteln werden die wirklichen Auslagen einschließlich der Kosten für die Beförderung des notwendigen Gepäcks bis zur Höhe der Tarife, bei Benutzung der Eisenbahn oder von Schiffen bis zum Fahrpreis der ersten Wagen- oder Schiffsklasse, ersetzt. Der Ersatz der Beförderungsauslagen ist nach den persönlichen Verhältnissen des Zeugen oder Sachverständigen zu bemessen. Die Mehrkosten für zuschlagpflichtige Züge werden erstattet.
(3) Bei Benutzung eines eigenen oder unentgeltlich von einem Dritten zur Verfügung gestellten Kraftfahrzeuges werden Sachverständigen 0,45 Deutsche Mark und Zeugen 0,40 Deutsche Mark für jeden angefangenen Kilometer des Hin- und Rückwegs ersetzt.

(4) Für Reisen während der Terminsdauer werden die Fahrtkosten nur insoweit ersetzt, als dadurch Mehrbeträge an Entschädigung erspart werden, die beim Verbleiben an der Terminsstelle gewährt werden müßten.
(5) Tritt der Zeuge oder Sachverständige die Reise zum Terminsort von einem anderen als dem in der Ladung bezeichneten oder der ladenden Stelle unverzüglich angezeigten Ort an oder fährt er zu einem anderen als zu diesem Ort zurück, so werden, wenn die dadurch entstandenen Gesamtkosten höher sind, höchstens die Kosten ersetzt, die für die Reise von dem in der Ladung bezeichneten oder der ladenden Stelle angezeigten Ort oder für die Rückreise zu diesem Ort zu ersetzen wären. Mehrkosten werden nach billigem Ermessen ersetzt, wenn der Zeuge oder Sachverständige zu diesen Fahrten durch besondere Umstände genötigt war.

§ 10 Entschädigung für Aufwand
(1) Zeugen und Sachverständige erhalten für den durch Abwesenheit vom Aufenthaltsort oder durch die Wahrnehmung eines Termins am Aufenthaltsort verursachten Aufwand eine Entschädigung. Die Entschädigung ist nach den persönlichen Verhältnissen des Zeugen oder Sachverständigen zu bemessen.
(2) Die Entschädigung für den durch Abwesenheit vom Aufenthaltsort verursachten Aufwand soll nicht den Satz überschreiten, der Richtern in der Reisekostenstufe B nach den Vorschriften über die Reisekostenvergütung der Richter im Bundesdienst als Tagegeld zusteht. Die Vorschriften, nach denen bei Reisen, die an demselben Kalendertag angetreten oder beendet werden, sich das Tagegeld vermindert oder ein Tagegeld nicht gewährt wird, gelten entsprechend. Bei Abwesenheit bis zu sechs Stunden werden die notwendigen Auslagen bis zu 6 Deutsche Mark erstattet. Mußte der Zeuge oder Sachverständige außerhalb seines Aufenthaltsortes übernachten, so erhält er hierfür Ersatz seiner Aufwendungen, soweit sie angemessen sind.
(3) Bei Terminen am Aufenthaltsort des Zeugen oder Sachverständigen sind Zehrkosten bis zu 6 Deutsche Mark für jeden Tag, an dem der Zeuge oder Sachverständige länger als vier Stunden von seiner Wohnung abwesend sein mußte, zu ersetzen.

§ 11 Ersatz sonstiger Aufwendungen
Auch die in den §§ 8 bis 10 nicht besonders genannten baren Auslagen werden, soweit sie notwendig sind, dem Zeugen oder Sachverständigen ersetzt. Dies gilt besonders von den Kosten einer notwendigen Vertretung und für die Kosten notwendiger Begleitpersonen.

§ 12 Aufrundung
Die dem Zeugen oder Sachverständigen zu zahlende Gesamtentschädigung wird auf zehn Deutsche Pfennig aufgerundet.

§ 13 Vereinbarung der Entschädigung
Mit Sachverständigen, die häufiger herangezogen werden, kann die oberste Landesbehörde oder die von ihr bestimmte Stelle eine Entschädigung im Rahmen der nach diesem Gesetz zulässigen Entschädigung vereinbaren.

§ 14 Vorschuß
(1) Geladenen Zeugen und Sachverständigen ist auf Antrag ein Vorschuß zu bewilligen, wenn sie nicht über die Mittel für die Reise verfügen oder wenn ihnen, insbesondere wegen der Höhe der entstehenden Reisekosten, nicht zugemutet werden kann, diese aus eigenen Mitteln vorzuschießen.
(2) Dem Sachverständigen ist ferner auf Antrag ein Vorschuß zu bewilligen, wenn er durch eine geforderte Leistung für eine zusammenhängende Zeit von wenigstens dreißig Tagen seiner regelmäßigen Erwerbstätigkeit ganz oder überwiegend entzogen wird oder wenn die Erstattung des Gutachtens bare Aufwendungen erfordert und dem Sachverständigen insbesondere wegen der Höhe der Aufwendungen nicht zugemutet werden kann, eigene Mittel vorzuschießen.
(3) § 16 gilt sinngemäß.

§ 15 Erlöschen des Anspruchs, Verjährung
(1) Zeugen und Sachverständige werden nur auf Verlangen entschädigt.
(2) Verlangt der Zeuge nicht binnen drei Monaten nach Beendigung der Zuziehung Entschädigung bei dem zuständigen Gericht oder bei der zuständigen Staatsanwaltschaft, so erlischt der Anspruch.
(3) Das Gericht (§ 16 Abs. 1) kann den Sachverständigen auffordern, seinen Anspruch innerhalb einer bestimmten Frist zu beziffern. Die Frist muß mindestens zwei Monate betragen. In der Aufforderung ist der Sachverständige über die Folgen einer Versäumung der Frist zu belehren. Die Frist kann auf Antrag vom Gericht verlängert werden. Der Anspruch erlischt, soweit ihn der Sachverständige nicht innerhalb der Frist beziffert. War der Sachverständige ohne sein Verschulden verhindert, die Frist einzuhalten, so ist ihm auf Antrag Wiedereinsetzung in den vorigen Stand zu erteilen, wenn er innerhalb von zwei Wochen nach Beseitigung des Hindernisses den Anspruch beziffert und die Tatsachen, die die Wiedereinsetzung begründen, glaubhaft macht.
(4) § 196 Abs. 1 Nr. 17 des Bürgerlichen Gesetzbuchs bleibt unberührt.
(5) Ansprüche auf Erstattung zuviel gezahlter Entschädigungen verjähren in zwei Jahren; § 10 Abs. 3 des Gerichtskostengesetzes gilt entsprechend.

§ 16 Gerichtliche Festsetzung
(1) Die einem Zeugen oder Sachverständigen zu gewährende Entschädigung wird durch gerichtlichen Beschluß festgesetzt, wenn der Zeuge oder Sachverständige oder die Staatskasse die richterliche Festsetzung beantragt oder das Gericht sie für angemessen hält. Zuständig ist das Gericht oder der Richter, von dem der Zeuge oder Sachverständige herangezogen worden ist. Ist der Zeuge oder Sachverständige von dem Staatsanwalt herangezogen worden, so ist das Gericht zuständig, bei dem die Staatsanwaltschaft errichtet ist.
(2) Gegen die richterliche Festsetzung ist die Beschwerde zulässig, wenn der Wert des Beschwerdegegenstandes einhundert Deutsche Mark übersteigt. Beschwerdeberechtigt sind nur der Zeuge oder Sachverständige und die Staatskasse. Die Beschwerde ist nicht an eine Frist gebunden. Eine Beschwerde an einen obersten Gerichtshof des Bundes ist nicht zulässig. Die Beschwerde wird bei dem Gericht eingelegt, das die angefochtene Entscheidung erlassen hat. Das Gericht kann der Beschwerde abhelfen.

(3) Anträge, Erklärungen und Beschwerden können zu Protokoll der Geschäftsstelle gegeben oder schriftlich ohne Mitwirkung eines Rechtsanwalts eingereicht werden.
(4) Entscheidungen nach Abs. 1, 2 wirken nicht zu Lasten des Kostenschuldners.
(5) Das Verfahren über die Beschwerde ist gebührenfrei. Kosten werden nicht erstattet.

§ 17 Dolmetscher und Übersetzer
(1) Für Dolmetscher und Übersetzer gelten die Vorschriften dieses Gesetzes sinngemäß.
(2) Für ihre Leistungen werden Dolmetscher wie Sachverständige, Übersetzung ausschließlich nach den folgenden Vorschriften entschädigt.
(3) Die Entschädigung für die Übersetzung eines Textes aus einer Sprache in eine andere Sprache beträgt 1,50 Deutsche Mark je Zeile. Ist die Übersetzung erschwert, insbesondere wegen der Verwendung von Fachausdrücken oder wegen schwerer Lesbarkeit des Textes, so kann die Entschädigung bis auf 4,50 Deutsche Mark, bei außergewöhnlich schwierigen Texten bis auf 6,50 Deutsche Mark je Zeile erhöht werden. Für eine oder für mehrere Übersetzungen auf Grund desselben Auftrags beträgt die Entschädigung mindestens 20 Deutsche Mark.
(4) Als Zeile gilt die Zeile der angefertigten schriftlichen Übersetzung, die durchschnittlich 50 Schriftzeichen enthält. Werden in der angefertigten Übersetzung keine lateinischen Schriftzeichen verwendet, war aber ein Text mit lateinischen Schriftzeichen zu übersetzen, so sind die Zeilen dieses Textes maßgebend. Angefangene Zeilen von mehr als 30 Schriftzeichen gelten als volle Zeilen, angefangene Zeilen von 30 oder weniger Schriftzeichen werden zu vollen Zeilen zusammengezogen.

§ 17a Herausgabe von Gegenständen, Überwachung des Fernmeldeverkehrs, Auskunftsersuchen
(1) Für Dritte, die auf Grund eines Beweiszwecken dienenden Ersuchens der Strafverfolgungsbehörde Gegenstände herausgeben (§ 95 Abs. 1 der Strafprozeßordnung) oder die Pflicht zur Herausgabe entsprechend einer Anheimgabe der Strafverfolgungsbehörde abwenden, Auskunft erteilen oder die Überwachung und Aufzeichnung des Fernmeldeverkehrs ermöglichen (§ 100b Abs. 3 der Strafprozeßordnung), gelten die Vorschriften dieses Gesetzes sinngemäß. Artikel 3 § 13 des Gesetzes zur Beschränkung des Brief-, Post- und Fernmeldegeheimnisses findet keine Anwendung.
(2) Die Dritten werden wie Zeugen entschädigt.
(3) Bedient sich der Dritte eines Arbeitnehmers oder einer anderen Person, so werden ihm die Aufwendungen dafür (§ 11) im Rahmen des § 2 Abs. 2 und 5 ersetzt.
(4) Für die Benutzung von Festverbindungen bei der Überwachung des Fernmeldeverkehrs sind auch die in den allgemeinen Tarifen dafür vorgesehenen Entgelte zu ersetzen.

§ 18 Übergangsvorschrift
Bei einer Änderung dieses Gesetzes richtet sich die Entschädigung für Sachverständige und Übersetzer für die gesamte Zeit nach dem bisherigen Recht, wenn der Auftrag vor dem Inkrafttreten einer Gesetzesänderung erteilt wurde. Dies gilt auch, wenn Vorschriften geändert werden, auf die dieses Gesetz verweist.

Nr.	Bezeichnung der Leistung	Entschädigung in Deutsche Mark
1	Der Arzt, der eine Leiche, Teil einer Leiche oder eine Leibesfrucht besichtigt oder bei einer richterlichen Leichenschau mitwirkt, erhält hierfür und für seinen zur Niederschrift gegebenen Bericht	60
	Für mehrere solcher Verrichtungen bei derselben Gelegenheit erhält der Arzt höchstens	145
	Sind Berichte schriftlich zu erstatten oder nachträglich zur Niederschrift zu geben, so erhält der Arzt für jeden Bericht	80
	höchstens	100
2	Jeder Obduzent erhält	
	a) für die Leichenöffnung	240
	Bei einer Obduktion unter besonders ungünstigen äußeren Bedingungen beträgt die Entschädigung	335
	War die Leiche schon beerdigt oder ist sie nach längerer Zeit aufgefunden, so beträgt die Entschädigung	485
	b) für die Sektion von Teilen einer Leiche oder die Öffnung einer nicht lebensfähigen Leibesfrucht	100
	Bei einer Sektion oder Obduktion unter besonders ungünstigen äußeren Bedingungen beträgt die Entschädigung	145
	Die Entschädigung umfaßt auch den zur Niederschrift gegebenen Bericht einschließlich des vorläufigen Gutachtens.	
3	Der Arzt erhält für die Ausstellung des Befundscheins oder die Erteilung einer schriftlichen Auskunft ohne nähere gutachtliche Äußerung	10 bis 30
	Bei einer außergewöhnlich umfangreichen Tätigkeit erhält der Arzt bis zu	60
4	Der Arzt erhält für das Zeugnis über einen ärztlichen Befund mit kurzer gutachtlicher Äußerung oder für ein Formbogengutachten, wenn sich die Fragen auf Vorgeschichte, Angaben und Befund beschränken und nur ein kurzes Gutachten erfordern	45
	Bei einer außergewöhnlich umfangreichen Tätigkeit erhält der Arzt bis zu	90
5	Für die Untersuchung eines Lebensmittels oder eines Bedarfsgegenstandes, Arzneimittels und dgl. oder von Wässern oder Abwässern und eine kurze schriftliche, gutachtliche Äußerung beträgt die Entschädigung für jede Probe	8 bis 70
	Bei außergewöhnlich umfangreichen Untersuchungen beträgt die Entschädigung bis zu	250

Anhang B

Nr.	Bezeichnung der Leistung	Entschädigung in Deutsche Mark
6	Für die mikroskopische, physikalische, chemische, toxikologische, bakteriologische, serologische Untersuchung, wenn das Untersuchungsmaterial von Menschen oder Tieren stammt, und eine kurze gutachtliche Äußerung, einschließlich des verbrauchten Materials an Farbstoffen und anderen geringwertigen Stoffen, beträgt die Entschädigung je Organ oder Körperflüssigkeit	8 bis 70
	Bei außergewöhnlich umfangreichen Untersuchungen beträgt die Entschädigung bis zu	250
7	Die Entschädigung beträgt für	
	a) jede elektrophysiologische Untersuchung eines Menschen	15 bis 145
	b) die rasterelektronische Untersuchung eines Menschen oder einer Leiche, auch mit Analysenzusatz	15 bis 365
	Die Entschädigung umfaßt auch eine kurze gutachtliche Äußerung und den mit der Untersuchung verbundenen Aufwand	
8	Bei Blutgruppenbestimmungen beträgt die Entschädigung für jede zu untersuchende Person	
	a) für die Bestimmung der AB0-Blutgruppe	20
	für die Bestimmung der Untergruppe	15
	b) für die MN-Bestimmung	15
	c) für die Bestimmung der Merkmale des Rh-Komplexes (C, C^w, c, D, E, e und weitere) je Merkmal	20
	insgesamt höchstens	110
	d) für die Bestimmung der Blutgruppenmerkmale P, K, S und weitere, falls direkt bestimmbar, je Merkmal	20
	insgesamt höchstens	110
	e) für die Bestimmung nur indirekt nachweisbarer Merkmale (D^u, s, Fy und weitere) je Merkmal	30
	insgesamt höchstens	115
	f) für die Bestimmung von Merkmalen des HLA-Systems:	
	20 bis 29 Merkmale	145
	30 und mehr Merkmale	215
	g) für den zusätzlich erforderlichen Titrationsversuch	30
	h) für den zusätzlich erforderlichen Spezialversuch (Absättigung, Bestimmung des Dosiseffekts usw.)	45
	i) für die Bestimmung der Typen der sauren Erythrozyten-Phosphatase, die Bestimmung der Phosphoglucomutase, der Adenylatkinase, der Adenosindesaminase oder der Glutamatpyruvattransaminase	45
	k) für die Bestimmung der Merkmale des Gm-Systems oder des Inv-Systems je Merkmal	45
	insgesamt höchstens	145
	l) für die Bestimmung des Haptoglobintyps	45
	m) für die Bestimmung der Gruppe Gc	45
	n) Für eine in den Buchstaben a bis m nicht genannte Blutgruppenbestimmung wird wie für eine an Arbeitsaufwand vergleichbare Bestimmung entschädigt.	

Nr.	Bezeichnung der Leistung	Entschädigung in Deutsche Mark
	o) Für das schriftliche Gutachten beträgt die Entschädigung je untersuchte Person	20
	Die Entschädigung umfaßt das verbrauchte Material, soweit es sich um geringwertige Stoffe handelt.	
9	Für jede Blutentnahme beträgt die Entschädigung	10
	Die Entschädigung umfaßt auch eine Niederschrift über die Feststellung der Identität	

10	Bei erbbiologischen Abstammungsgutachten nach den anerkannten erbbiologischen Methoden beträgt die Entschädigung
	a) für die Leistung des Sachverständigen
	    aa) wenn bis zu drei Personen untersucht werden
	    bb) für die Untersuchung jeder weiteren Person
		
		870
		215

	b) für die bei der Vorbereitung und Erstattung des Gutachtens aufgewendeten Kosten
	    aa) wenn bis zu drei Personen untersucht werden
	    bb) für die Untersuchung jeder weiteren Person
		
		260
		65

	Hat der Sachverständige Einrichtungen einer Körperschaft, Anstalt oder Stiftung des öffentlichen Rechts benutzt, so erhält er die Entschädigung nach Buchstabe b nur bis zur Höhe der tatsächlich aufgewendeten Kosten, höchstens jedoch die Beträge nach Buchstabe b.	
	Die Entschädigung nach den Buchstaben a und b umfaßt die gesamte Tätigkeit des Sachverständigen und etwaiger Hilfspersonen, insbesondere die Untersuchung, die Herstellung der Lichtbilder einschließlich der erforderlichen Abzüge, die Herstellung von Abdrücken, etwa notwendige Abformungen und dgl. sowie die Auswertung und Beurteilung des gesamten Materials; sie umfaßt ferner die Post- und Fernsprechgebühren sowie die Kosten für die Anfertigung des schriftlichen Gutachtens in drei Stücken und für einen Durchschlag für die Handakten des Sachverständigen.	
	Die Entschädigung umfaßt nicht die Leistungen nach den Nummern 6, 7, 8 und 9 dieser Anlage, dem Abschnitt 0 des Gebührenverzeichnisses für ärztliche Leistungen (Anlage zur Gebührenordnung für Ärzte) und die Begutachtung etwa vorhandener erbpathologischer Befunde durch Fachärzte.	

Anhang C

Vereinbarung über die Vergütung ärztlicher Leistungen bei der medizinischen Begutachtung für die gesetzliche Rentenversicherung (Honorarvereinbarung 1992)

Der Verband Deutscher Rentenversicherungsträger, Frankfurt/Main, und die Bundesärztekammer, Köln, empfehlen ihren Mitgliedern folgende Regelung:

§ 1

(1) Die Rentenversicherungsträger vergüten den frei praktizierenden Ärzten und den Ärzten in Kliniken und Krankenanstalten ärztliche Begutachtungen wie folgt:

1. Die Vergütung beträgt pro *Formulargutachten*
1.1 zu Anträgen auf medizinische Rehabilitationsmaßnahmen   64,50 DM
1.2 zu Anträgen auf berufsfördernde Maßnahmen   97,00 DM
1.3 im Rentenverfahren   97,00 DM
1.4 im Rentenverfahren (mindestens 6 Seiten)   120,00 DM

2. Bei *formfreien* ärztlichen *Begutachtungen* beträgt die Vergütung
2.1 für Gutachten von Gebietsärzten zu Anträgen auf medizinische Rehabilitationsmaßnahmen   97,00 DM
2.2 für Gutachten von Gebietsärzten zu Anträgen auf berufsfördernde Maßnahmen   97,00 DM
2.3 für Gutachten von Gebietsärzten zu Anträgen auf Rehabilitationsmaßnahmen, sofern sie in Form und Inhalt einem gebietsärztlichen Gutachten im Rentenverfahren entsprechen   120,00 DM
2.4 für Gutachten von Gebietsärzten im Rentenverfahren   120,00 DM
2.5 für Gutachten von Gebietsärzten aufgrund mehrtägiger stationärer Beobachtung   240,00 DM
2.6 für neurologisch-psychiatrische Fachgutachten zu Anträgen auf Rehabilitationsmaßnahmen   192,00 DM
2.7 für neurologisch-psychiatrische Fachgutachten zu Anträgen auf Rehabilitationsmaßnahmen, sofern sie in Form und Inhalt einem neurologisch-psychiatrischen Fachgutachten im Rentenverfahren entsprechen   221,00 DM

2.8 für neurologisch-psychiatrische Fachgutachten im Renten-   221,00 DM
     verfahren
2.9 für neurologisch-psychiatrische Fachgutachten aufgrund   284,50 DM
     mehrtägiger stationärer Beobachtung
3.   Gutachten nach Nrn. 2.3 und 2.7 werden mit dem zugeordneten Betrag nur dann vergütet, wenn der Rentenversicherungsträger ausdrücklich ein Gutachten in dem dort beschriebenen Umfang angefordert hat.
4.   Bei der Festlegung der Vergütung nach Nrn. 2.5 und 2.9 ist § 6a GOÄ berücksichtigt.

(2) Wird durch die Beurteilung vorgelegter Röntgenaufnahmen, Szintigramme, EKG- oder EEG-Streifen eine erneute Strahlendiagnostik, Diagnostik durch Anwendung von radioaktiven Stoffen bzw. EKG- oder EEG-Untersuchung derselben Körperregion entbehrlich, erhöhen sich die in Abs. 1 genannten Beträge wie folgt:

– für die Beurteilung von nicht über 24 Monate alten Röntgenaufnahmen   um 17,00 DM
– für die Beurteilung von nicht über 24 Monate alten Szintigrammen   um 17,00 DM
– für die Beurteilung von nicht über 12 Monate alten EKG-Streifen   um 12,00 DM
– für die Beurteilung von nicht über 24 Monate alten EEG-Streifen   um 12,00 DM.

Die Gebühren für die Beurteilung vorgelegter Röntgenaufnahmen, Szintigramme, EKG- oder EEG-Streifen sind im Begutachtungsfall grundsätzlich nur einmal berechnungsfähig.

(3) Mit der Vergütung nach Abs. 1 und 2 sind die ärztlichen Leistungen und Aufwendungen nach Abschn. B I und B II GOÄ und die Sonderleistungen nach Abschn. B III Nr. 65, Abschn. G Nr. 800 und 801 GOÄ abgegolten. Dabei sind die Anmerkungen zu diesen Ziffern zu berücksichtigen. Auch die Leistungen nach den Ziffern 410, 3520 und 3625 GOÄ sind nicht berechnungsfähig. Die Nrn. 250 und 400 GOÄ sind nur dann nebeneinander berechnungsfähig, wenn die Blutentnahme für eine bakteriologische Blutuntersuchung oder zu Zwecken der Eisenbestimmung erfolgt.

§ 2

(1) Ärztliche Sonderleistungen, die über den in § 1 genannten Rahmen hinausgehen und für die Begutachtung erforderlich sind, werden nach den Bestimmungen der GOÄ*) nach dem Einfachen des Gebührensatzes unter Zugrundelegung eines Punktwertes von 0,11 DM abgerechnet.

(2) Die in Abschnitt „M" GOÄ aufgeführten Höchstwertbegrenzungen gelten.

---
*) GOÄ vom 12. November 1982 i.d.F. der 3. Änderungsverordnung vom 10. Juni 1988.

Anhang C

(3) Die in Abschnitt „O" GOÄ aufgeführten allgemeinen Bestimmungen gelten.

§ 3

(1) Die aus Anlaß der Begutachtung entstandenen Portokosten werden erstattet.

(2) Für formfreie Gutachten werden als Schreibgebühr für jede DIN-A 4-Seite mit mindestens 28 Zeilen von jeweils ca. 50 Anschlägen sowie für die angefangene Schlußseite des formfreien Teils und die formularmäßige Schlußbeurteilung 6,00 DM vergütet. Diese Schreibgebühr schließt zwei Durchschlagseiten mit ein.

(3) Für jedes Formulargutachten wird als Schreibgebühr ein Pauschalbetrag von 12,00 DM erstattet. Die Schreibgebühr für große Formulargutachten zu Anträgen im Rentenverfahren (§ 1 Abs. 1 Ziff. 1.4) beträgt 20,00 DM pro Gutachten.

(4) Die begutachtenden Ärzte werden dafür Sorge tragen, daß Gutachtenformulare sorgfältig und vollständig ausgefüllt und Begutachtungsaufträge möglichst kurzfristig erledigt werden.

§ 4

(1) Die Honorierung der in §§ 1 und 3 aufgeführten Leistungen im Beitrittsgebiet erfolgt nach Maßgabe bzw. in entsprechender Anwendung des Einigungsvertrages vom 31. August 1990 (Bundesgesetzblatt II, S. 885 ff.), Anlage I, B., Kapitel VIII, Sachgebiet G., Abschnitt III, Ziffer 7 mit der Maßgabe, daß die Vergütung 60% beträgt. Dieser Vomhundertsatz erhöht sich in entsprechender Anwendung der nach dem Einigungsvertrag, Anlage I, B., Kapitel VIII, Sachgebiet G., Abschnitt III, Ziffer 10 ergehenden Rechtsverordnungen des Bundesministers für Arbeit und Sozialordnung, soweit diese eine pauschale Erhöhung des Vomhundertsatzes nach Ziffer 7

a) vorsehen, und zwar in demselben Verhältnis wie die Erhöhung des im Einigungsvertrag vorgesehenen Satzes durch die entsprechende Rechtsverordnung.

(2) Der Punktwert gemäß § 2 beträgt im Beitrittsgebiet 0,07 DM. Für eine Erhöhung dieses Punktwertes gilt § 4 Abs. 1 Satz 2 und 3 entsprechend.

(3) Obergrenze für Erhöhungen nach § 4 Abs. 1 Satz 2 und 3 sowie Abs. 2 Satz 2 sind die in §§ 1 bis 3 aufgeführten Sätze.

§ 5

(1) Diese Vereinbarung tritt am 1. Januar 1992 in Kraft und gilt bis zum 31. Dezember 1992.

Protokollnotiz zu § 2 Abs. 1.:
   Die Vergütung der ärztlichen Sonderleistungen wird solange nicht angehoben, bis die Durchschnittsvergütung der RVO-Kassen den hier genannten Wert erreicht hat.

Anhang D

Durchgangsarztbericht

Für den Eigenbedarf

Lfd. Nr.

Bei Platzmangel bitte freien Raum auf der Rückseite benutzen.

Unfallversicherungsträger	Eingetroffen am / Uhrzeit / Mitgliedsnummer
Zuname, Vorname des/der Verletzten / Geburtsdatum	Krankenkasse (bei Fam.-Vers. Name des/der Versicherten) / GAA/Bergamt
	Beschäftigt als / Seit wann / Betriebsnummer des AA
Unfallbetrieb (Bezeichnung und Anschrift des Arbeitgebers, des Kindergartens, der Schule oder Hochschule)	Unfallort
Wohnung des/der Verletzten, Straße, Postleitzahl, Ort	Telefon des/der Verletzten / Staatsangehörigkeit / Geschlecht männlich / weiblich / Meldejahr

1. Unfalltag / Uhrzeit / Beginn d. Arbeitszeit Uhr / Unfallort[1] — Vers.-Träger

2. Hergang des Unfalls[1] und Beschäftigung, bei der der Unfall eingetreten ist[2] — Gefahrtarif

Unfallnummer

3. Verhalten des/der Verletzten nach dem Unfall — Geburtsdatum Tag Monat Jahr

4. a) Erstmalig behandelt am ___ durch ___   4. b) Art der ersten ärztl. (nicht durchgangsärztl.) Versorgung

5. Befund[3]   Alkoholeinfluß? nein / ja   Welche Anzeichen?   Blutentnahme? nein / ja — Geschl. Staatsang.

tätig seit Monat Jahr

tätig als

6. Röntgenergebnis

Verletzte Körperteile / Art der Verletzg.

Tod

7. Diagnose (wenn schon einwandfrei zu stellen)

Unfallzeitpunkt Tag Monat Jahr Stunde Minute

8. Art der etwaigen Erstversorgung (durch den D-Arzt)

Arbeitsbeginn Stunde Minute

9. Vom Unfall unabhängige krankhafte Veränderungen

9 9   9

10. a) Bestehen Bedenken gegen die Richtigkeit der Angaben des/der Verletzten, ggf. welche?
nein / ja

10. b) Sprechen Hergang und Befund gegen die Annahme eines Arbeitsunfalls, ggf. warum?
nein / ja

Arbeitsbereich

11. Falls **weitere Behandlung nicht erforderlich** wieder arbeitsfähig ab
arbeitsfähig, dem/der Verletzten mitgeteilt   Datum   AU-Bescheinigung ausgestellt

unfallauslös. Gegenst.

12. **Besondere Heilbehandlung** erforderlich, eingeleitet[4] ambulant / stationär / durch mich / durch anderen D-Arzt**   13. AU ab   14. Voraussichtl. Dauer der AU

Bewegung. Gegenst.

15. **Allgemeine Heilbehandlung**[4] nach Wahl des/der Verletzten / durch mich / durch anderen Arzt**   16. AU m. E. über 3 Tage ja / nein   17. Wegen Dringlichkeit AU bescheinigt bis
nein / ja;

Tätigkeit d. Verletzten

18. Nachschau ist aus medizinischen Gründen erforderlich, **sofern dann noch AU vorliegen sollte**, am ___ bei Verschlimmerung sofort. Der Termin wurde dem/der Verletzten mit Handzettel bekanntgegeben.

Beweg. d. Verletzten

19. ** Anschrift des behandelnden Arztes

Datum   Unterschrift des Durchgangsarztes   Stempel des Durchgangsarztes

D 13 (Durchgangsarztbericht)   Stand November 1990   **Bitte wenden!**

Druck und Verlag: L. Düringshofen, 1000 Berlin 31, Seesener Straße 57
[1] Besonders genaue Angaben bei Wegeunfällen. Beschäftigung kurz angeben.
[2] Art und Zweck der Meniskusoperationen histologische Untersuchung veranlassen und Befund nachreichen, bei Kopfverletzungen erforderlichenfalls bakteriologische, bei Verdacht auf Gehirnbeteiligung oder Gehirnbeteiligung zusätzlich Vordruck D(H) 13a (Kopf) ausfüllen.
[3] Bei Gelenkpunktionen
[4] vgl. Ltnm. 5, 71 Abs. 2 Abkommen Ärzte/UV-Tr.

2

Anhang D

Raum für weitere Ausführungen des D-Arztes

Mitteilung im Auftrage des Unfallversicherungsträgers an die Krankenkasse
Bei Bedenken im Sinne der Frage 10 sind an den Versicherten zu Lasten des Unfallversicherungsträgers keine Leistungen zu erbringen.
Zur Wahrung der Ausschlußfrist des § 111 SGB X macht der Träger der Unfallversicherung gegen den Träger der gesetzlichen Krankenversicherung mit diesem Bericht vorsorglich einen evtl. Erstattungsanspruch nach § 105 SGB X geltend.

Mitteilung des Durchgangsarztes an den behandelnden Arzt
Sehr geehrte Frau Kollegin! Sehr geehrter Herr Kollege! Unter Bezugnahme auf Ltnr. 32 Abkommen Ärzte/UV-Tr. erhalten Sie Durchschrift meines Berichtes zur Kenntnisnahme. Für den Fall, daß besondere Heilbehandlung nicht eingeleitet worden ist, bitte ich Sie, unter Hinweis auf Nr. 18 meines Berichtes, den/die Verletzte(n) anzuhalten, sich zur vorgesehenen Nachschau bei mir einzufinden. Unabhängig hiervon bleibt es Ihrer Beurteilung überlassen, mir den/die Verletzte(n) auch schon vor dem angegebenen Termin zur Nachschau vorzustellen (Ltnr. 36 des Abkommens Ärzte/UV-Tr.). Einer erneuten Vorstellung bedarf es nicht, wenn der/die Verletzte inzwischen arbeitsfähig erklärt worden ist. In Fällen der allgemeinen Heilbehandlung ist mittels Arztvordruck 13 (Rückseite) direkt mit dem Unfallversicherungsträger und bei Unfällen von Kindern in Kindergärten, von Schülern oder Studierenden mittels Arztvordruck 13 (A 13S) über die Kassenärztliche Vereinigung abzurechnen.

Rechnung Auf diesem Blatt nur abrechnen bei Weiterbehandlung durch anderen Arzt.

Berichtsgebühr/Pauschbetrag .... DM _____
Röntgendiagnostik nach Nr. _____ GOÄ .. DM _____
               nach Nr. _____ GOÄ .. DM _____
               nach Nr. _____ GOÄ .. DM _____
               nach Nr. _____ GOÄ .. DM _____
                                                   DM _____
Tetanus-Hyperimmun-Globulin .... DM _____
Aktive Immunisierung (Tetanol-Tetatoxoid) .... DM _____
                                                   DM _____
Fahrgeld an Verletzte(n) .... DM _____
Porto .... DM _____

                     zusammen DM _____

> Etwaige Krankenhausrechnung über Sachkosten möglichst zusammen mit D-Bericht einreichen. Dadurch darf aber **die unverzügliche Erstattung des D-Berichts** (Ltnr. 32) nicht beeinträchtigt werden.

Rechnungsnummer	IK	Bank – Sparkasse – Postgiroamt	
Kontoinhaber		Bankleitzahl	Kontonummer

Von diesem Bericht sind vier Stück zu fertigen, und zwar die Urschrift für den Unfallversicherungsträger und je ein Stück für den Eigenbedarf, für die Krankenkasse und für den behandelnden Arzt.

Anhang E

Formular zur Erstellung des ersten Rentengutachtens

A.-Z.: _____

Name und Wohnung des/der Verletzten:
_____
_____

Unfalltag: _____

Sehr geehrte(r) Frau/Herr Doktor!
Wir bitten Sie, so bald wie möglich – nach Abschluß der Behandlung oder bei Eintritt der Arbeitsfähigkeit – ein Gutachten mit Durchschlag über die Unfallfolgen des/der Verletzten zu erstatten.
Für eine etwaige Bestellung des/der Verletzten zur Untersuchung bitten wir, sich des beiliegenden Benachrichtigungsschreibens zu bedienen.
Nach dem Abkommen mit der Kassenärztlichen Bundesvereinigung beträgt die **Frist** zur Erstattung des Gutachtens **längstens 3 Wochen**. Sollte das Gutachten innerhalb dieser Frist nicht erstattet werden können, bitten wir, uns unverzüglich zu benachrichtigen (Ltnr. 67 des Abkommens). Die Ihnen bekanntgegebenen personenbezogenen Daten sowie Betriebs- und Geschäftsgeheimnisse unterliegen dem Sozialdatenschutz (§ 35 SGB I, §§ 67 ff. SGB X). Gemäß § 78 SGB X dürfen Sie diese Daten nur zu dem Zweck verwenden, zu dem wir sie offenbart haben. Ferner sind Sie verpflichtet, die Daten als Sozialgeheimnis zu wahren und nicht unbefugt zu offenbaren.
Mit freundlichen Grüßen

Erstes Rentengutachten
(zur 1. Rentenfeststellung)

Zur Feststellung der Identität der verletzten Person nach deren Angaben vom Arzt auszufüllen:

Des/Der Verletzten Zu- und Vorname:
(Bei Frauen auch Geburtsname)

Geburtstag und -jahr: Unfalltag:
Anschrift: Jetziger Arbeitgeber:

A. Vorgeschichte

1. **Art der Verletzung** (wissenschaftliche Diagnose):

2. **Entstehung der Verletzung.** Welche Angaben machte der/die Verletzte bei der **ersten** Inanspruchnahme des Arztes über Ursache, Entstehung und Zeitpunkt der Verletzung?

Falls er/sie hierüber bei der **ersten** Inanspruchnahme **keine** Angaben gemacht hat: An welchem späteren Tage und aus welcher Veranlassung wurden diese gemacht? Wie lauteten sie?

Arztvordruck 10   Druck und Verlag: L. Düringshofen, 1000 Berlin 31, Seesener Straße 57   Ausgabe Juli 1988   **Bitte wenden!**
A 4200

Anhang E

3. **Befund**
Wann trat der/die Verletzte in Ihre Behandlung und welcher Befund wurde hierbei erhoben?

Wurde der/die Verletzte anläßlich des Unfalls **vorher** schon ärztlich behandelt und von wem?

4. **Bisherige Behandlung** (Art, Verlauf, etwaige Zwischenfälle), insbesondere: Dauer der Bettruhe, des etwaigen Krankenhausaufenthalts und der Arbeitsunfähigkeit:

Die Behandlung ist **beendet** seit:

B. Gegenwärtiger Zustand und Beurteilung

1. **Klagen** des/der Verletzten:

2. **Allgemeinzustand** (kurze Schilderung mit Körpergröße und Gewicht):

3. **Befund der Verletzungsfolgen** (gründliche und vollständige Schilderung erforderlich, vgl. Ziffer 3.3 der Hinweise für die Erstattung von Berichten und Gutachten nach dem Abkommen mit der Kassenärztlichen Bundesvereinigung = „Hinweise"):

Kurze Zusammenfassung der **wesentlichen** Unfallfolgen:

4. Stehen **Klagen** und **Befund** in **Übereinstimmung**? Bei Raummangel bitte auf besonderem Blatt fortfahren.

5. **Vom Unfall unabhängige krankhafte Veränderungen** (kurze, aber vollständige Aufzählung, vgl. Ziffer 3.7 der „Hinweise"), auch Folgen anderer Unfälle, Arbeitsunfälle und Wehrdienstbeschädigungen:

Wird oder wurde für solche Veränderungen Unfall- oder Versorgungsrente bezogen?
Von welchen Stellen?

Anhang E 267

Bei Fragen 6. und 7. bitte beachten:
Bei der Schätzung des Vomhundertsatzes der eingebüßten Erwerbsfähigkeit ist von der individuellen Erwerbsfähigkeit des/der Verletzten **vor** dem Unfall auszugehen. Sie ist mit 100 anzusetzen.
Eine Minderung der Erwerbsfähigkeit von weniger als 10 v. H. ist nicht wesentlich und wird daher nicht entschädigt. In diesem Falle muß die Schätzung lauten „unter 10 v. H." (vgl. Ziffer 3.10 der „Hinweise").

6. **Minderung der Erwerbsfähigkeit durch die Verletzungsfolgen:**
Wie hoch wird die Minderung der Erwerbsfähigkeit vom Tage des Wiedereintritts der Arbeitsfähigkeit bis zum Tage vor der Untersuchung geschätzt?

vom _____ bis _____ _____ v. H.

vom _____ bis _____ _____ v. H.

7. a) In welchem Ausmaß wird die Erwerbsfähigkeit des/der Verletzten vom Tage der Untersuchung an beeinträchtigt und wie lange wird diese Minderung der Erwerbsfähigkeit voraussichtlich noch bestehen?

vom _____ bis _____ _____ v. H.

b) Wie hoch wird die Minderung der Erwerbsfähigkeit auf Grund ärztlicher Erfahrung nach Ablauf des Zeitraumes zu 7a längstens bis zur **Beendigung des zweiten Jahres nach dem Unfall** geschätzt?

Voraussichtlich noch _____ v. H.

8. Sind zur Wiederherstellung oder Besserung der Erwerbsfähigkeit des/der Verletzten weitere ärztliche Maßnahmen erforderlich? ☐ ja ☐ nein
Welche Maßnahmen werden vorgeschlagen?

Für die Beschaffung, Erneuerung oder Änderung von Hilfsmitteln (wie orth. Schuhe, Plattfußeinlagen usw.) werden folgende Vorschläge gemacht:

9. a) Zu welchen Arbeiten wird der/die Verletzte jetzt für fähig erachtet (vgl. Ziffer 3.12 der „Hinweise")?

b) Kann nach Ihrer Meinung die Erwerbsfähigkeit des/der Verletzten durch geeignete Maßnahmen (z. B. Umsetzung an einen anderen Arbeitsplatz, Anlernung für eine andere Tätigkeit, Umschulung) wiederhergestellt oder gebessert werden? ☐ ja ☐ nein
Welcher Vorschlag wird ggf. gemacht?

10. Sonstige Bemerkungen:

Tag der Untersuchung: _____ Der/Die Verletzte erschien um _____ Uhr, wurde entlassen um _____ Uhr.

_____ _____
Ort, Datum   Unterschrift und Stempel

_____ _____
Institutionskennzeichen (IK)   Bank – Sparkasse – Postgiroamt

_____ _____ _____
Kontoinhaber   Bankleitzahl   Kontonummer

Gebühr nach Leitnummer 82 des Abkommens mit der Kassenärztlichen Bundesvereinigung

Anhang F

Formular zur Erstellung des zweiten Rentengutachtens

A.-Z.: _____

Name und Wohnung des/der Verletzten:
_____
_____

Unfalltag: _____

Sehr geehrte(r) Frau/Herr Doktor!

Wir bitten Sie, den/die Verletzte(n) aus Anlaß des obigen Unfalls zu untersuchen und über das Ergebnis ein Gutachten mit Durchschlag zu erstatten.
Der/Die Verletzte bezieht zur Zeit für die Folgen dieses Unfalls eine Rente von _____ v. H.
Es handelt sich jetzt um die **erstmalige Feststellung einer Dauerrente** gemäß § 1585 Abs. 2 RVO. Der Vomhundertsatz für die Minderung der Erwerbsfähigkeit muß bei der erstmaligen Feststellung der Dauerrente völlig unabhängig von dem Rentensatz der vorläufigen Rente ausschließlich auf Grund des **gegenwärtigen Befundes** unter Berücksichtigung etwa eingetretener **Anpassung** und **Gewöhnung** geschätzt werden. Der Nachweis einer Besserung oder Verschlimmerung in den Unfallfolgen ist nicht erforderlich. Es kommt vielmehr allein darauf an, den jetzigen Zustand der Unfallfolgen richtig zu bewerten.
Bei der Schätzung der Minderung der Erwerbsfähigkeit ist ferner zu berücksichtigen, daß die jetzt festzustellende Rente mindestens für die Dauer eines Jahres gewährt werden muß.
Die für die Begutachtung notwendigen Unterlagen und ein Benachrichtigungsschreiben fügen wir bei.
Nach dem Abkommen mit der Kassenärztlichen Bundesvereinigung beträgt die **Frist** zur Erstattung des Gutachtens **längstens 3 Wochen**. Sollte das Gutachten innerhalb dieser Frist nicht erstattet werden können, bitten wir, uns unverzüglich zu benachrichtigen (Ltnr. 67 des Abkommens). Die Ihnen bekanntgegebenen personenbezogenen Daten sowie Betriebs- und Geschäftsgeheimnisse unterliegen dem Sozialdatenschutz (§ 35 SGB I, §§ 67 ff. SGB X). Gemäß § 78 SGB X dürfen Sie diese Daten nur zu dem Zweck verwenden, zu dem wir sie offenbart haben. Ferner sind Sie verpflichtet, die Daten als Sozialgeheimnis zu wahren und nicht unbefugt zu offenbaren.

Mit freundlichen Grüßen

Zweites Rentengutachten
(zur erstmaligen Feststellung der Dauerrente)

1. **Klagen** des/der Verletzten:

2. **Allgemeinzustand** (kurze Schilderung mit Körpergröße und Gewicht):

3. **Befund der Verletzungsfolgen** (gründliche und vollständige Schilderung erforderlich, vgl. Ziffer 3.3 der Hinweise für die Erstattung von Berichten und Gutachten nach dem Abkommen mit der Kassenärztlichen Bundesvereinigung = „Hinweise"):

Zusammenfassung der noch bestehenden **Unfallfolgen:**

4. **Vom Unfall unabhängige krankhafte Veränderungen** (kurze, aber vollständige Aufzählung, vgl. Ziffer 3.7 der „Hinweise"), auch Folgen anderer Unfälle, Arbeitsunfälle und Wehrdienstbeschädigungen:

5. Wird die **Erwerbsfähigkeit** durch die Unfallfolgen **jetzt noch wesentlich**, d. h. um wenigstens **10 v. H.**, herabgesetzt? Wenn ja, um wieviel v. H., wenn die Erwerbsfähigkeit **vor** dem Unfall = 100 gesetzt wird (vgl. Ziffer 3.10 der „Hinweise")?

$$\text{Um} \underline{\hspace{2cm}} \text{v. H.}$$

6. Ist zu erwarten, daß die durch den Unfall geminderte Erwerbsfähigkeit sich bessern wird (z. B. durch Änderung des objektiven Befundes, durch Verringerung der Beschwerden, durch Anpassung und Gewöhnung an die Unfallfolgen, durch ein Heilverfahren, durch den Gebrauch von Hilfsmitteln)?

Wenn ja: bis wann voraussichtlich?

Anhang F

7. Sind zur Wiederherstellung oder Besserung der Erwerbsfähigkeit des/der Verletzten weitere ärztliche Maßnahmen erforderlich? ☐ ja ☐ nein

Welche Maßnahmen werden vorgeschlagen?

Für die Beschaffung, Erneuerung oder Änderung von Hilfsmitteln (wie orth. Schuhe, Plattfußeinlagen usw.) werden folgende Vorschläge gemacht:

8. Kann nach Ihrer Meinung die Erwerbsfähigkeit des/der Verletzten durch geeignete Maßnahmen (z. B. Umsetzung an einen anderen Arbeitsplatz, Anlernung für eine andere Tätigkeit, Umschulung) wiederhergestellt oder gebessert werden?
☐ ja ☐ nein

Welcher Vorschlag wird ggf. gemacht?

9. Sonstige Bemerkungen:

Tag der Untersuchung:

Der/Die Verletzte erschien um _____ Uhr, wurde entlassen um _____ Uhr.

Ort, Datum | Unterschrift und Stempel

Institutionskennzeichen (IK) | Bank – Sparkasse – Postgiroamt

Kontoinhaber | Bankleitzahl | Kontonummer

Gebühr nach Leitnummer 82 des Abkommens mit der Kassenärztlichen Bundesvereinigung

Anhang G

Formulare zum Anschlußheilverfahren

Stempel des Krankenhauses (genaue Anschrift)

Telefon-Nr.:
Name des
behandelnden Stationsarztes:
Station/Pflegegruppe:

Original für die
LVA Württemberg

Eingangsstempel der LVA

Antrag bitte nur mit Schreibmaschine
oder in Druckschrift ausfüllen!

An
Landesversicherungsanstalt
Württemberg
Abt. 4 — Rehabilitation
Postfach 40 06 49

7000 Stuttgart 40

**Antrag auf medizinische Leistungen zur Rehabilitation
— Anschlußheilbehandlung —**

Bitte Versicherungsnummer angeben

1 Personalien des Versicherten

Name, Vorname(n) - Rufname unterstreichen		Geburtsname
Früher geführte Namen	Staatsangehörigkeit	telefonisch zu erreichen
Geburtsdatum	Geburtsort	Geschlecht: männlich / weiblich	Familienstand: [0] ledig [1] verheiratet
Straße		Postleitzahl	Wohnort

2 Angaben zum Beruf

Zuletzt ausgeübter Beruf (möglichst Berufsbezeichnung)

Derzeitige Stellung im Berufs-/Erwerbsleben

[0] nicht erwerbstätig	[1] Auszubildender (Lehrling, Anlernling, Praktikant, Volontär, Student usw.)	[2] ungelernter Arbeiter, der nicht als Facharbeiter tätig ist
[3] angelernter Arbeiter im anerkannten Anlernberuf	[4] Facharbeiter	[5] Meister, Polier
[6] Angestellter	[7] Beamter o. ä.	[8] Selbständiger

Arbeit vor Antragstellung

[0] nicht erwerbstätig	[1] Ganztagsarbeit ohne Wechselschicht/Akkord/Nachtschicht	[2] Ganztagsarbeit mit Wechselschicht/Akkord
(nicht ankreuzen, wenn 6 oder 7 zutrifft) [3] Ganztagsschicht mit Nachtschicht	[4] Teilzeitarbeit unter 20 Wochenstunden	[5] Teilzeitarbeit 20 Wochenstunden und mehr
[6] ausschließlich Hausfrauentätigkeit	[7] arbeitslos im Sinne des Arbeitsförderungsgesetzes [8] Heimarbeit	[9] Beschäftigung in einer Werkstatt für Behinderte

Anzahl früherer stationärer Heilbehandlungen durch einen Rentenversicherungsträger:

| Haben Sie einen Schwerbehindertenausweis? [0] nein [1] ja | Versorgungsamt/Aktenzeichen |

3 Bezug einer Rente

| Bezieht die/der Betreute aus der deutschen gesetzlichen Rentenversicherung eine Versichertenrente oder wegen BU/EU eine erhöhte Hinterbliebenenrente oder hat sie/er einen entsprechenden Antrag gestellt? | Nein Ja | Von welcher Versicherungsanstalt? Rentenzeichen? |

4 Zahlungsempfänger bei Überweisung

Bank/Sparkasse/Postgiroamt	Kontonummer	Bankleitzahl
Anschrift der Bank/Sparkasse	Kontoinhaber	

Anhang G

5 Krankenkasse

Krankenkasse		
Straße	Postleitzahl	Ort

6 Arbeitgeber

Firma	
Straße, Postleitzahl, Ort	Beschäftigt seit

Ich bin bei dem Unternehmen beschäftigt und entrichte laufend Pflichtbeiträge als Arbeiter zur Arbeiterrentenversicherung (LVA). nein ☐ ja ☐

7 Erziehung von Kindern

Haben Sie ein Kind/Kinder (Anzahl. _____) erzogen? nein ☐ ja ☐

8 Hinweis

Für Ihre Angaben unter Nummer 2, 4, 5 und 7 besteht keine rechtliche Verpflichtung; sie sind jedoch für die Durchführung des Verfahrens von Bedeutung. Die Beantwortung der Fragen Nummer 3 und 6 ist erforderlich, damit über Ihren Antrag entschieden werden kann. Ihre Mitwirkungspflicht und deren Umfang ergeben sich aus den §§ 60 ff. des Sozialgesetzbuches "Allgemeiner Teil" (SGB I). Bei fehlender Mitwirkung kann die Leistung ganz oder teilweise versagt oder entzogen werden (§ 66 SGB I).

9 Erklärung des Versicherten

Ich erkläre mich damit einverstanden, daß ärztliche und psychologische Untersuchungsunterlagen, die für die Entscheidung erforderlich sind, von den Stellen und Ärzten angefordert werden können, die ich im Antrag angegeben habe oder die aus den im Zusammenhang mit dem Antrag eingereichten Unterlagen ersichtlich sind.

Ich verpflichte mich, ärztliche Untersuchungen, die während des Verfahrens von einer anderen Stelle veranlaßt werden, bekanntzugeben. Dazu gehören auch Aufenthalte in einem Krankenhaus oder einer anderen Behandlungsstätte. Sofern ich bei meiner Mitteilung über solche Untersuchungen nichts anderes erkläre, bin ich damit einverstanden, daß auch von diesen Stellen Unterlagen angefordert werden.

Ich nehme zur Kenntnis, daß
- die Daten, die im Zusammenhang mit einer Begutachtung wegen der Erbringung von Sozialleistungen bekannt geworden sind, für eigene gesetzliche soziale Aufgaben (z.B. einem anderen Gutachter) oder an andere Sozialleistungsträger (z.B. Krankenkasse, Arbeitsamt, Versorgungsamt, Berufsgenossenschaft) auch für deren gesetzliche Aufgaben offenbart werden dürfen (§ 69 Abs. 1 Nr. 1 SGB X i.V.m. § 76 Abs. 2 Nr. 1 SGB X);
- ich dem jedoch widersprechen kann;
- bei einem Widerspruch aber die Leistung ganz oder teilweise versagt oder entzogen werden kann, nachdem ich auf diese Folge schriftlich hingewiesen worden bin und eine mir gesetzte angemessene Frist verstrichen ist (§ 66 SGB I).

Ich bin damit einverstanden, daß mein behandelnder Arzt (Hausarzt), falls er im Zusammenhang mit diesem Antrag ärztliche Unterlagen für mich eingereicht hat, den von der Behandlungsstätte über mich erstellten Rehabilitations-Entlassungsbericht erhält, damit er bei der Behandlung für mich verwendet werden kann. Dies gilt, solange ich nichts anderes schriftlich mitteile.

Ich versichere, daß ich sämtliche Angaben wahrheitsgemäß nach bestem Wissen und Gewissen gemacht habe. Mir ist bekannt, daß wissentlich falsche Angaben die Gewährung von Leistungen ausschließen können.

Mir ist bekannt, daß mir Leistungen von der LVA Württemberg nicht gewährt werden können, wenn ich **Altersruhegeld** beziehe. Sollte ich zwischenzeitlich Altersruhegeld beantragen, werde ich dies zu **diesem** Antrag **sofort** nachmelden.

Ebenso werde ich jede Wohnungsänderung **sowie** Veränderungen in meinen wirtschaftlichen Verhältnissen, **wie** z.B. den Bezug von Leistungen aus der gesetzlichen Renten-, Unfall- und Krankenversicherung, nach dem Bundessozialhilfegesetz, nach dem Bundesversorgungsgesetz **usw.** sofort mitteilen **(§ 60 SGB I).**

10 Auszahlung des Übergangsgeldes

Mit der Auszahlung des Übergangsgeldes an meine Familienangehörigen bin ich einverstanden.

Gleichzeitig ermächtige ich die LVA Württemberg, die auf mein Konto zu Unrecht überwiesenen Übergangsgeldbeträge durch Lastschrift einzuziehen. Die Ermächtigung gilt nur für den Fall, daß die Überzahlung auf Gründen beruht, die ich zu vertreten habe. Wenn mein/unser Konto die erforderliche Deckung nicht aufweist, besteht seitens des kontoführenden Kreditinstitutes keine Verpflichtung zur Einlösung.

11 Unterschrift des Betreuten

_____   _____
Ort/Datum   Unterschrift

Anhang G

```
┌─────────────────────────────────────────┐
│ Stempel des Krankenhauses (genaue Anschrift) │
│                                         │
│                                         │
│ Telefon-Nr.:                            │
│ Name des                                │
│ behandelnden Stationsarztes:            │
│ Station/Pflegegruppe:                   │
└─────────────────────────────────────────┘
```

| Ausfertigung für LVA |

⌐   ⌐

An
Landesversicherungsanstalt
Württemberg
Abt. 4 — Rehabilitation
Postfach 40 06 49

7000 Stuttgart 40

Befundbericht für
Anschlußheilbehandlung

└   ┘

Bitte Versicherungsnummer angeben

1 Personalien des Versicherten

Name, Vorname(n) - Rufname unterstreichen			Geburtsname	
Früher geführte Namen		Staatsangehörigkeit	telefonisch zu erreichen	
Geburtsdatum	Geburtsort	Geschlecht männlich □ weiblich □	Familienstand 0 ledig □ 1 verheiratet □	
Straße		Postleitzahl	Wohnort	

2 Anschrift des Arztes, welcher nach Beendigung der AHB-Maßnahme eine Mehrfertigung des Entlassungsberichtes erhalten soll

Name des Arztes		
Straße und Hausnummer	Postleitzahl	Ort

3 Angaben des Krankenhauses

Aufnahmetag	Entlassungstag	Frühester Verlegungstermin

Anhang G

Krankheitsbeginn und -verlauf:	Handelt es sich um
	☐ einen Arbeitsunfall
	☐ eine Berufskrankheit
	☐ ein Versorgungsleiden
	☐ eine Körperverletzung durch Dritte

Wesentliche Befunde: (ggf. Originalbefunde beilegen)

Größe ___ cm
Gewicht ___ kg

Raucher ja ☐ nein ☐

Mengenangabe _____

Alkoholkonsum ja ☐ nein ☐

Mengenangabe _____

Ausführliche Diagnose für Anschlußheilbehandlung:

Wesentliche nicht mit dem Behandlungsleiden zusammenhängende Befunde:
(z. B. weitere Risikofaktoren)

Derzeitige Therapie:

Kann die Erwerbsfähigkeit des Patienten durch die vorgesehene AHB wesentlich gebessert oder wiederhergestellt werden?
   ja ☐   nein ☐

Ist mit dauernder Erwerbsunfähigkeit zu rechnen?   ja ☐   nein ☐

Kann der Patient mit öffentlichen Verkehrsmitteln reisen? (Kostenübernahme für Gepäcktransport möglich)
   ja ☐   nein ☐   Begleitperson erforderlich   ja ☐   nein ☐
Falls nein: Welches Verkehrsmittel ist erforderlich (z.B. Privat-Pkw mit Begleitung)?

_____   _____
Ort/Datum   Unterschrift des Arztes

LANDESVERSICHERUNGSANSTALT WÜRTTEMBERG

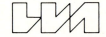

ANSCHLUSSHEILBEHANDLUNGEN (AHB)
FÜR VERSICHERTE DER LVA WÜRTTEMBERG
— Kurzinformation —

1. **Was sind AHB:**
   AHB sind stationäre Rehabilitationsmaßnahmen, die sich unmittelbar an einen stationären Krankenhausaufenthalt anschließen oder in engem zeitlichen Zusammenhang damit stehen. Der Aufenthalt zu Hause soll nach der Krankenhausentlassung möglichst 14 Tage nicht überschreiten.

2. **Versicherungsrechtliche Voraussetzungen:**
   Im Zeitpunkt der Reha-Antragstellung müssen in den vorangegangenen 24 Kalendermonaten mindestens sechs Pflichtbeiträge entrichtet oder insgesamt eine Versicherungszeit von 60 Kalendermonaten zurückgelegt sein.
   Der Patient muß im Bereich der LVA Württemberg wohnen. Der letzte Rentenversicherungsbeitrag muß zu einer LVA entrichtet worden sein.

3. **Medizinische Voraussetzungen:**
   Die Erwerbsfähigkeit muß erheblich gefährdet oder gemindert sein. Durch die beantragte AHB soll die Erwerbsfähigkeit wesentlich gebessert oder wiederhergestellt werden. Liegt auf Dauer Erwerbsunfähigkeit vor oder bezieht der Versicherte Altersruhegeld, kann keine Maßnahme der Rentenversicherung bewilligt werden. (Ausnahme Ziff. 7 und 8.)

4. **Ergänzende medizinische Mindestanforderungen (persönliche Voraussetzungen)**
   - Geklärte Diagnose; bei Praecancerosen können keine Anschlußheilbehandlungen gewährt werden
   - abgeklungene Akutphase
   - abgeschlossene Wundheilung (bei vorausgegangener Operation)
   - abgeschlossene Strahlenbehandlung
   - keine Metastasen
   - erfolgte Frühmobilisierung und ausreichende Belastbarkeit (Pflegefälle sind für Anschlußheilbehandlungen nicht geeignet)
   - Selbsthilfefähigkeit (selbständiges Essen, Körperpflege, einschließlich Toilettenbenutzung)
   - Reisefähigkeit bzw. im Ausnahmefall Transportfähigkeit (ohne Inanspruchnahme eines Krankenwagens)
   - begrenzte Gehfähigkeit (Gehen innerhalb der Krankenstation auch mit Hilfsmitteln)

5. **Wo wird die AHB durchgeführt?**
   Die LVA Württemberg entscheidet unter Würdigung der Ausführungen des Klinikarztes im AHB-Gutachten im Einzelfall, welche geeignete AHB-Fachklinik für die beantragte Rehabilitationsmaßnahme belegt wird.

6. **VERFAHRENSVERLAUF BEI ANSCHLUSSHEILBEHANDLUNGEN (AHB) FÜR VERSICHERTE DER LVA WÜRTTEMBERG**
   Der beigefügte Befundbericht wird vom Krankenhausarzt frühestmöglich erstellt und zusammen mit dem vom Versicherten unterzeichneten Reha-Kurzantrag in beiliegendem Umschlag direkt an die LVA Württemberg übersandt. Eine Durchschrift ist an die Krankenkasse zu senden.

   Die für die AHB-Maßnahme bei der LVA Württemberg in der Reha-Abteilung zuständige AHB-Gruppe teilt umgehend die Entscheidung dem Versicherten durch einen Bescheid mit. Der behandelnde Krankenhausarzt wird telefonisch von der Entscheidung unterrichtet.

   In besonderen Eilt-Fällen, bei Auskünften; Rückfragen usw. steht Ihnen arbeitstäglich in der Zeit von 7.30 Uhr bis 16.00 Uhr telefonisch die AHB-Gruppe bei der Abteilung Rehabilitation

           Telefon 07 11 / 848 - 25 24
           oder 848 - 28 84
           oder 848 - 28 82

   zur Verfügung.

7. **AHB für Versicherte bei Ca-Erkrankungen**
   Ca-kranke Versicherte können eine AHB auch dann erhalten, wenn sie erwerbsunfähig sind oder Altersruhegeld beziehen. Voraussetzung ist, daß durch die AHB eine erhebliche Gefährdung der Gesundheit beseitigt oder eine beeinträchtigte Gesundheit wesentlich gebessert oder wiederhergestellt werden kann.

8. **AHB für Ca-kranke Angehörige von Versicherten und Rentenempfängern:**
   AHB für Ca-kranke Angehörige von Versicherten und Rentenempfängern können ebenfalls beantragt werden. Hierzu benötigen wir neben dem ärztlichen Gutachten den besonderen Reha-Antrag Hv 706 a.

Die Vordrucksätze (Vordruck Hv 708) für AHB-Maßnahmen können jederzeit schriftlich bei der

        Druckerei Schäuble, Klinglerstraße 4, 7000 Stuttgart 1, Telefon 07 11 / 69 10 73

angefordert werden.

Glossar

Altersrente. Voraussetzung für Altersrente ist, daß der Versicherte ein bestimmtes Lebensalter erreicht hat, ferner eine Mindestversicherungszeit (Wartezeit) und versicherungsrechtliche sowie persönliche Voraussetzungen erfüllt. Anspruch auf Rente wegen Alters kann nur der Versicherte selbst haben.

Anamnese, soziale. Wichtige Informationen zur familiären, beruflichen und sozialen Situation aus Vergangenheit und Gegenwart.

Anhaltspunkte für die ärztliche Gutachtertätigkeit im Sozialen Entschädigungsrecht nach dem Schwerbehindertengesetz. Richtlinien, die es dem ärztlichen Sachverständigen ermöglichen, sachgerechte, einwandfreie und bei gleichen Sachverhalten auch einheitliche Beurteilungen abzugeben. (Herausgegeben vom Bundesminister für Arbeit und Sozialordnung. Köllen, Bonn 1977).

Anschlußheilbehandlungen (AHB). Von der BfA in Zusammenarbeit mit den Krankenkassen eingeführt. Die unmittelbar an die Krankenhausbehandlung anschließende Rehabilitationsmaßnahme soll eine Verkürzung der Arbeitsunfähigkeit erreichen, wobei die Behandlung in Einrichtungen der LVA bzw. BfA (bzw. Vertragshäusern erfolgt) (s. das entsprechende Antragsformular S. 272).

Arbeitsunfall. Unfall, den eine versicherte Person bei einer versicherten Tätigkeit erleidet. Der Unfall stellt ein plötzlich eintretendes, auf äußerer Einwirkung beruhendes, körperlich schädigendes, zeitlich begrenztes Ereignis dar.

Aufklärung. Für den Arzt besteht Aufklärungspflicht vor operativen Eingriffen, vor diagnostischen und therapeutischen Maßnahmen sowie bei Transfusionen. Das Aufklärungsgespräch bewegt sich häufig im Spannungsverhältnis von ärztlicher Fürsorgepflicht und Selbstbestimmungsrecht des Patienten.

Behandlungsfehler. Liegt dann vor, wenn der Arzt bei der medizinischen Behandlung die nach den jeweiligen Erkenntnissen bzw. der medizinischen Wissenschaft erforderliche, unter den gegebenen Umständen objektive Sorgfalt außer acht gelassen hat.

Berufskrankheit. Erkrankung, die durch berufliche Einwirkung ausgelöst wurde. Berufskrankheiten sind zuletzt durch die 7. Berufskrankheitenverordnung (1988) beschrieben worden. (Eine Auflistung von Berufskrankheiten s. S. 5–7).

Berufsunfähigkeit. Berufsunfähig ist ein Versicherter, dessen Erwerbsfähigkeit infolge von Krankheit oder anderen Gebrechen oder Schwäche in seinen körperlichen oder geistigen Kräften auf weniger als die Hälfte derjenigen eines körperlich und geistig gesunden Versicherten mit ähnlicher Ausbildung und gleichwertigen Kenntnissen und Fähigkeiten herabgesunken ist (§ 12, 46 RVO).

Brückensymptom. Liegt zwischen der geltend gemachten Schädigung und der Feststellung der Gesundheitsstörung ein längerer Zeitraum, muß sorgfältig nach Brückensymptomen und auch danach geforscht werden, ob in der Zwischenzeit noch andere, vielleicht bedeutungsvollere Noxen eingewirkt haben.

Bundesversorgungsgesetz (BVG). Grundgesetz für die soziale Entschädigung. Danach wird ein Körperschaden nur dann mit einer Rente entschädigt, wenn er eine bestimmte Ursache hat, die im Gesetz näher bezeichnet ist.

Diagnoseirrtum. Wird als Behandlungsfehler gewertet, wenn eine Krankheitserscheinung in völlig unvertretbarer, der Schulmedizin entgegenstehender Weise gedeutet wird, elementare Kontrollbefunde nicht erhoben werden bzw. eine Überprüfung der Erstdiagnose im weiteren Behandlungsverlauf unterbleibt.

Durchgangsarzt (D-Arzt). Das berufsgenossenschaftliche Verfahren beinhaltet nach Erstversorgung am Unfallort eine Vorstellung des Verunfallten bei einem von der BG speziell ermächtigten Arzt, dem sogenannten D-Arzt. Von ihm wird ein D-Arztbericht erstattet (s. Formular S. 262).

Entschädigungsrecht, soziales (Versorgungsrecht). Zweck des Versorgungsrechts ist es, einen sozialen Ausgleich zu schaffen bei Gesundheitsschäden, für deren Folgen die staatliche Gemeinschaft in Abgeltung eines besonderen Opfers oder aus anderen Gründen nach versorgungsrechtlichen Grundsätzen einsteht. Dazu gehören z. B. Verletzungen bei Bundeswehr und Ersatzdienst, aber auch Opfer von Gewalttaten.

Erwerbsunfähigkeit. Erwerbsunfähig ist derjenige Versicherte, der infolge von Krankheit, anderen Gebrechen oder von Schwäche seiner körperlichen oder geistigen Kräfte auf nicht absehbare Zeit eine Erwerbstätigkeit in gewisser Regelmäßigkeit nicht mehr ausüben oder nicht mehr als nur geringfügige Einkünfte durch Erwerbstätigkeit erzielen kann.

Folgeschaden. Ist zeitlich nach der Schädigung eingetreten und steht mit dieser in ursächlichem Zusammenhang.

Gesetz zur Entschädigung von Zeugen und Sachverständigen. Nach diesem Gesetz werden Zeugen und Sachverständige entschädigt, die von dem Gericht oder dem Staatsanwalt zu Beweiszwecken herangezogen werden (s. S. 250).

Grad der Behinderung (GdB). Nach dem Schwerbehindertengesetz hängen vom GdB die Anerkennung als Schwerbehinderter, z. T. auch die Inanspruchnahme von Nachteilsausgleichen ab. Grundlage ist die Verwaltungsvorschrift Nr. 5 § 30 BVG.

Gutachterkommission zu Fragen ärztlicher Haftpflicht (GAK). Wurden von den Landesärztekammern in Deutschland ins Leben gerufen, um Arzt und Patient die Möglichkeit zu geben, außergerichtlich eine Klärung herbeizuführen bzw. auf dem Schlichtungsweg eine Befriedigung der beiderseitigen Interessen zu erzielen.

Heilungsbehandlung, berufsgenossenschaftliche. Ist Teil des Unfallversicherungsverfahrens zur Wiederherstellung der Erwerbsfähigkeit und umfaßt insbesondere die medizinischen Leistungen, Krankenhausaufenthalte etc.

Heilungsbewährung. Notwendigkeit des Abwartens bei Gesundheitsstörungen. Heilungsbewährung wird insbesondere bei Tumorerkrankungen gewährt bzw. bei Erkrankungen, die zu Rezidiven neigen. In der Wartezeit können höhere GdB-/MdE-Grade, als sich aus dem festgestellten Schaden ergeben, gerechtfertigt sein.

Kausalitätsbeurteilung. Fragen des ursächlichen Zusammenhangs stellen sich im sozialen Entschädigungsrecht. Vor allem bei Erstanträgen (Anerkennung von Schädigungsfolgen) und bei Rentenerhöhungsanträgen.

Kausalitätslehre. Nach dieser Lehre werden aus den medizinisch möglichen Ursachen eines Gesundheitsschadens nur die herausgefiltert, die vom Gesetz geschützt und damit rechtlich relevant sind.

Medizinische Geräteverordnung (MedGV). Verordnung über die Sicherheit medizintechnischer Geräte zum Schutz von Gesundheit und Leben von Patienten, Beschäftigten und Dritten. Medizintechnische Geräte dürfen nur dann in Verkehr gebracht oder aufgestellt werden, wenn sie den Verordnungsvorschriften, den allgemeinen Regeln der Technik sowie den Vorschriften des Arbeitsschutzes und der Unfallverhütung genügen. Für definierte Gerätegruppen müssen Mitarbeiter mit entsprechender Ausbildung oder Bedienungseinweisung für einen ordnungsgemäßen Zustand sorgen und regelmäßige Sicherheitskontrollen durchführen lassen. (Verordnung über die Sicherheit medizintechnischer Geräte vom 14.1.1985, BGBl. I S. 93, geändert durch das Einigungsvertragsgesetz vom 23.9.1990, BGBl. II S. 885, 1025).

Minderung der Erwerbsfähigkeit (MdE). Der MdE-Begriff gilt im sozialen Entschädigungsrecht. Hier richtet sich die Grundrente nach der Höhe der MdE. Es ist kein Maß der Leistungsfähigkeit, sondern ein Maß für die Schwere eines Gesundheitsschadens. Grundlage ist die Verwaltungsvorschrift Nr. 5 § 30 BVG.

Nachschaden. Zeitlich nach der Schädigung eingetreten, ohne mit dieser in ursächlichem Zusammenhang zu stehen.

Nachteilsausgleich. Kann gewährt werden, wenn neben der Anerkennung der Schwerbehinderung weitere Kriterien, wie erhebliche Beeinträchtigung im Straßenverkehr, Notwendigkeit ständiger Begleitung, außergewöhnliche Gehbehinderung oder Hilflosigkeit gegeben sind.

Page-Nieren. Durch Kompression (z. B. Hämatom) bedingte Veränderung der intrarenalen Hämodynamik (bei Durchgängigkeit der Nierenhauptarterien) mit Entstehung einer renalen Hypertonie.

Polytrauma. Gleichzeitig entstandene Verletzung mehrerer Körperregionen oder Organsysteme, wobei wenigstens eine Verletzung oder die Kombination mehrerer Verletzungen lebensbedrohlich ist.

Rehabilitationsleistungen. Können Versicherten gewährt werden, deren Erwerbsfähigkeit wegen Krankheit, körperlicher, seelischer oder geistiger Behinderung erheblich gefährdet oder gemindert ist. Die Leistungen umfassen medizinische, berufsfördernde und ergänzende Leistungen zur Rehabilitation bzw. Rentengewährung.

Rente. S. unter ‚Altersrente', ‚Rente wegen Berufsunfähigkeit', ‚Rente wegen Erwerbsunfähigkeit', ‚Unfallrente', ‚Zeitrente'.

Rente wegen Berufsunfähigkeit. Anspruch auf Rente wegen Berufsunfähigkeit haben Versicherte, die die dazu gegebenen Voraussetzungen erfüllen (s. unter „Berufsunfähigkeit").

Rente wegen Erwerbsunfähigkeit. Anspruch auf Rente wegen Erwerbsunfähigkeit haben Versicherte, die die Voraussetzungen der Erwerbsunfähigkeit erfüllen (s. unter „Erwerbsunfähigkeit").

Rentenversicherung. Sie ist ein wesentlicher Teil der Sozialversicherung und tritt zur Bewältigung der wirtschaftlichen Folgen von Krankheit, Invalidität und Arbeitslosigkeit sowie zur Daseinsvorsorge im Alter auf. Träger der Rentenversicherung für die Angestellten ist die BfA, für die der Arbeiter die LVA.

Schwerbehindertengesetz. Regelt die Anerkennung Schwerbehinderter und die Inanspruchnahme von Nachteilsausgleichen. Das Gesetz ist final und nicht kausal ausgerichtet. Das bedeutet für den Gutachter, daß er sich bei den Beurteilungen der Gesundheitsstörung nicht zu einem ursächlichen Zusammenhang zu äußern hat. Im Vordergrund steht die gutachterliche Beurteilung des GdB und weiterer gesundheitlicher Merkmale als Voraussetzung für die Inanspruchnahme von Nachteilsausgleichen. Der untersuchende Arzt soll dem Versorgungsamt lediglich die Befunde mitteilen, die er bereits erhoben hat. Er soll dabei nicht allein Diagnosen nennen, sondern vor allem die Art und den Umfang der vorliegenden Funktionsbeeinträchtigung und ihre Auswirkungen schildern.

Sorgfaltspflicht. Bezeichnet die von einem Durchschnittsarzt der in Betracht kommenden ärztlichen Fachgruppe in einer konkreten Situation aufzuwendende Umsicht und Sorgfalt. Mangelnde Sorgfalt kann auch in einem Unterlassen bestehen.

Tatsachen, anspruchsbegründende. Müssen bei einer Begutachtung im Rahmen des Versorgungswesens überprüft werden, bzw. es muß vom begutachtenden Arzt die Überzeugung gewonnen werden, daß es so und nicht anders gewesen ist. Dazu gehören der schädigende Vorgang selbst, die daraus resultierende gesundheitliche Schädigung sowie der zu beurteilende Gesundheitsschaden.

Übernahmeverschulden. Bezeichnet eine Sorgfaltspflichtverletzung, bei der ein Arzt die Behandlung eines Patienten fortsetzt, ohne die hierfür erforderlichen Kenntnisse und Erfahrungen zu besitzen. Der Arzt wäre verpflichtet, einen anderen Arzt hinzuzuziehen bzw. den Patienten zu überweisen.

Unfallrente. Eine Leistung der Unfallversicherung, die die durch den Unfall bedingte Erwerbsfähigkeitsminderung ausgleichen soll. Die berufsgenossenschaftliche Unfallrente dient der Entschädigung.

Verwaltungsvorschrift Nr. 5 zu § 30 BVG. Grundlage für alle MdE-/GdB-Beurteilungen. Sie hat nach der Rechtsprechung des Bundessozialgerichts den Charakter einer Rechtsnorm.

Verweisungsberuf. Zumutbare Beschäftigung bei Berufsunfähigkeit im erlernten Beruf.

Wahrscheinlichkeit des ursächlichen Zusammenhangs. Für die Annahme, daß eine Gesundheitsstörung Folge einer Schädigung ist, genügt versorgungsrechtlich die Wahrscheinlichkeit des ursächlichen Zusammenhangs. Sie ist gegeben, wenn nach der medizinisch-wissenschaftlichen Lehrmeinung mehr für als gegen einen ursächlichen Zusammenhang spricht.

Zeitrente. Besteht begründete Aussicht, daß die Minderung der Erwerbsunfähigkeit in absehbarer Zeit behoben sein kann, werden Berufs- und Erwerbsunfähigkeitsrenten auf Zeit geleistet.

Sachverzeichnis

Abfassung/Erstellung fachärztlicher Begutachtung 67 ff.
– in verständlicher Form/Sprache 15, 45, 74
Abrechnung fachärztlicher Begutachtung 67 ff., 76 ff.
– Honorarvereinbarung 1992 259 ff.
Abszeß, Prostata 172
Adenokarzinome, Blasentumoren 130
AHB (Anschlußheilbehandlungen) 34, 35, 43, 44, 272
– Definition 272
– Formulare 272, 274, 276
– Indikationsliste 35
Akanthozyten 111
Aktenlage 26
Aldosteron, Renin-Angiotensin-Aldosteron-System 87
Altersrente 36, 272
– Arbeitslosigkeit 37
– Frauen 37
– langjährige Versicherte 37
– Regelaltersrente 36
– Schwerbehinderte 37
Amputation, Penis 159
Amyloidose 117
Anabolika-induzierte Fertilitätsstörungen 163
Analgetika
– Abusus 123
– Analgetikanephropathie 121
Anamneseerhebung 47 ff., 71
– berufliche 71
– nephrologische Begutachtung 110 ff.
– soziale 47, 49, 272
Angestellte
– Bundesversicherungsanstalt für Angestellte 33
– Rentenversicherung 32
Angiographie 112
Angiotensin, Renin-Angiotensin-Aldosteron-System 87
Anhaltspunkte für die ärztliche Gutachtertätigkeit 272
Anordungsverantwortung 59
Anschauungsmaterial, medizinisches 55

Anschlußheilbehandlungen (s. AHB) 34, 35, 43
anspruchsbegründete Tatsachen 20, 275
Antibasalmembrannephritis 116
Antibiotikagabe 121
Antithrombin-III-Mangel, nephrotisches Syndrom 117
Anurie 116
Arbeit
– arbeitsmedizinische Vorsorgeuntersuchung 3
– Arbeitnehmer
– – Fortbildungsverpflichtung 60
– – Unfallversicherung 3
– – Versicherungspflicht 3, 33
– Arbeitslosigkeit, Altersrente 37
– Arbeitsmarkt, allgemeiner 8
– Arbeitsplatz
– – Anamnese 12
– – behinderungsgerechter 35
– Arbeitsunfälle 3, 4, 272
– Bundesanstalt für Arbeit 3
– Rentenversicherung der Arbeiter 32
aromatische Amine 12
Arzt/ärztliche
– Ärzteabkommen (Ärzte/Unfallversicherungsträger) 213
– Arzthaftungsprozesse 53
– Arztpraxis, Verantwortlichkeit 58
– Arztrecht 1 ff.
– – ärztliches Gutachten 50 ff.
– – arztrechtliche Auseinandersetzungen, Prostataoperationen 176
– – benigne Prostatahyperplasie 176
– Fortbildungsverpflichtung 60
– Informationspflichten 63
– leitender Arzt, Sorgfaltspflicht 59
– in Weiterbildung 59
Atemwegsinfekt 57
Aufgabenbereiche, Sorgfaltspflicht 58
Aufklärung 61 ff., 272
– Aufklärungsgespräch/aufzuklärende Komplikationen 61
– Aufklärungspflicht, ärztliche 61
– – zu Behandlungsalternativen 63, 64
– – bei Transfusionen 64

Aufklärung (Forts.)
- Definition 272
- Grundregeln 61
- vor invasiven Maßnahmen 71
- vor operativen Eingriffen 61
- - Prostataoperationen 176
- Selbstbestimmungsaufklärung 63
- therapeutische 63
Ausscheidungsurographie 112
Außengutachter 26
Azidose
- renale tubuläre, Typ I 98, 120
- - mit Neigung zur Harnsteinbildung 98
- tubuläre, Typ II 120

Bakteriurie 85, 111
- asymptomatische 85
- Tuberkelbakterien 111
Balkannephropathie 102
balneogynäkologische Anwendungen 44
Beamte 33
Beckenbodengymnastik 44
Beckenfraktur 157
Beckentrauma 9
Bedienungsanleitung, medizinisch-technische Geräte 64
Befundberichte 26, 27
Behandlung (s. Therapie)
Behinderung 16, 25
- behinderungsgerechter Arbeitsplatz 35
- Grad (GdB) 16, 273
- - Definition 273
- - Gesamt-GdB-/MdE-Grad 18
- - Herabsetzung 18
Beratungspflicht 63 ff.
berufliche Aufklärung 71
Berufsförderungswerke 36
Berufsgenossenschaften 3, 4, 9, 76
- als Auftraggeber 9
- berufsgenossenschaftliche Verfahren 4
- Träger der Unfallversicherung 3
Berufshilfe 4
Berufskrankheiten 3, 4, 11, 272
- Berufskrankheitenrecht, Mischsystem 4
- Berufskrankheitenverordnung 4
- Definition 272
- Liste der Berufskrankheiten 5–7
- mit Schleimhautveränderungen 11
- Tuberkulose 11
- urologische Berufserkrankung 11
Berufssoldaten 33
Berufsunfähigkeit 4
- Berufs-/Erwerbsunfähigkeit (BU/EU)-Rentenverfahren 46

- Definition 272
- Rente 36 ff.
Beschwerdeangaben des Versicherten 47
Bestrahlung (s. auch Strahlentherapie) 160, 163
Beurteilung
- sozialmedizinische (s. auch dort) 42, 47
- zusammenfassende (s. auch dort) 47
Beweislastumkehr 51
BfA (Bundesversicherungsanstalt für Angestellte) 33, 76
bildgebende Verfahren 112
Bilharziose 12, 128, 200 ff.
- der Blase 131
Biopsie/Nierenbiopsie (s. auch Nierenpunktion) 114, 115, 119
Blase (s. Harnblase)
Blutbild 111
blutchemische Parameter, Nierenerkrankungen 110
Blutdruckregulation 88
Blutspende, Eigenblutspende 64
BPH (benigne Prostatahyperplasie) 175, 176
- Sexualstörungen nach Operationen 179
Brückensymptome 22
- Definition 273
Bundesanstalt für Arbeit 3
Bundesbahn-Versicherungsanstalt 33
Bundesknappschaft 33
Bundesseuchengesetz (BSeuchG) 188
Bundesversicherungsanstalt für Angestellte (BfA) 33, 35, 76
BVG (Bundesversorgungsgesetz) 17, 19
- Definition 273
- § 30, Verwaltungsvorschrift Nr. 5 17, 276

Chlamydien 111
Compliance 138
Computertomographie 112

D-Arzt 4, 273
- D-Arzt-Bericht 4, 262 ff.
- Definition 273
Dauerkatheterbehandlung 149
- Harnröhrenstriktur 151
Dauerrente 4, 11
Detrusorwellen, ungehemmte 143
Diabetes mellitus 123
Diagnostik
- bildgebende Verfahren 112
- Diagnoseerhebung 47, 58
- Diagnoseirrtum 273

Sachverzeichnis

- diagnostische Eingriffe 56
- – Nierenpunktion 57
- Echinokokkosis 203
- entzündliche Veränderungen der Niere 87
- Fehldiagnosen 57
- Fremdbefunde 47
- Grunduntersuchungen 71
- Harnleitererkrankungen 108
- Harnsteinleiden (s. auch dort) 100
- kleine Niere, Differentialdiagnostik 86
- Malaria 204
- Nephroptose 93
- Nierentumoren 102
- nach Nierenverletzungen 84
- parasitäre Erkrankungen 201
- Prostataerkrankungen und -verletzungen 172, 180, 183
- szintigraphische 112
- Urogenitaltuberkulose 190
- Zusatzdiagnostik 47

Dialyse 89
- Dialysestadium 123
- Europäische Dialyse- und Transplantationsgesellschaft 123

Dokumentation
- Befundberichte 26, 27
- D-Arzt-Bericht 4, 262 ff.
- Operationsbericht 64

Echinokokkose/Echinokokkosis 203
- alveoläre 203
- Echinococcus
- – granulosus 203
- – multilokularis 203
- Hämaglutinationstest 204
- zystische 203

Eigenblutspende 64
Eigenverantwortlichkeit 58
Einarbeitungszeitraum 35
Einbestellung 69
Ejakulationsstörungen 164
- Anejakulation 164
- muskuläre 165
- retrograde Ejakulation 164

Elektrolyte, Serum 111
Elektronenmikroskopie, Glomerulonephritiden 114
Elephantiasis 203
Endokarditis, akute bakterielle 54
endokrine Erektionsstörungen 157
Entschädigungsrecht, soziales 14, 273
- Anerkennung 24
- Definition 273
- Urogenitaltuberkulose 188

Enukleation, transvesikale Prostatektomie 177
Enzephalopathie 115
Epididymitis, Funikulo-Epididymitis 202
Epididymoorchitis 163
epikritische Zusammenfassung 49
erektile Dysfunktion 23, 148, 149, 156 ff., 170
- Bestrahlung 160
- endokrine 157
- Hepatopathien 159
- iatrogene Störungen 160
- Impotentia, eregendi, bzw. generandi 10, 170
- Induratio penis plastica (Morbus Peyronie) 159, 160
- MdE 162, 168
- medikamentös-toxisch induzierte 157
- neurogene 157, 158, 160
- Penisfrakturen (Schwellkörperverletzung bei erigiertem Glied) 159, 160
- prolongierte Erektionen (Priapismus) 161
- Prostataoperationen 179
- rheumatische Erkrankungen 159
- Rückenmarksverletzung 158
- Schwellkörperautoinjektionstherapie (SKAT) 161
- vaskuläre 157
- – venöse Insuffizienz 158

Erwerbsfähigkeit
- individuelle 8
- Leistungsfähigkeit im Erwerbsleben 47
- Minderung (s. MdE) 4, 16, 18, 89

Erwerbsunfähigkeit 4, 273
- Berufs-/Erwerbsfähigkeit (BU/EU)-Rentenverfahren 46
- Definition 273
- Rente 36 ff.

Erythrozytenzylinder 111
Europäische Dialyse- und Transplantationsgesellschaft 122

Fachgutachten, urologisches (s. auch Gutachten) 47 ff.
fachliches Weisungsrecht 58
Fanconi-Syndrom 120
farbenverarbeitende Industrie 12
Fehlbildungen und Sportverletzungen 212 ff.
Feldnephritis 115
Fertilitätsstörungen 45, 163 ff.
- Ejakulationsstörungen (s. auch dort) 164
- endokrine Hodenfunktionsstörungen 163

Fertilitätsstörungen (Forts.)
- exokrine (Samenproduktionsstörungen) 163
- medikamentös-bedingte 163
- Samentransportstörungen 164
- Samenwegsobstruktionen 164
- Urogenitaltuberkulose 196

fieberhafte Erkrankung, akute Glomerulonephritis 115

Filariasis (Bancroftian filariasis), Fleischerei und Urogenital-Tbc 202, 203

Finanzierung, Unfallversicherung 3

Fisteln 44

Fleischerei 12

Fokalinfektionen, Harnsteinbildungsfaktoren 98

Folgeschaden 19, 273
- Definition 273

Formulare
- AHB 56
- Formulargutachten 74

Fortbildungsverpflichtung 60
- angestellter Arzt 60
- niedergelassener Arzt 60

Fortschritte der medizinischen Wissenschaft 60

Frauen, Altersrente 37

freiwillig Versicherte 3

Fremdbefunde 47

Funikulo-Epididymitis 202

Funktionsstörungen 48

GdB (Grad der Behinderung; s. Behinderung) 16, 18

Genitale, männliches, Erkrankungen und Verletzungen (s. auch Geschlechtsorgane) 156 ff.
- sportbedingte Erkrankungen des äußeren Genitales 212

Geräte, medizinisch-technische 64
- MedGV (Geräteverordnung für medizinische Geräte) 64, 274
- - Definition 274

Gericht/Gerichtsverfahren 52, 76
- evtl. erneutes Gutachten 52
- Sozialgerichte 76

Gerinnungsstatus, Prostatadiagnostik 180

Geschlechtsorgane, männliche (s. auch Genitale)
- Rentenleistung bei Erkrankungen 45
- Tuberkulose der Harnwege 45

Gesetz/Recht/Verfahren/Verordnung
- Ärzteabkommen (Ärzte/Unfallversicherungsträger) 213
- Arztrecht 1 ff., 50, 176
- Aufklärungspflicht, ärztliche 61

- Berufskrankheitenrecht, Mischsystem 4
- Berufskrankheitenverordnung 4
- Bundesseuchengesetz (BSeuchG) 188
- Bundesversorgungsgesetz (s. BVG) 17, 19, 273
- Entschädigungsrecht (s. auch dort) 14, 24
- Honorarvereinbarung 1992 259 ff.
- Klageverfahren 15
- MedGV (Geräteverordnung für medizinische Geräte) 64
- Patient, Selbstbestimmungsrecht 61
- Reichsversicherungsordnung 4
- Rentenreformgesetz 32, 36
- Rentenversicherung, gesetzliche 39
- Schwerbehindertengesetz (SchwG) 14, 25, 176, 188
- 1. SED-Unrechtsbereinigungsgesetz (1. SED-UnBerG) 188, 275
- Versorgungsrecht 8
- Verwaltungsvorschrift Nr. 5 zu § 30 BVG 17
- Unfallrecht 8
- Unfallversicherung, gesetzliche 188
- Weisungsrecht, fachliches 58
- Zeugen- und Sachverständigen-Entschädigungsgesetz (ZuSEG) 250 ff.
- - Definition 273

Gesundheitserziehung 34

gesundheitsgefährdete Gebiete, Malaria 205

glomeruläre Nierenkrankheiten/Glomerulopathien 39, 112 ff.
- Elektronenmikroskopie 114
- Glomerulonephritis 112 ff.
- - akute 115, 116
- - chronische 119 ff.
- - fokal segmental proliferierende 119
- - grippeähnliches Vorstadium 116
- - Malaria 204
- - membranoproliferative 119
- - postinfektiöse 115, 119
- - rapid progressive 116
- - Histologie 114
- - Immunhistologie 114
- - Prognose 116

Glukose 111

gonorrhoisch bedingte Strikturen, Harnröhre 148

Goodpasture-Syndrom 116

grippeähnliches Vorstadium, Glomerulonephritis 116

Gründuntersuchungen 71

gummiverarbeitende Industrie 12

Sachverzeichnis

Gutachten
- Abrechnung fachärztlicher Begutachtungen 67 ff.
- Anhaltspunkte für die ärztliche Gutachtertätigkeit 272
- Anzahl der Gutachten pro Auftraggeber 8
- ärztliches
- – mit anamnestischen Daten einschließlich Sozialanamnese 49
- – Anhaltspunkte für die ärztliche Gutachtertätigkeit 15, 28
- – Arztrecht 50 ff.
- – Berufs-/Erwerbsunfähigkeit (BU/EU)-Rentenverfahren 46
- – gesetzliche Unfallversicherung 3 ff.
- – Rehabiliation 46, 47
- – Versorgungswesen 14 ff.
- Außengutachter 26
- Einteilung der Schwierigkeitsgrade 77
- – außerordentlich schwierige Gutachten 77
- – einfache Gutachten 77
- – mittelschwere Gutachten 77
- – schwierige Gutachten 77
- Entschädigungsrecht, soziales 19
- Erstellen und -abfassung 15, 46, 67 ff.
- – verständliche Form 15, 46, 74
- Fachgutachten, urologisches 46, 79 ff.
- – spezielle urologische Gutachten 79 ff.
- freies urologisches Gutachten 46
- Gutachtenaufträge 8, 14, 15
- Hauptaufgaben des Gutachters 8
- Kommission 51, 76
- – Gutachterkommission für Fragen ärztlicher Haftpflicht (GAK) 51, 273
- MdE (s. dort)
- Nachbegutachtung 11
- nephrologisches (s. auch Nierenerkrankungen) 110 ff.
- Rentengutachten 4, 32 ff.
- – Diagnoseerhebung 47
- – Formular zur Erstellung des ersten Rentengutachtens 264
- – Formular zur Erstellung des zweiten Rentengutachtens 264
- Richtlinien 15
- Verständigungsschwierigkeiten: ärztlicher Gutachter/Jurist 56
- Zusammenhangsgutachten 77
- Zusatzbegutachtung 74
gynäkologische Verletzungen 44
- Harnleiter 107

Haftpflicht, Gutachterkommissionen für Fragen ärztlicher Haftpflicht (GAK) 51, 52, 273
Haftung, Arzthaftungsprozesse 53
Hämaglutinationstest, Echinokokkosis 204
Hämaturie 115, 116, 119
- Makrohämaturie 111
Hämoglobinurie 111
- Sportverletzungen, Pathogenese 209
Hämolyse 122
hämorrhagischer Schock 122
Harnblase
- Blasenkapazität 142
- Blasenrektumfisteln 143
- Blasenscheidenfisteln 143
- Detrusorwellen, ungehemmte 143
- Entleerungsfunktion/-störungen 43
- – diagnostische Schritte zur Begutachtung 136
- – neurogene Störung 10, 132
- – nichtneurogene Störung 142
- – Therapie 139
- Erkrankungen 126 ff.
- – entzündliche 128 ff., 144
- – gemischte Läsionen 133
- – MdE 144
- – obere motorische Läsion 133
- – untere motorische Läsion 133
- Inkontinenz (s. auch Harninkontinenz) 132, 134, 142, 148, 149, 176
- Innervationsschema der menschlichen Blase 133
- Karzinom 12, 130 ff.
- Prostatektomie, Blasenfunktionsstörungen, postoperativ auftretende 177
- Reizblase 128, 134
- Schrumpfblase 45, 128
- – Urogenitaltuberkulose 195
- Tumoren 130 ff.
- – stadienorientierte Behandlung 132
- Verletzungen 9, 126 ff.
- – Blasenrupturen 126
- – intra- und extraperitoneale 126
Harninkontinenz 43, 134, 142, 148, 149, 176
- Harnröhrenruptur, Spätfolgen 148, 149
- intraurethrale Inkontinenzformen 142
- Prostataoperation 176, 183
- Streßinkontinenz 43
- Überlaufinkontinenz 142
- Urge-Inkontinenz 134
Harnleiter (Ureter)
- Diagnostik 108

Harnleiter (Forts.)
- entzündliche Prozesse als Ursachen 108
- Erkrankungen 107 ff.
- Perforation 107
- Reflux 108
- Steinbett 108
- Stenosen 92
- - angeborene 92
- - in Folge entzündlicher Veränderungen 92
- Tumoren 108
- Verletzungen 107 ff.
- - iatrogene Traumatisierung des Ureters 107
- - Inzidenz 107
- - offene 107
- - operative 107
- - stumpfe 107
- Ureterorenoskopie 107
Harnröhre 9, 10, 148 ff.
- Dauerkatheterbehandlung 149 ff.
- Erektionsstörungen 157
- Erkrankungen 148 ff.
- - Erektionsstörungen 148, 149
- - gonorrhoisch bedingte Strikturen 148
- - Harnröhrenenge 10
- - Harnröhrenfisteln 148
- - Rezidiv 152
- - Striktur 9, 148, 149, 176, 177
- MdE 154
- unspezifische Urethritiden 148
- - Urogenitaltuberkulose 148
- Verletzungen 148 ff.
- - iatrogene 148, 149
- - Ruptur 9, 148, 149
- - Striktur 148, 149
- - traumatische 148
Harnsäure 111
Harnsteinleiden 43, 95 ff.
- Art 98
- Diagnostik 100
- Harnsteinbildungsfaktoren 95 ff.
- - Fokalinfektionen 97
- - Harnwegsinfekt 98
- - renale tubuläre Azidose 98
- - Streßsituationen 97
- Immobilisation 95
- Infektsteine 99
- Mischsteine 98
- Pathogenese 98
- Stoffwechseleinstellung 43
- durch Traumatisierung der Niere 95, 99
- Urogenitaltuberkulose 195

- Wachstumszeit eines Harnsteins 99
Harnstoff 111
Harnwegserkrankungen 39 ff.
- Bakteriurie, asymptomatische 85
- Bedeutung 39
- Harnwegsinfekte 43, 85, 111, 121, 128
- - ableitende 111
- - chronische 43
- - Harnsteine (s. auch dort) 97, 98
- - nosokomiale 128
- - unspezifische 128
- - Urogenitaltuberkulose 195
- Harnwegsobstruktionen, angeborene 85
- maligne 39
- Tuberkulose 45
Heilbehandlung 4, 274
- Anschlußheilbehandlung (s. auch AHB) 34, 35, 43
- Definition 274
- stationäre 39, 43
- - Indikation 39
Heileingriff als Körperverletzung 63
Heilungsbewährung 18
Heilverfahren, Prostatakarzinom 182
Hepatopathien, Erektionsstörungen 159
Hinterbliebenenrente 9
Hochdruck (s. Hypertonie)
Hoden
- Erkrankungen 156 ff.
- - endokrine Hodenfunktionsstörungen, Fertilität 163
- Hodenatrophie 55, 163
- - nach Leistenhernien 163
- - nach Trauma 163
- Hodenhochstand 163
- Hodentorsionen 166
- Nebenhoden (s. dort) 156 ff.
- Tumoren, maligne 166
- Verletzungen 156 ff.
- Hodenverlust, einseitig oder zweiseitiger 45
Honorar (s. auch Abrechnung)
- fachärztliche Begutachtung 67 ff., 76 ff.
- Honorarvereinbarung, Rentenversicherung 77, 259 ff.
- private Versicherungsgesellschaften 76, 78
Hydronephrose 92
Hydrozelektomie, inguinale 163
Hydrozele 166, 203
Hyperkaliämie 120
Hyperlipidämie 117
Hypersensibiliationstest nach Lapides, Blasenentleerungsstörungen 136

Hypertension, akute Glomerulonephritis 115
Hypertonie
– arterielle 119, 124
– essentieller Hypertonus 124
– Glomerolonephritis 116
– renaler Hypertonus 85, 87
– – Pathophysiologie 87
– renovaskuläre 112, 124
– urologische Begutachtung von Hochdruckformen 86
Hypoplasie, Niere 86
Hypoproteinämie und Glomerulonephritis 117

IgA-Nephropathie 119
Immobilisation
– begleitender Harnwegsinfekt 97
– Harnsteinleiden 95
Impotenz 10
– Impotentia eregendi (s. auch erektile Dysfunktion) 10, 23, 148, 149, 156 ff., 170, 177
– Impotentia generandi 170
Induratio penis plastica (Morbus Peyronie) 159, 160
Industrie, farben-, gummi-, textil- und kohleverarbeitende 12
Infektionen/Infektionskrankheit 43, 85, 111, 117, 121
– Harnwegsinfekte (s. auch dort) 121
– Infektionsrisiken 64
– Infektsteine 99
– der Niere und der ableitenden Harnwege 111
– – nephrotisches Syndrom 117
Informationspflichten des Arztes 63
Inkontinenz 43
– Harninkontinenz (s. dort) 43, 134, 142
– Prostatakarzinom 183
– Prostataoperation 176
interstitielle Nierenkrankheiten 39, 120
invasive
– Maßnahmen, Aufklärung 71
– Untersuchungen 73
Isotopennephrogramm 73

Jurist, Verständigungsschwierigkeiten: ärztlicher Gutachter/Jurist 56

Kalium, Hyperkaliämie 120
Kälte- und Nässeeinwirkungen 22
Kalziumstoffwechsel, sportbedingte Beeinflussung 212
Kann-Versorgung, Prostatakarzinom 182

Karzinom/Karzinomerkrankungen (s. auch Tumoren) 12, 44
– Harnblase 12, 44, 130 ff.
– Karzinogene 131
– multifaktorielle Mehrstufenkarzinogenese 131
– Nieren (s. auch Nierentumoren) 42, 100 ff.
– Peniskarzinom 167
– Prostatakarzinom 182
Kausalität
– Kausalitätsbeurteilung 19, 274
– – Definition 274
– – Urogenitaltuberkulose 192
– Kausalitätsfragen 19
– Kausalitätslehre der wesentlichen Bedingung 20
Kernspintomographie 112
Kinder und Jugendliche, MdE (Minderung der Erwerbsunfähigkeit) 17
Klageverfahren 15
kohleverarbeitende Industrie 12
Kommission 51, 76
– Gutachterkommissionen für Fragen ärztlicher Haftpflicht (GAK) 51
Komplementaktivierung 117
Kontraindikation 62
Konzentrationsvermögen, Verlust 120
Körperverletzung, Heileingriff als Körperverletzung 63
Kostenabrechnung fachärztlicher Begutachtung 67 ff., 76 ff.
Krankenhaus, Verantwortlichkeit im Krankenhausbereich 58
Krankenversicherungsträger 45
Kreatinin 111
– Kreatininclearance 111, 124
Kreislaufinsuffizienz 115
Kriegsbeschädigte 19

Labor-/laborchemische Untersuchungen 47, 72
Landesversicherungsanstalten (LVA) 32, 76
Langlaufdisziplinen, Sportverletzungen 209
Leistenhernien
– Hodenatrophie 163
– Operation nach Bassini 55
Leistungen
– ärztliche, Honorarvereinbarung 1992 259
– Gesamtleistungsfähigkeit, sozialmedizinische Einschätzung 42
– medizinische 34
– – zur Rehabilitation (s. auch dort) 35

Leistungen (Forts.)
- Rentenleistungen/-zahlungen 36, 40
Leistungsfähigkeit im Erwerbsleben 48
Leukozyten
- eosinophile 111
- Leukozytenzylinder 111
- Leukozyturie, sterile 111
- polymorphkernige 111
Leydigzellen 163
Lösungsmittel, organische 117
Lungenembolie, nephrotisches Syndrom 117
Lupus erythematodes 117
Lymphozyten 111
Lymphwege 202

Magarr-Gebiet (Bilharziose) 200
Makrohämaturie 111
Malaria 204 ff.
- Diagnostik 204
- gesundheitsgefährdete Gebiete 205
- Glomerulonephritis 204
- Plasmodium malariae 204
Maldeszensus testis 163
maligne
- Hodentumoren 166
- Nieren- und Harnwegserkrankungen 39
- - sozialmedizinische Beurteilung 42
männliche
- Geschlechtsorgane, Rentenleistungen bei Erkrankungen 44
- Urogenitaltuberkulose 190 ff.
männliches Genitale, Erkrankungen und Verletzungen 156 ff.
MdE (Minderung der Erwerbsfähigkeit) 4, 8, 16, 89, 274
- Blasenerkrankungen 144 ff.
- BPH (benigne Prostatahyperplasie) 181
- dauerhafte 8
- Definition 274
- erektile Dysfunktion 162, 168
- Gesamt-GdB-/MdE-Grad 18
- Grad der Behinderung (GdB; s. auch dort) 16, 18
- Herabsetzung 18
- Harnröhrenverletzungen, -strikturen 154
- Kinder- und Jugendliche 17
- Nierenerkrankungen 102 ff.
- Niereninsuffizienz 89, 124
- Peniserkrankungen 168
- Prostataerkrankungen 176, 183, 184
- Rente 36, 37
- übergehende 8

- Urogenitaltuberkulose 194
medikamentöse
- medikamentös induzierte Fertilitätsstörungen 163
- medikamentös-toxisch induzierte Erektionsstörungen 157
- Therapie 44
- - Antibiotikagabe 121
- - toxische Medikamente, nephrotisches Syndrom 117
medizinisch-technische
- Geräte 64
- Zusatzbefunde 49
medizinische Leistungen 34
mesenchymale Tumoren der Blase 130
Methycillin 121
Mikroalbuminurie 111
Mißbildungen der Niere 89
Mitarbeiter, Verläßlichkeit des nichtärztlichen Mitarbeiters 59
Morbus
- Ledderhose 159
- Peyronie (Induratio penis plastica) 159, 160
Mumps-Orchitis 163
Mutagenitätstest, Nierenbeckenkarzinom 102
Myoglobinurie 111
Myolyse 122

Nn. cavernosi, Erektionsstörungen 157
Nachbegutachtung 11
Nachschaden 19
- Definition 274
Nachteilausgleich
- Anerkennung 27
- Definition 274
Nässeeinwirkung 22
Nebenhoden
- Erkrankungen und Verletzungen 156 ff.
- - Entzündungen 23
Negativbefunde 47
Nephritis
- Antibasalmembrannephritis 116
- Glomerulonephritis (s. auch dort) 112 ff.
- interstitielle 39, 120
- Polynephritis 85
nephrologische Begutachtung (s. auch Nierenerkrankungen) 110 ff.
Nephropathie (s. Nierenerkrankungen)
Nephroptose, anlagebedingte 93
- Diagnostik 93
- Operationsindikation 93
- Operationsmethoden 93

Nephrosklerose 124
nephrotisches Syndrom 117 ff.
– Einteilung 118
neurogene
– Blasenentleerungsstörungen 10, 132
– Erektionsstörungen 157, 158, 160
Nierenbeckenausgußstein (Kasuistik) 57
Nierenbiopsie (s. auch Nierenpunktion) 114, 115, 119
Nierenerkrankungen 39 ff., 81 ff.
– Analgetikanephropathie 121
– Bakteriurie, asymptomatische 85
– Balkannephropathie 102
– Bedeutung 39
– chronische Niereninsuffizienz 122
– Diagnostik 110 ff.
– – blutchemische Parameter 110
– – entzündliche Veränderungen der Niere 87
– – Urinuntersuchung (s. auch dort) 110
– Dialyse (s. auch dort) 89, 122
– Einschränkung der Nierenfunktion 119
– entzündliche 85 ff.
– Fehlbildungen der Niere 42, 89 ff.
– – Folgezustände 89
– – Komplikationen 89
– – schicksalhafter Verlauf 89
– glomeruläre/Glomerulopathien (s. auch dort) 39, 112 ff.
– Harnsteinleiden (s. auch dort) 43, 95 ff.
– Harnwegserkrankungen (s. dort)
– Hydronephrose 92
– Hypertonus, renaler (s. auch dort) 85, 87
– Hypoplasie 86
– IgA-Nephropathie 119
– Infektionen 111
– interstitielle 39
– Isotopennephrogramm 73
– kleine Niere
– – Differentialdiagnostik 86
– – Ursache 86
– maligne 39
– Mißbildungen der Niere 89
– Nephroptose, anlagebedingte (s. auch dort) 93
– nephrotisches Syndrom 117
– Nierenaplasie
– – anlagebedingte 93
– – einseitige 93
– Nierenbeckenentzündungen 102
– Niereninsuffizienz 89
– – akute 122

– – MdE 89, 102
– – sportinduzierte 210
– Nierenoperationen, Folgeerscheinungen (Flankenschnitt) 84
– Nierenparenchymveränderungen, Folgeerscheinungen 85
– Nierentumoren 42, 100 ff., 112
– – Diagnostik 102
– – Mutagenitätstest 102
– – sozialmedizinische Beurteilung 42
– – Trauma und Nierentumorbildung, Zusammenhang 100
– Nierenversagen, akutes 122, 123
– – postrenales 122
– – prärenales 122
– – renales 122
– Page-Niere 87, 274
– polyurische/oligurische Niereninsuffizienz 122
– Pyelonephritis (s. auch dort) 85, 121, 122
– Schrumpfblase, Urogenitaltuberkulose 195
– Schrumpfniere
– – pyelonephritische 86
– – Urogenitaltuberkulose 195
– Verletzungen 81 ff.
– – Diagnostik nach Nierenverletzungen 84
– – Folgezustände nach Nierenverletzungen 84
– – Gradeinteilung 81, 82
– – Harnleiter (s. auch dort) 107 ff.
– – offene 81
– – Polytrauma 84
– – Spießungs- (Pfählung), Stich- und Schußverletzungen 81, 83
– – Spontanruptur der Niere 84
– – Sportverletzungen und Sportschäden 206 ff.
– – stumpfe Traumen 81
– – Ursachen 81
– Zystennieren 42, 112
– Zystitis (s. auch dort) 85, 128, 129
Nierenpunktion
– diagnostische 57
– Risiken 115
Nierentransplantation 89, 122, 124
– Europäische Dialyse- und Transplantationsgesellschaft 122
nosokomiale Harnwegsinfektion 128

Ödeme 115, 117
Oligurie 115, 116
– polyurische/oligurische Niereninsuffizienz 122

Operation
- Nephroptose (s. dort) 93
- Operationsbericht 64
- Prostataoperation 149, 176, 177
- - arztrechtliche Auseinandersetzungen 176
Osteomyelitis 117

Page-Niere 87
- Definition 274
parasitäre Erkrankungen 200 ff.
Patient
- Aufklärungspflicht 61
- Risikoaufklärung 62
- Selbstbestimmungsrecht 61
- Untersuchung 72
Penis (s. auch männliches Genitale)
- Amputation 159
- erektile Dysfunktion (s. auch dort) 23, 148, 149, 156 ff.
- Erkrankungen 156 ff.
- - MdE 168
- Karzinom 167
- Verletzungen 156 ff., 167
- - Penisfraktur (Schwellkörperverletzung bei erigiertem Glied) 159, 160
- Verlust oder Teilverlust 45
Pfählungs-, (Spießung), Stich- und Schußverletzungen der Niere 81, 83
Pflichtversicherung 33
Plasmodium malariae 204
Platintherapie und interstitielle Nephritis 121
Plattenepithelkarzinom, Blasentumoren 130
Plötzlichkeit 3
Polyneuropathie, Erektionsstörungen 160
Polytrauma 10
- Definition 274
- Nierenverletzungen 84
Prävention 46
Priapismen, Erektionsstörungen 159, 161
private Versicherungsgesellschaften 76
- Kostenabrechnung 78
prognostische Aspekte 48
Prostata
- Abszeß 172
- BPH (benigne Prostatahyperplasie) 175, 176
- - Beurteilung der MdE bei BPH 181
- - Seuxalstörungen nach Operationen bei der BPH 179
- - Stadieneinteilung 180
- - transurethrale Operation 179
- Diagnostik 180

- Enukleation, transvesikale Prostatektomie 177
- Erkrankungen 170 ff.
- - entzündliche 172
- gutachterliche Diagnostik 172
- Impotenz 179
- Karzinom 182
- - Berufs- und Erwerbsfähigkeit 182
- - Diagnostik, spezielle 183
- - Heilverfahren 182
- - Kann-Versorgung 182
- - kurative Behandlung 183
- - MdE, Progreß 183, 184
- - Therapiefolgeerscheinungen 183
- Operationen 149, 176
- - arztrechtliche Auseinandersetzungen 176
- - Aufklärung/aufzuklärende Komplikationen 176
- - Blasenfunktionsstörungen, postoperativ auftretende 177
- - Komplikationshäufigkeit 176
- - postoperative Therapiefolgeerscheinungen 179
- - Post-Prostatektomiestrikturen 177
- Palpation, rektale 180
- Prostatitis 172
- - akute 172
- - chronische/Prostatodynie 23, 173
- - Diagnostik 173, 174
- - Kältegefühl 173
- - Teilsymptome 174
- TUR-Prostata mit postoperativem Infekt und Logenenge 179
- Ursachen prostatischer Beschwerden 174
- Verletzungen 170 ff.
- - Impotentia eregendi bzw. generandi 170
- - Kombination mit Verletzungen der membranösen Harnröhre 170
- - Zerreißung der Urogenitalmembran 170
Proteinurie 111, 116, 119
- glomeruläre/tubuläre 111
- Hypoproteinämie 117
- von mehr als 3,5 g/24h/1,73 m² Körperoberfläche 117
- Sportschäden 210
Provokationstests, Blasenentleerungsstörungen 136
PSA (Prostata) 180
Pudendagefäße, Erektionsstörungen 157
Pyelonephritis 85, 121
- akute 121
- chronische 121, 122

Sachverzeichnis

- prädisponierende Faktoren 122
- Schrumpfniere, pyelonephritische 86
- Schweregrade bzw. Ausbildungsformen 85

radiologische Untersuchungen 72
Recht/Verordnung (s. Gesetz)
Reflux 108
Rehabilitation
- Anschlußheilbehandlung (s. AHB) 34, 35, 43
- - Formulare 272, 274, 276
- Einleitung einer Rehabilitationsmaßnahme 49
- Gutachten, ärztliches 46
- - Rehabiliationsfachgutachten 48
- Kliniken 33
- Leistungen 33, 49
- - Antrag auf medizinische Leistungen 45
- - berufsfördernde sonstige medizinische Leistungen 35
- - Definition 275
- Maßnahmen 8, 11, 46
- Rehabiliationsbedarf auf urologischem Gebiet 46
- überbetriebliche Reha-Einrichtungen 36
Reichsversicherungsordnung 4
Reizblase 128, 134
rektale Palpation, Prostatadiagnostik 180
renal (s. Harnwegs- und Nierenerkrankungen)
Renin-Angiotensin-Aldosteron-System 87
renovaskuläre Hypertonie 112, 124
Rente
- Altersrente (s. auch dort) 36, 37, 272, 275
- Berufs- und Erwerbsunfähigkeit 36ff.
- - BU/EU-Rentenverfahren, ärztliches Gutachten 46
- Dauerrente 4, 11
- Definition 275
- Erwerbsunfähigkeit 275
- Formular zur Erstellung des
- - ersten Rentengutachtens 264
- - zweiten Rentengutachtens 268
- Frauen 37
- Hinterbliebenenrente 9
- MdE (Minderung der Erwerbsfähigkeit) 36, 37
- Rentenerhöhungsanträge 19
- Rentenleistungen/-zahlungen 36, 40
- - bei Erkrankungen der männlichen Geschlechtsorgane 44
- Rentenreformgesetz 32, 36

- Rentenversicherung 1 ff., 32 ff., 76, 275
- - der Angestellten 32
- - der Arbeiter 32
- - ärztliches Gutachten 32, 46
- - Bundesversicherungsanstalt für Angestellte (BfA) 33, 35, 76
- - Definition 275
- - Fachgutachten 47
- - gesetzliche 39
- - Honorarvereinbarung 77, 259 ff.
- - Landesversicherungsanstalt (LVA) 32, 76
- - Leistungen 33
- - Träger 32, 46
- Schwerbehinderte 37
- Voraussetzung für die Gewährung einer Rente 8
- Witwenrente 9
- Unfallrente (s. auch dort) 4, 11, 276
- Zeitrenten 38, 276
- - Definition 276
Retroperitoneum, Filariasis 202
Rezidiv, Harnröhrenstrikturen 152
rheumatische Erkrankungen, Erektionsstörungen 159
Risikoaufklärung 62
Risikofaktoren 46
Rückenmarksverletzungen, Erektionsstörungen 158

Samen
- Fertilitätsstörungen (s. auch dort) 163
- - Produktionsstörungen, exokrine 163
- - Transportstörungen 163, 164
- Samenwegsobstruktionen 164
Säure-Basen-Status 111
Schädigungsfolgen 18, 19, 22
- Gesamtausmaß 18
Schistosoma haematobium 200
Schistosomiasis 201
Schleimhautveränderungen, Berufskrankheiten 11
Schock
- hämorrhagischer 122
- septischer 122
Schrumpfblase 45, 128
- Urogenitaltuberkulose 195
Schrumpfniere, pyelonephritische 86
Schußverletzungen der Niere 81
Schwellkörperautoinjektionstherapie, Erektionsstörungen 161
Schwerbehinderte
- anerkannte 37
- Altersrente 37

Schwerbehinderte (Forts.)
- Schwerbehindertengesetz (SchwG) 14, 25, 176
-- Definition 268
- benigne Prostatahyperplasie 176
Schwermetalle, nephrotisches Syndrom 117
Schwimmsport, Nierenerkrankungen 210
1. SED-Unrechtsbereinigungsgesetz (1. SED-UnBerG) 188
Seekasse 33
Selbstbestimmungsaufklärung 63
Selbstbestimmungsrecht des Patienten 61
Septikopyämie 54
septischer Schock 122
Sexualstörungen nach Prostataoperationen 179
Sitz- und Stehhilfen 35
Sonographie 73, 112
Sorgfaltspflicht 58, 59, 275
- Definition 275
- des leitenden Arztes 59
- Verletzung 58
soziale Anamnese 47, 49, 272
soziales Entschädigungsrecht 14
- Urogenitaltuberkulose 188
Sozialgerichte 76
sozialmedizinische Beurteilung 42, 48
- Nierentumoren 42
- schlüssige 48
Spätschäden 9
spezielle urologische Gutachten 79 ff.
Spießungs- (Pfählung), Stich- und Schußverletzungen der Niere 81, 83
Sportverletzungen und Sportschäden 206 ff.
- akute entzündliche Erkrankungen 210
- äußere Genitale 212
- und Fehlbildungen 212
- Langlaufdisziplinen 209
- Nierenverletzungen beim Sport 206
- Proteinurie 210
- Rückstellung vom sportpraktischen Unterricht 210
- Schwimmsport 210
- Sportarten 206
- Sporthämoglobinurie, Pathogenese 209
- Verletzungslokalisation des Urogenitaltrakts 206
stationäre Heilbehandlung, Indikation 39
Stehhilfen 35
Steinbett, Urolithiasis 108
Steinleiden (s. Harnsteinleiden) 43, 95 ff.
Stichverletzungen der Niere 81, 83

Stoffwechseleinstellung, Harnsteinleiden 43
Strahlentherapie
- Erektionsstörungen 160
- Fertilitätsstörungen, ionisierte Strahlung 163
Streptokokkenglomerulonephritis 115
Streß/Streßsituation
- Harnsteinbildung 98
- Streßinkontinenz 43, 134
-- I. Grads 44
- Urethrastreßprofilmessung 136
szintigraphische Diagnostik 112

Tatsachen, anspruchsbegründete 275
textilverarbeitende Industrie 12
Therapie
- Behandlungsalternativen, ärztliche Aufklärungspflicht 63, 64
- Behandlungsfehler 50, 57, 176
-- Definition 272
- Blasenentleerungsstörungen 139
- medikamentöse (s. auch dort) 44
- Platintherapie und interstitielle Nephritis 121
- Prostatakarzinom 182, 183
- stadienorientierte Behandlung, Blasenkarzinom 132
- therapeutische
-- Aufklärung 63
-- Möglichkeiten 48
- Therapiealternative 65
Thrombose, nephrotisches Syndrom 117
toxische Einwirkungen 117, 122
- nephrotisches Syndrom 117
- toxische Medikamente 117
Transfusion, Aufklärungspflicht 64
Transplantation (s. Nierentransplantation) 89, 122, 124
Trauma
- Beckentrauma 9
- Harnleiter, iatrogene Traumatisierung 107
- Harnsteinleiden durch Traumatisierung der Niere 95, 99
- und Nierentumorbildung, Zusammenhang 100
- Polytrauma 10, 84
- stumpfes Trauma, Nieren 81
Tuberkulose (Tbc) 11, 12, 128
- behandlungsbedürftige 45
- der Harnwege und der männlichen Geschlechtsorgane 45
- Tuberkelbakterien 111
- Urogenitaltuberkulose (s. auch dort) 148, 188 ff.

Sachverzeichnis

Tubuli seminiferi 163
Tumoren (s. auch Karzinom)
- Harnleiter 108
- Hoden 166
- Nieren (s. auch Nierentumoren) 42, 100 ff., 112
- Peniskarzinom 167
- Prostatahyperplasie, benigne (BPH) 175, 176, 179

Übergangsgeld 4
Übernahmeverschulden 58, 268
Überwachungs- und Weisungspflicht 58
Umschulung, qualifizierte 35
Unfall
- Arbeitsunfall 3, 4, 272
- unfallabhängige Erkrankung 69
- Unfallrecht 8
- Unfallrente 4, 11, 276
- - Definition 276
- - Höhe 4
- Unfallverhütung 3
- Unfallversicherung 3 ff.
- - Ärzteabkommen (Ärzte/Unfallversicherungsträger) 213
- - Finanzierung 3
- - gesetzliche 3 ff., 188
- - Leistung 4
- - Träger 3 (Berufsgenossenschaften) 3, 76
Ungewißheit
- in der medizinischen Wissenschaft 24
- im Sachverhalt 25
Untersuchung des Patienten 72
- Durchführung komplizierter Untersuchungsmethoden 73
- invasive 73
- körperliche, nephrologische Begutachtung 110 ff.
- laborchemische Untersuchungen 72
- radiologische 72, 112
- sonographische 73, 112
- Untersuchungsauftrag 26, 27
Ureter (s. Harnleiter) 107 ff.
Urethrastreßprofilmessung 136
Urethritiden, unspezifische 148
Urin
- asymptomatische Veränderungen 119 ff.
- Bakterien im Urin 111
- Nierenerkrankungen (s. auch dort) 110 ff.
- Normalbefund 119
- Urinflußmessung (Uroflowmetrie), Prostatadiagnostik 180
- Urinzytologie 131

- Verminderung der Urinkonzentration 120
urodynamische Abklärung 73
Uroflowmetrie/Urinflußmessung 136
- Prostatadiagnostik 180
Urogenitalsyndrom, vegetatives, chronische Prostatitis/Prostatodynie 173
Urogenitaltuberkulose 148, 188 ff.
- Bezeichnung der Schädigungsfolgen 193
- Fertilitätsstörungen 196
- Folgeschäden 194
- Harnsteine 195
- Harnwegsinfekte, unspezifische 195
- Kausalitätsbeurteilung 192
- Latenzzeit 192
- MdE-Bewertung 194
- Mindestanforderungen an eine Begutachtung 191
- Schrumpfblase 195
- Schrumpfungsprozesse, Nierenkelche 195
- Zeitpunkt der hämatogenen Herdsetzung 192
Urographie, Ausscheidungsurographie 112
Urolithiasis
- Sportverletzungen 212
- Steinbett 108
urologischer Status 47
Urothelkarzinome, Blasentumoren 130
ursächlicher Zusammenhang 14
- Beurteilung 22
- Wahrscheinlichkeit 20, 276

Varikozelen 166
Varikozelenoperation 55
vegetatives Urogenitalsyndrom, chronische Prostatitis/Prostatodynie 173
Verantwortung/Verantwortlichkeit
- Anordungsverantwortung 59
- Arztpraxis 58
- Eigenverantwortlichkeit 58
- Krankenhausbereich 58
Verfahren/Recht/Verordnung (s. Gesetz)
Vergütung ärztlicher Leistungen bei der med. Begutachtung (Honorarvereinbarung 1992) 259
Verläßlichkeit des nichtärztlichen Mitarbeiters 59
Verordnung/Recht (s. Gesetz)
Versicherung
- Altersrente für langjährig Versicherte 37
- Beschwerdeangaben des Versicherten 46

Versicherung (Forts.)
- Bundesbahn-Versicherungsanstalt 33
- Bundesknappschaft 33
- Bundesversicherungsanstalt für Angestellte 33
- freiwillig Versicherte 3
- Krankenversicherungsträger 45
- Landesversicherungsanstalten 32
- Pflichtversicherung 33
- private Versicherungsgesellschaften 76
- Rentenversicherung (s. auch dort) 1 ff., 32 ff., 39, 45, 76, 275
- Seekasse 33
- Unfallversicherung (s. auch dort) 1 ff., 188
- - Ärzteabkommen (Ärzte/Unfallversicherungsträger) 213
- Versicherungspflicht der Arbeitnehmer 3, 33
Versorgung
- Versorgungsamt/-behörde 14, 15, 76
- Versorgungsrecht 8
- Versorgungswesen 1 ff.
- - ärztliches Gutachten 14 ff.
Vertrauensgrundsatz 58
Verwaltungsvorschrift Nr. 5 zu § 30 BVG 17, 276
Verweisungsberuf 276
Vorsorgeuntersuchung, arbeitsmedizinische 3

Wahrscheinlichkeit des ursächlichen Zusammenhangs 20, 276
Wegener-Granulomatose 117
Weisungspflicht 58
Weisungsrecht, fachliches 58
Weiterbildung, Arzt in Weiterbildung 59
Wissenschaft, Fortschritte der medizinischen Wissenschaft 60
Witwenrente 9

Zeitrente 38, 269
Zeugen- und Sachverständigen-Entschädigungsgesetz (ZuSEG) 250 ff.
- Definition 273
zusammenfassende Beurteilung 47
- epikritische Zusammenfassung 49
- Zusammenhangsgutachten 77
Zusatzbegutachtung 74
Zusatzdiagnostik/-befunde 47
- medizinisch-technische 49
Zystennieren 42, 112
zystische Echinokokkose 203
Zystitis 85, 128, 129
- chronisch-rezidivierende 128
- interstitielle 129
Zystomanometrie, Normalwerte 136
Zytostatika-induzierte Fertilitätsstörungen 163

Springer-Verlag und Umwelt

Als internationaler wissenschaftlicher Verlag sind wir uns unserer besonderen Verpflichtung der Umwelt gegenüber bewußt und beziehen umweltorientierte Grundsätze in Unternehmensentscheidungen mit ein.

Von unseren Geschäftspartnern (Druckereien, Papierfabriken, Verpackungsherstellern usw.) verlangen wir, daß sie sowohl beim Herstellungsprozeß selbst als auch beim Einsatz der zur Verwendung kommenden Materialien ökologische Gesichtspunkte berücksichtigen.

Das für dieses Buch verwendete Papier ist aus chlorfrei bzw. chlorarm hergestelltem Zellstoff gefertigt und im pH-Wert neutral.

Druck: Mercedesdruck, Berlin
Verarbeitung: Buchbinderei Lüderitz & Bauer, Berlin